suhrkamp taschenbuch
wissenschaft 44

Rudolf Bilz, geboren 1898, studierte in Leipzig und Wien, Berlin und Heidelberg, wo er 1930 bei von Weizsäcker promovierte. Seine psychoanalytische Ausbildung verdankt er zum Teil Sigmund Freud persönlich. Von 1948 bis 1963 arbeitete er an der Nervenklinik der Universität Mainz, an der er sich mit einer Studie über »Trinker« habilitierte und 1959 zum apl. Professor ernannt wurde. Seit 1963 lebt er im Ruhestand.

Paläoanthropologie: das ist für Bilz die Lehre vom Menschen, der als eigene Art gesehen wird, aber als eine Art, die sozusagen noch nicht fertig ist. Das besondere Interesse von Bilz gilt den Verhaltensähnlichkeiten zwischen Mensch und Tier in typischen Situationen, ohne daß vorschnell vom Tier auf den Menschen geschlossen wird. Es geht ihm um den Nachweis animalisch-biologischer Stammesmerkmale des Menschen in seinen scheinbar rationalen Verhaltensbegründungen. Diese anthropologische Perspektive bleibt aber nicht spekulativ: sie wird empirisch verifiziert durch eine Fülle eigenen und fremden Beobachtungsmaterials.

Rudolf Bilz
Studien über Angst und Schmerz

Paläoanthropologie Band 1/2

Suhrkamp

suhrkamp taschenbuch wissenschaft 44
Erste Auflage 1974

Druck: Nomos, Baden-Baden
Printed in Germany
Umschlag nach Entwürfen
von Willy Fleckhaus und Rolf Staudt

Inhalt

V. Studien über Angst und Schmerz

24. Der Subjektzentrismus im Erleben der Angst
    (1965)
25. Die Kuckucks-Terz
    Eine paläoanthropologische Studie über die Disgregations-Angst
    (1956)
26. Über die menschliche Schuld-Angst
    Erörterungen über die Tat und das Motiv-Objekt
    (1958)
27. Die Intention zur motorischen Verkürzung und zur Elevation der Extremitäten im Angsterleben
    (1956)
28. Von den Schmerzen der Tiere
    Eine vergleichende Untersuchung über das Schmerz-Erleben und Schmerz-Verhalten bei Tieren und Menschen
    (1962)

Die vorliegenden Aufsätze wurden in dem Zeitraum von neun Jahren – zwischen 1956 und 1965 – veröffentlicht. Da der Angst des Menschen eine grundlegende Bedeutung zukommt, soll über die Angst- und Schmerz-Angst-Zuordnungen im zusammenschauenden Rückblick einiges ausgesagt werden: Angst und Schmerz sind Affekte, die einander verwandt sind. Beide gehören zu den Cannonschen »Notfall-Reaktionen«: Es gibt eine Angst, die sich auf drohenden Schmerz bezieht. Man erinnere sich der Prügelstrafen oder der Drohungen, denen früher in der Kindererziehung Bedeutung zukam. Auch die jungen Paviane, die ungefähr im Mannesalter stehen, werden bedroht, wenn sie gewisse Grenzen einer Unterordnungs-Schicklichkeit nicht respektieren, und sogar erwachsene Tiere noch. Man »erzieht« mittels Angst vor dem strafenden Schmerz und regiert damit auch. Wir wollen bedenken, daß es Prügelstrafen früher in der Strafjustiz und z. B. auch bei der Marine und beim Militär gegeben hat. Soweit mir bekannt ist, hat erst Napoleon I. das Spießrutenlaufen in der französischen Armee abgeschafft, in dem eine Lynch-Form des Anstoßnehmens zu sehen war, und Charles Darwin berichtet davon, wie die englischen Matrosen in Bleiplatten bissen, um den Schmerz »verbeißen« zu können, wenn sie gezüchtigt wurden. So könnte von einem Erziehungs-Schmerz und der Angst vor diesem Schmerz gesprochen werden. Auch der seelische Schmerz, der Tadel z. B., ist in diese Betrachtung zu stellen. »Man hat ihm«, dem Lehrling beispielsweise, »eine Rüge erteilt.« Dabei ist zu bedenken, daß zugleich die Angst vor dem Anstoßnehmen, d. h. Ausgelacht-Werden, im Spiele ist. Diese Angst vor der Schande ist der Sonderfall einer Angst. Merkwürdigerweise gehören die Worte »Scham« und »Schande« etymologisch zusammen.
Unter Subjektzentrismus – ein Begriff, den ich im Jahre 1962 prägte (»Psychotische Umwelt«) – versteht man die Evidenz des Subjekts, im Mittelpunkt eines Kreises zu stehen. Alles, was sich ringsumher ereignet, wird von dem Subjekt erlebt, als ob es auf es, auf das Subjekt, bezogen sei. Wir brauchen die

Wendung: Es ist auf ihn »gemünzt«. Man sitzt oder steht da, als wäre man mit Antennen gespickt, die in den Erlebnis-Kreis hineinragen. Ich habe auch das Gleichnis vom Hohlspiegel gebraucht, weil wir so eine Dimension gewonnen haben: Das Subjekt ist im Brennpunkt des dreidimensionalen Raums, der ihm zum Erlebnis-Raum wird. Die Tiere leiden vermutlich genauso, ja mehr und intensiver, ausschließlicher als wir unter dem Subjektzentrismus: Einer meiner Kater kommt in das Haus gelaufen, sobald es donnert. Sein Ziel ist der Hauskeller, wo er sich bis auf weiteres versteckt hält. Es gibt Menschen, die unter dem Subjektzentrismus einer Gewitter-Angst leiden, aber auch Tiere, und man wird sogar sagen müssen, daß es das Animal im Menschen-Subjekt ist, das die Menschen in diese Not bringt. Die Angst-Befindlichkeit und das Mißtrauen verstärken die Tendenz, das Geschehen um das Subjekt her auf sich selbst zu beziehen. Man wird sagen können, daß die Wildtiere mehr als die zahmen Haustiere vom Subjektzentrismus erfüllt sind. Daraus ergibt sich die »Omnisektorielle Aufmerksamkeit« (III/17) ausgerechnet der wilden Tiere. Zahmheit wäre demnach mit »Vertrauen« gleichzusetzen. Das Wildtier muß ständig sichern, weil es »dem Frieden nicht traut«. Es könnte von einem »Pessimismus« in diesen Zusammenhängen die Rede sein. Man wird diese Aussage sogar begründen können: Das Wildtier ist stets in Gefahr, die Beute des Menschen oder auch die Beute anderer Tiere zu werden, während das Haustier zunächst geschützt ist. Auch seine Stunde wird kommen, aber es weiß davon nichts. Zunächst wird es vom Menschen geschützt, und im Interesse des Menschen sogar vor den feindlichen Tieren geschützt.
Der vorliegende Aufsatz über den Subjektzentrismus (V/24) will zeigen, daß uns der »Subjektzentrismus im Angst-Erleben« um so näher liegt, je primitiver, d. h. unkomplizierter wir leben. Der wahre Philosoph aus Griechenland, der sich mit Aussagen über Gott beschäftigt, ist seinerseits einem Subjektzentrismus ausgeliefert, daher das Mißverständnis auch auf seiner Seite, aber er hat die animalisch-primitive Stufe

verlassen, wo es sich nur um Sein oder Nichtsein handelt. »Sein oder Nichtsein, das ist die Frage«, mit dieser Formel läßt sich ausgezeichnet operieren: Auf der animalischen Ebene handelt es sich nur um das »Sein-oder-Nichtsein«.

Es wird in diesen »Studien über Angst und Schmerz« gezeigt, daß es keineswegs etwa »die Angst schlechthin«, sondern daß es mancherlei Situationen der Angst und mancherlei Angst-Verhalten und Angst-Erleben gibt. Angst kann zur Flucht führen, doch ist dieses Verhalten nur als Sonderfall anzusehen. Strenggenommen sollte man nicht sagen, daß »die« Angst »zur Flucht führt«, sondern die Aussage müßte lauten: diese bestimmte Angst ist eine Flucht-Angst. Sie unterhält die Flucht-Motorik. Man kann in ihr die Innenseite dieses keuchenden Angst-Erlebens sehen. »Die Angst beflügelt den eilenden Fuß«, hieß es bei Schiller, jedoch nicht »die Angst schlechthin«, sondern diese Angst in dieser Situation bei diesem Subjekt ist Flucht-Angst. Von der Angst des ungetreuen Hirten im Johannis-Evangelium, der weglief, als der Wolf in die Herde einbrach, sagt Augustinus, der Kirchenvater: *timor est fuga.* Wohlgemerkt: *est.* Da wird nicht das Prinzip der Kausalität herangezogen, sondern es handelt sich um die Identität.

Man kann bei der Betrachtung der Angst-Formeln zu der Überzeugung kommen, daß Angst, und zwar mancherlei Angst, in unserem Dasein der grundlegende Affekt, Heidegger würde sagen: die grundlegende »Befindlichkeit« des Subjekts ist. Es sollen einige dieser Angst-Formeln aufgezählt werden, um von dem vorwissenschaftlichen Verdacht abzulenken, daß Angst und Flucht in jedem Fall koinzidieren. In Analogie zu dem mehr als tausend Jahre alten »timor est fuga« des Kirchenvaters formulieren wir: *timor est clamor.* Da handelt es sich etwa um ein Kind, das einen großen Hund um die Ecke springen sieht und laut nach seiner »Mama« ruft, sei es, daß es dabei wegläuft, sei es, daß es stehen bleibt. Dieses Kind tendiert zur Geborgenheit im Schutze der Mutter. Das ist eine paläoanthropologische Zuordnung, die sich in dem

Angst-Geschrei bekundet. Es gibt auch eine Angst, deren Angst-Verhalten in einem Stuhldrang zu sehen ist. Während der Bombenangriffe im Krieg konnte man ihr begegnen: *timor est defaecatio.* – Gerade jetzt, wo die Bomben fielen, lief diese Frau in ihre Wohnung. Im Keller selbst, etwa hinter einem Vorhang, hätte es ein Behelfs-Klosett geben müssen, aber daran hatten die hohen Herren nicht gedacht. Das Subjekt mußte hinaufsteigen in das Stockwerk, weil es die Blamage nicht auf sich nehmen wollte, vor allen Leuten einen Haufen zu setzen. Daß es diese Panne tatsächlich gibt, lehrt uns die Sprache. Wir alle kennen die sprichwörtliche Wendung »vor Angst in die Hosen machen«. So kam bei dieser Frau das Moment der Flucht rein additiv dazu, aber es war nicht die Flucht vor den Fliegern, sondern vor den Blicken der Hausbewohner. Interessant ist dabei das Biologische Radikal: Diese Frau hätte die Rechte erheben und zu den Fliegern hinaufrufen können: »Vous m'en merdez!« Da sind wir bei dem Thema vom »Umweltbezug der Darmfunktion« (III/16). Der Darm sichert den Platz gegen diese über den Luftraum eindringenden Fremden. Das Subjekt ist im Brennpunkt des Hohlspiegels. Es steht subjektzentriert im Mittelpunkt des feindlichen Bombenangriffs. Dabei wäre zu bemerken, daß diese Frau, die jeweils in Defäkations-Not geriet, wenn die Bomben fielen, eine ausgesprochene Vagotonikern war. Ich habe nicht die Absicht, alle Angst-Verhaltens-Formeln hier aufzuzählen. Wichtig ist mir zu zeigen, daß man differenzieren muß, d. h. daß man nicht sagen kann, jede Angst »führt zur Flucht«. Man kann diese vorwissenschaftliche Primitivität nicht oft genug anprangern. Im Gegenteil, die Frau mit dem Stuhldrang läuft nicht weg, sondern verteidigt sich hier an Ort und Stelle, indem sie sich gleichsam verdoppelt: Die Innenseite ihres Darms will zu einer abschreckenden Außenseite werden. Nur auf zwei der Angst-Formeln will ich eingehen, weil sich in den vorliegenden »Studien über Angst und Schmerz« entsprechende Aufsätze (V/27 und V/25) finden: Eine dieser Angst-Verhaltensweisen, die ich im Krieg erstmals beobachten konnte, hat noch überhaupt keinen Namen, obgleich es sie gewiß seit Urzeiten als ein paläoanthropologisches Merkmal gibt. Ich behelfe mich mit der umständlichen Überschrift: Die nach oben tendierende Festhalte-Angst. Die andere Angst, die ich flüchtig erwähnen will, ist die Disgregations-Angst, die der Kontakt-Rufe bedarf, und zwar bedient sie sich überraschenderweise der »Kuckucks-Terz« (V/25). Diese Angst findet sich auch bei den in Sozietäten lebenden Tieren: Man erinnere sich der Kontaktrufe innerhalb der über uns dahinfliegenden Kranich-Formationen. Der Generalnenner, der für diese Angst gilt, ist ebenfalls in der Formel *timor est clamor* zu sehen. Das Subjekt sucht die Geborgenheit in der Gruppe, der es angehört.

Das im Krieg entdeckte, bisher unbekannte Angst-Verhalten eines Beamten, der während der Schlacht von Stalingrad seinen Amtssitz in Berlin verließ, findet sich ausführlich dargestellt in dem Aufsatz V/27. Hier nur eine Nachbemerkung, die sich auf die Biologischen Radikale bezieht: Ein Pferd, das in Angst ist, wird nicht nach oben tendieren. Das Pferd ist ein Steppentier und hat sozusagen stets seine horizontale Steppe bei sich, auch wenn es im Stall steht. Die Steppe läßt nur die Flucht in der Horizontalen zu, insofern gilt der Satz, daß das Pferd ein »steppenangepaßtes« Verhalten zeigt. Es verhält sich »steppenhaft«, während sich der Mensch paläoanthropologisch-baumhaft verhält, indem er ein Angst-Verhalten zeigt, das aufwärts tendiert. Wenn spitzhörnchenartige Tiere unsere Vorfahren sind, so versteht sich die Angstflucht-Tendenz nach oben. Man wird freilich sagen müssen, daß der Mensch in einem doppelten Sinne an die Vertikale und die Tendenz nach oben gebunden ist: phylogenetisch sowohl als auch ontogenetisch-biographisch. Mit anderen Worten: Als Kind wurde er oben am Hals der Mutter getragen. Auch das dem Menschen-Säugling verwandte Affen-Baby hängt seiner Mama am Hals oder reitet auf ihr, wenn sie sich fortbewegt. Von dieser aufwärts tendierenden Angst gilt: »Hinauf! Hinauf strebt's.« Und ebenso passen die letzten Worte aus

Goethes »Ganymed« in diese unsere Situation: »Aufwärts! Umfangend umfangen! Aufwärts an deinen Busen, alliebender Vater!« – Für das zur Flucht-Angst tendierende Pferd, um bei dem Vergleich zu bleiben, ist weder in der Phylogenese noch in der Ontogenese ein Hinweis auf ein nach oben tendierendes Sicherheits-Verhalten zu finden.

Ich muß bekennen, daß ich mit der Entdeckung des angeborenen Verkürzungs-Angst-Mechanismus (V/27) zunächst kein Glück hatte. Man gab mir, wenn ich die scherzhafte Aussage Nietzsches gebrauchen darf, dazu zunächst die »Genehmigung« nicht: Ich hatte die Krankengeschichte, die auf die Formel *timor est contractio et adhaesio* hinwies, auf einem Psychiater-Kongreß vorgetragen, damit aber keine Zustimmung gefunden. Als ich wegging, gesellte sich einer der Kollegen zu mir, der der Diskussion beigewohnt hatte. Er sagte, daß er nicht öffentlich für mich eingetreten sei, um sich nicht lächerlich zu machen, aber er wolle mir nun unter vier Augen sagen, daß ich nicht kapitulieren möge: Er selbst sei einmal in einer entsetzlichen Angst-Verfassung gewesen, wobei sich ihm die von mir geschilderte Festhalte-Hand in der Verbindung mit der Aufwärts-Tendenz der Füße ergeben habe. – Selbstverständlich hätte ich auch ohne diese Bestätigung an meiner These festgehalten, denn was ich beobachtet hatte, war als empirische Tatsache nicht wegzudiskutieren.

In dem Vortrag selbst erwähnte ich die israelitische Bundeslade (2. Mos. 25,17), die ich zu der bootsartigen Sänfte der Akan-Könige an der Goldküste (Westafrika) in Beziehung setzte: »Kaporeth«, den Namen der Deckplatte dieser an Stangen tragbaren, aus Akazienholz gezimmerten Lade (Alfred Bertholet: *Wörterbuch der Religionen*, Artikel Bundeslade, Stuttgart 1952), hatte Luther mit »Gnadenstuhl« übersetzt. Wenn auch hier der Sieg davon abhing, daß die Füße des Königs den Erdboden nicht berührten, so wäre das gut zu vereinbaren mit dem Bericht über die Amalekiterschlacht (2. Mos. 17), auf die der Aufsatz (V/27) Bezug nimmt. Ich deute diese Zusammenhänge hier nur flüchtig an, um den Ausführungen in dem Aufsatz selbst nicht vorzugreifen. Gut zu dieser magischen Offensiv-Waffe (»Gott mit uns!«) paßt der Text 4. Mos. 10,35: »Und wenn die Lade zog, so sprach Mose: Herr, stehe auf! Laß deine Feinde zerstreut und die dich hassen flüchtig werden vor dir!« –

Abschließend soll uns eine terminologische Grundtatsache beschäftigen: Ich pflichte H. Hediger darin bei, daß das oberste Prinzip im Dasein der Tiere die *Feindvermeidung* ist. Wenn ich diesen Terminus gebrache, so bringe ich zum Ausdruck, daß dem Subjekt eine Stimmung innewohnt, die man als Sorge oder Besorgnis oder Vorsicht und Mißtrauen bezeichnen könnte. Es sei in diesem Zusammenhang an unsere Ausführungen über den *Subjektzentrismus* erinnert. Im Grunde also sind Feindvermeidung und Mißtrauen einander gleichzusetzen. Es liegt eine effektorische Aussage vor, wenn ich von der Feindvermeidung spreche. Mit anderen Worten: Das Subjekt vermeidet durch ein Sichern und durch die Beachtung von leibhaft-realen Gegebenheiten den Effekt, in die Gewalt seiner Feinde zu fallen. Paviane z. B., was ich selbst in Afrika beobachten konnte, trinken nur aus Wasserstellen, in deren Nähe Bäume stehen, auf die sie flüchten können. Auch ihre Marschordnung, wenn sie abends heimkehren, dürfte der Feindvermeidung dienen, genauso wie die bewundernswerte Disziplin, die die Horde zeigt, wenn am Abend Feinde in der Nähe ihrer Schlafbäume erscheinen. Mit dem Ausdruck »Feindvermeidung« wird der »Effekt« gekennzeichnet, dagegen wird nichts über die subjektive, innere Verfassung des Subjekts ausgesagt. Unsere unilineare Sprache kann nicht alle entscheidenden Tatsachen im gleichen Atem bringen. Fällt dagegen der Akzent auf die subjektive Verfassung, womit das Bedeutungs-Erleben der Tiere gleichzeitig gemeint ist, so müßte von ihrer »Befindlichkeit« die Rede sein. Der »effektorischen« Aussage entspricht demnach die »subjektiv-qualifikatorische« Aussage. Bedeutungsverleihung ist Zuteilung von Qualitäten. Hierbei blicken wir in die innere Werkstatt des Subjekts. Wenn es aber wahr ist,

daß tatsächlich der Feindvermeidung die entscheidende Bedeutung zukommt, nicht etwa dem Sexus oder der Nahrungs-Appetenz, dann besagt diese Feststellung, daß das Subjekt zeitlebens von einer Vorform der floriden oder panischen Angst erfüllt ist. Es liefe auf die Aussage hinaus, daß der Angst und Sorge, dem Mißtrauen oder wie man diese Angst-Gewärtigung bezeichnen mag, die kardinale Bedeutung zukommt.
Wenn es in dem einleitenden Kapitel hieß, daß die der animalischen Urzeit folgende prophetisch-schamanistische zweite Stufe menschlichen Existierens an den Wahnsinn erinnert, d. h. daß auf dieser Stufe imaginäre Alpha-Partner erscheinen, die die Menschen zu Zucht und Gesittung zwingen, stehen wir erneut vor der Angst-Zuordnung. Zusammenfassend möchte ich sagen, daß die Welt, in der wir leben, nicht eine logisch geordnete Welt ist. Es dominiert die animalische Ordnung mit ihren Affekten, während sich unsere logischen Fähigkeiten im Rahmen der alten Zuordnungen ihrerseits ordnend bewegen sollten.

24. Der Subjektzentrismus im Erleben der Angst

(1965)

Der Barfüßermönch Johannes Pauli aus Thann im Sundgau berichtet in einer etwa um das Jahr 1520 erschienenen Schrift (1), wie eine Disputation zwischen einem griechischen Philosophen und einem Narren stattfand. Man hatte diesen als einen Gelehrten herausgeputzt, und zwar in der Hoffnung, daß der Philosoph nicht merke, wen er vor sich habe. Keiner von beiden sollte bei dem Disput den Mund auftun. Der erste Gestus, den der Grieche zeigte, bestand darin, daß er den Zeigefinger erhob. Der Philosoph wollte damit sagen, daß es nur *einen* Gott gibt. Der Narr, der den erhobenen Zeigefinger auf sein persönliches Wohl und Wehe bezog, meinte, daß ihm der Philosoph ein Auge ausstechen wollte. Daraufhin erhob er zwei Finger, um anzudeuten, daß er seinem Gegner *beide* Augen ausstechen würde, wenn dieser ihn angreife. Wer den Zeige- und den Mittelfinger demonstrativ emporstreckt, pflegt dabei den Daumen abzuspreizen, so daß der verängstigte Narr in Wahrheit drei Finger zeigte. Der Grieche nickte befriedigt, denn er war jetzt sicher, daß er von dem vermeintlichen Philosophen richtig verstanden worden war: Hatte er selbst auf den Monotheismus angespielt, so wies nun der andere »Gelehrte« offensichtlich auf die Trinität hin. Um auszudrücken, daß Gott alle Dinge offenbar sind, zeigte der Grieche jetzt seinem Gegner die offene Handfläche vor. Dieser blieb in der Stimmung der Angst überzeugt, daß es der Grieche auf Gewalttätigkeiten abgesehen habe. Der Narr deutete die ausgestreckte Hand als eine Ohrfeigen-Drohung. Daraufhin ballte er die Faust, um darzutun, daß er dem Philosophen eins auf den Kopf geben werde, wenn ihm dieser ins Gesicht schlagen sollte. Es standen sich also, biologisch gesprochen, Drohung und Gegendrohung gegenüber. Aber wieder war der griechische Philosoph hocherfreut. Er fühlte sich verstanden, denn die Faust, interpretierte er, wolle zum Ausdruck bringen, daß Gott in seiner Gewalt alle Dinge »beschlossen« hält, während uns seine Urteile verborgen sind. Die Faust ist tiefenpsychologisch in der Tat das Symbol der Gewalt und gleichzeitig das der Verborgenheit. Damit hatte die Diskussion ihr Ende. Johannes Pauli, der wie Pieter Breughel u. a. die seinerzeit gängigen Sprichwörter »illustrieren« wollte, spielte mit dieser Anekdote auf das bekannte Zitat an: »Si tacuisses philosophus manisses.«

Geistige Turniere, die vor einem großen Zuschauer- und Hörerkreis stattfanden, waren in früheren Jahrhunderten nichts Ungewöhnliches. Die Austragung freilich, die sich allein der Mimik und des Gestus bedient, war nicht die Regel. Es soll sie jedoch gegeben haben. Man erinnere sich an entsprechende Szenen in Rabelais' *Gargantua und Pantagruel.* Die Feststellung ist uns interessant, daß es der primitive Narr ist, der biologisch-urtümlich, d. h. paläoanthropologisch, reagiert. Es liegt auf der Hand, daß bei einer Diskussion, die auf die Eindeutigkeit des Wortes verzichtet, leichter Mißverständnisse möglich sind als in den verbalen Auseinandersetzungen, und selbst Worte lassen zuweilen mancherlei Aneinander-Vorbeireden zu. Wir erkennen in dem Verhalten des Narren das Phänomen des »Subjektzentrismus«: In seiner Angst, von einem tiefen Mißtrauen erfüllt, reagiert er so, als ob jede Bewegung des Griechen auf ihn persönlich gemünzt sei. Wie sich der Fremde auch immer verhält, alles ist auf das Subjekt zentriert.

Es ist anzunehmen, daß überall in der Welt die plötzlich vorgestreckte Hand instinktiv als Ohrfeigen-Hand empfunden wird oder empfunden werden kann. Man darf sich vorstellen, daß auch ein Schimpanse zusammenschrickt, wenn man plötzlich die Hand gegen ihn vorstreckt. Das ist die Homologie, auf die wir hinweisen: »Fremd« und »Feind« sind ursprünglich dasselbe, was sich auch in den Sprachen bekundet: Unser deutsches »Gast« ist das lateinische »hostis« (= Feind). In der Sprache der Bakairi-Indianer in Südamerika begegnet uns die folgende Gleichsetzung: nicht unser = fremd = feindlich. – Vor Fremden muß man auf dem *Quivive* sein! Die Stimmung der Angst ist dem Fremden gegenüber am Platze. Stimmung ist gleichzusetzen mit Erlebnisbereitschaft. Es ist niemandem verwehrt, die subjektzentrierte Erlebnisbereitschaft des Narren als »paranoisch« oder als »Wahnstimmung« zu bezeichnen. Im Falle des Schimpansen dagegen wird man psychopathologische Formulierungen vermeiden, weil sein Subjektzentrismus im Gegenteil als Ausdruck seiner Gesundheit anmutet.

Es ist vorgekommen, daß mir Leute einen kranken Vogel ins Haus brachten, einen Wildfang, den sie ruiniert hatten. Da ich in dem Rufe stehe, Vögel aufzuziehen, sollte ich den Vogel gesund pflegen. Dabei hörte ich dann: »Er frißt nicht mehr, aber er ist jetzt zahm. Früher flatterte er so herum, jetzt scheint er sich an uns gewöhnt zu haben.« Das entspricht dem, was wir unter der extremen vagotonen Verfassung verstehen, die als Apathie anmutet. Das Tier, mit anderen Worten, ist im Sterben begriffen. Man kann dieser Taube Nahrung anbieten, oder was auch immer, man kann in die Hände klatschen, sie reagiert nicht mehr, sie bezieht es in ihrer Verfassung einer vagotonen Apathie nicht mehr auf sich. Kurz gesagt: Sie hat ihren Subjektzentrismus verloren und damit zugleich die Möglichkeit des Angst-Verhaltens.

Der Begriff Subjektzentrismus ist durch das Gleichnis vom Hohlspiegel zu illustrieren, wobei der gekrümmten Fläche die Umwelt, dem Brennpunkt das Subjekt entspricht. Mit anderen Worten: Das erlebende Ich wird angesprochen von den Valenzen, den Begriff im Sinne Russels gebraucht, die auf das Subjekt zentriert sind. Ursprünglich, von dieser Annahme gehen wir aus, waren im natürlichen Ordnungsgefüge der Welt auch beim Menschen Spiegel und Brennpunkt einander so zugeordnet, wie es sich im Verhalten der Tiere beobachten läßt. Andererseits sind die Intentionen des Subjekts im gegenläufigen Sinn den Trägern der Valenz zugeordnet, so daß eine Korrespondenz resultiert, der das Merkmal der »Angemessenheit« zukommt. So ist die Biene blumenhaft, und zwar in ihrer Anatomie sowohl als auch in ihrem Verhalten, und andererseits ist die Blüte bienenhaft, so daß man mit Goethe von einem »Gleich und Gleich« sprechen könnte: »Die müssen wohl beide für einander sein.« Der Begriff »Angemessenheit« wird uns noch zu beschäftigen haben. Es ist interessant, daß nicht nur der Narr in der Paulischen Anekdote, sondern zugleich auch der griechische Philosoph einem Subjektzentrismus verfällt: Als er die Drohungen seines Partners wahrnimmt, die wirklich als Drohungen gemeint sind, faßt er diese im Sinne des theologischen Disputs auf, den er mittels seiner Gestik eröffnet hat. Daß es auch in der geistigen Ebene einen Subjektzentrismus gibt, einen Subjektzentrismus, der das Mißverständnis herbeiführt, nehmen wir zur Kenntnis.

Dem Subjektzentrismus im Angst-Erleben kommt eine besondere Bedeutung zu. Er fällt in einem doppelten Sinn aus dem Rahmen der anderen biologisch-primitiven Formen des subjektzentrierten Erlebens. (Nur von diesen biologischen Formen soll hier die Rede sein.) Es gibt einen nahrungsbezogenen Subjektzentrismus, den auch die Tiere bezeugen, wenn ihnen die Geruchsstoffe einer Nahrung zugeweht werden. Sie verhalten sich so, als stünde ihnen eine Mahlzeit bevor, so wie auch uns in dieser Situation »das Wasser im Munde zusammenläuft«. Darin hat sich, wenn wir stammesgeschichtlich denken, vermutlich im Laufe der Jahrtausende oder Jahrmillionen nichts geändert. Auch sinnliche Reize anderer Art, etwa die geschlechtlichen Valenzen, sprechen uns an, als ob wir gemeint seien, so wie sie unsere Vorfahren vermutlich erregt haben. Man erinnere sich eines Passus bei Hesiod[1], der sich auf die weibliche Koketterie, und zwar auf das kokette Wackeln mit dem Hinterteil bezieht. Unser Nervensystem ist, wenn wir uns diese tautologische Aussage gestatten dürfen, »auf den Subjektzentrismus hin konstruiert«. Der Hohlspie-

1 Es handelt sich um die Wendung *gyné pygostólos*, die sich in *Werke und Tage* findet, vielleicht zu übersetzen mit »scharwenzeln« oder »schwänzeln«. Diesem Getue kommt die Bedeutung einer sexuellen Valenz zu.

gel, um bei unserem Gleichnis zu bleiben, ist nach wie vor von Nahrungs- und Geschlechtsvalenzen erfüllt, die auf das Subjekt als ihren Brennpunkt gemünzt sind. Mit den Objekten und Partnern dagegen, denen die Angst-Valenzen zugeteilt sind, verhält es sich anders: Sie haben sich nicht annähernd konstant gehalten, was damit zusammenhängt, daß sich das Ensemble unserer Feinde im Verlaufe der Geschichte erheblich gelichtet hat. Wenn man einen neuen Begriff einführen wollte, so könnte von einer zivilisationsbedingten Dehostilisierung unseres Planeten die Rede sein, d. h. von der »Entfeindung« oder »Entfeindlichung« unserer Welt: Die wilden Tiere sind weitgehend abgeschafft worden, ebenso die gefährlichen Seuchen, die man früher als »Gottesgeißeln« bezeichnet hat. Selbst die Gespenster, die als Nachtfeinde in Erscheinung traten und unter denen unsere Eltern und Großeltern noch litten, treiben ihr Unwesen nicht mehr. Die Aufklärung hat ihrem unheimlichen Treiben ein Ende gesetzt. So leben wir in einer entfeindeten und damit langweilig gewordenen Welt. Blitz und Donner sind physikalische Erscheinungen, während sie in meiner Kindheit, obgleich es auch damals schon einen Physikunterricht gab, noch wie in heidnischer Vorzeit personifiziert wurden: Bei schweren nächtlichen Gewittern versammelten sich die Hausbewohner. Neben der flackernden Kerze las der Hausvater aus der Postille eines der Gebete, die unter der Rubrik »Bei schweren Gewittern« verzeichnet waren. »Strafe uns nicht, o Herr, in deinem Zorn.« Diese oder ähnliche Wendungen vernahmen wir, während der Donner »grollte«. Als Blitz und Donner noch personifiziert wurden, waren diese Erscheinungen auf uns zentriert und wurden als Drohungen erlebt, ähnlich wie der Narr die Gestik des Philosophen als Drohung auf sich bezog.

In zweifacher Hinsicht, so hieß es oben, fällt der auf das Angst-Erleben bezogene Subjektzentrismus aus dem Rahmen der anderen biologisch fundierten Formen subjektzentrierten Erlebens: Einmal hat sich die Welt im Sinne der Dehostilisierung historisch gewandelt, zum anderen besteht, und zwar seit

Urzeiten, ein Unterschied in der Wertigkeit des Angst-Subjektzentrismus, verglichen mit dem nahrungs- und sexusbezogenen Subjektzentrismus. Der Feindvermeidung kommt im Dasein der Tiere der Primat zu. Hunger und Liebe, mit Schiller zu reden, erhalten wohl »das Getriebe«, wir pflichten jedoch Hediger in dem Einwand bei, daß die Nahrungsaufnahme oder die geschlechtliche Paarung die momentane Feindlosigkeit der Umwelt zur Voraussetzung haben. Als ich in Basel das Gorillakind *Goma* besuchte, sollte es gerade sein Fläschchen haben, das ihm der Direktor Dr. Lang verabreichen wollte. Ich war mit meinem Freund Rudolf Schenkel zu Gast. Es stellte sich nun heraus, daß *Goma* das Fläschchen verweigerte: Der Neuankömmling verdarb ihm den Appetit. Meine Anwesenheit führte zu der Verfassung des Kindes, die man als Fremdeln bezeichnet. Fremdeln ist in jedem Falle ein subjektzentriertes Verhalten. Wenn Rudolf Schenkel allein zu Besuch war, nahm das Kind sein Fläschchen ohne weiteres. *Goma* kannte ihn gut. Überhaupt war es so, daß Direktor Dr. Lang mit dem Kind, bevor es sein Fläschchen erhielt, einige Zeit zu spielen pflegte. Es mußte ein wenig geschäkert werden, und das bedeutet: Spiel ist das Gegenteil von Ernst. Die Umwelt ist in dieser spielerischen Heiterkeit unter Garantie feindfrei. Meine Anwesenheit bedeutete: Jetzt ist die Umwelt »ernst«. Es ist der Fremde, der Feind, in meiner Nähe. Vorsicht, Mißtrauen sind nun angezeigt!

Als Nervenärzte wissen wir, daß die nervös bedingte geschlechtliche Störung des Menschen, die man als *impotentia coeundi* bezeichnet, durchweg mit einer Angst-Stimmung gekoppelt ist, so daß dieser Angst-Anteil zunächst zu beseitigen ist. Es ist kein Zufall, daß sich das Angst-Feind-Repertoire des Menschen erheblich vermindert hat, soweit es sich um die sinnlichen Feind-Valenzen handelt, zu denen auch die Angst-Valenzen im Rahmen der Gespensterfurcht und der personifizierten Naturgewalten zählen, die gewissermaßen auch als Gespenster oder Dämonen in die Erscheinung traten: Weil der Feindvermeidung der Primat zukommt, lichtete sich die

Zahl der Feinde. Dafür sorgte das menschliche Ingenium. Wäre die Feindvermeidung nichts als eine *quantité negligeable,* so hätte vermutlich die Entfeindung unserer Welt nicht in diesem Ausmaße um sich gegriffen. So verlief die Geschichte der Zivilisation betont in den Geleisen der Dehostilisierung.

Man wende nicht ein, daß in unseren Tagen die Wasserstoffbombe eine weit schlimmere existentielle Bedrohung sei, als sie das Raubtier früherer Jahrhunderte war. Es muß zugegeben werden, daß wir allen Grund haben, uns vor den Wirkungen der nuklearen Waffen zu fürchten, aber es ist ein Unterschied, ob ich ein entsetzliches Buch, etwa einen apokalyptisch anmutenden Zukunftsroman lese, oder ob nachts die Wölfe um die einsame Hütte heulten, in der unsere Vorfahren wohnten. Wenn ich am folgenden Morgen erwache, nachdem ich das Buch in den Händen hatte, kann es wohl sein, daß ich bis auf weiteres mit keinem Atem mehr an die mögliche Katastrophe denke. »Aus den Augen, aus dem Sinn.« Gedanken-Zusammenhänge werden vergessen. Vor ihnen bewahrt uns, gerade weil sie so fürchterlich sind, der Verdrängungsschutz (3), der in uns allen wirkt. Das Geheul der Wölfe dagegen, das ich sinnlich wahrnahm, vorausgesetzt, daß ich mich in das Erleben und Verhalten meiner Voreltern zurückzuversetzen vermag, klebt gleichsam an meiner Haustür. Wenn ich am folgenden Morgen vorsichtig, eines Überfalls gewärtig, vor das Haus trete, sehe ich die Fußspuren der Wölfe im Schnee. Das ist die sinnliche Präsenz der Feinde in anderer Form, vor der mich kein Vergessen oder Verdrängen bewahrt. Ihre Wechsel und meine Wechsel, d. h. meine Wege, kreuzen sich. Die sinnliche Realität ist mehr als nur ein Gedankending. »Wolfsatmosphäre«, die jederzeit meinen Untergang herbeiführen kann, erfüllt meine Umwelt und mich, während von einer apokalyptischen Atombomben-Tönung unserer Umwelt trotz aller Literatur keine Rede ist. Wir sind und bleiben blind für das Damoklesschwert dieser Bedrohung, weil wir dabei nicht empirisch-naiv engagiert sind. Wenn von der zivilisationsbedingten Dehostilisierung gesprochen wird, so bezieht sich diese Verharmlosung unserer Umwelt eben auf das Fehlen der sinnlichen Priorität. Die primär-sinnliche Angemessenheit wiegt unendlich viel schwerer als die nur gedankliche, nicht sinnlich fixierte Möglichkeit, die wir der Literatur verdanken.

Das Merkmal der Angemessenheit zwischen Subjekt und Umwelt-Valenzen gilt für die unverfälschte Natur, während wir inzwischen in einer denaturierten Umwelt beheimatet sind. Der Hohlspiegel hat sich weitgehend verändern lassen, so daß er, was die sinnlich-natürlichen Valenzen der Angst betrifft, unserem Affekt-Haushalt, d. h. unseren Stimmungen (= Erlebnisbereitschaften) und Intentionen nicht mehr »angemessen« ist. Es könnte wohl sein, diesen Satz muß man erwägen, daß die sogenannte »freiflottierende« Angst, über die viele unserer Mitbürger klagen, Ausdruck der Dehostilisierung ist, was nicht ausschließt, daß die Psychoanalyse im konkreten Fall in der Erforschung der Biographie des Patienten zusätzliche traumatische Argumente liefert. Es ist die Frage, ob nicht der Erlebnisbereitschaft von Fall zu Fall die entscheidende Bedeutung zukommt. Mit anderen Worten: Wenn wir Furcht und Angst auseinanderhalten, wie es einige Philosophen fordern, so wäre unsere objekt*un*bezogene zentrale Angst möglicherweise die objekt- und partnerbezogene Furcht von ehedem, physiologisch gesehen deren »identische Exekutive« (4). Sie bleibt nun ohne Bezug oder schafft sich nachträglich, z. B. auf dem Wege der Projektion oder der Unterstellung, einen neurotischen Bezug, weil es die ihr angemessenen Ereignisse und Partner weit und breit nicht mehr sinnlich-präsent gibt. Es erscheint das Feind-Defizit, was ebenso vom Hunger- und Kälte-Defizit gilt, als ein Übel, so, wie andererseits alle Notfall-Situationen im Sinne Cannons, unter denen unsere Vorfahren litten, von Übel waren. Es gibt in uns die Angst- und die anderen *emergency*-Erlebnisbereitschaften, und zwar trotz unserer utopisch anmutenden neuen Umwelt. Das Nervensystem hat sich vermutlich als im wesentlichen konstant erwiesen, während die Umwelt weit mehr geschichtlich wandelbar war. Obgleich die sinnlich-eindrucksvollen Valenzen fehlen, die uns der Hohlspiegel unserer Umwelt ehedem brachte, resultiert dennoch ein erregtes Nervensystem. Das soll freilich nicht heißen, daß es nicht auch Mitbürger gibt, die sich in unserer langweilig gewordenen Welt recht angemessen häuslich einrichten konnten. Das ist die Tatsache der Domestikationsmannigfaltigkeit, die wir auch im Umgang mit den Haustieren feststellen: Die Zähmung (= Anpassung an die neue, valenzarme Umwelt) gelingt nicht jedem Subjekt in doublettenhaft gleichem Ausmaß. Der Subjektzentrismus aller Zeit hat sich in keiner der biologischen Formen völlig ausrotten lassen. Wir alle, auch die Zahmsten und Langweiligsten, d. h. Undynamischsten unter uns, reagieren z. B. noch immer, und zwar ausnahmslos, mit einem Schreckerleben, wenn in unserer Nähe plötzlich ein lauter Knall erschallt. Ein Kanonenschuß in weiter Entfernung wird dagegen nicht subjektzentriert erlebt. Ich nehme ihn zwar sinnlich wahr, aber nicht als auf mich gemünzt, obgleich mir bekannt ist, daß es weittragende Geschütze gibt. Auf die Nähe kommt es merkwürdigerweise entscheidend an. Wenn es sich um einen Kanonenschuß handelt, so ist es logischerweise völlig unwichtig, ob der Schuß in der Entfernung von 1 km oder 5 km ausgelöst wird, so oder so kann er tödlich wirken. Für meine naive Animalität jedoch gilt diese logische Argument nicht. Vom katastrophalen Subjektzentrismus kann nur die Rede sein, wenn der Knall in meiner Nähe erfolgt.

Versuchen wir, das überraschende Phänomen zu interpretieren, und zwar komparativ, mittels der Verhaltens-Analogien: Die Plötzlichkeit des Schusses deutet auf einen überraschenden Überfall hin. Ich sah keinen Feind und war auf diese Aggression nicht gefaßt. Experimentell könnte man in Erfahrung zu bringen versuchen, wie weit der bestimmte Knall entfernt sein muß, um von mir subjektzentriert, d. h. als Zusammenschrecken, erlebt zu werden. Ich glaube sagen zu dürfen, daß es sich dabei um die Fluchtdistanz handelt: Wenn

der Knall in einer Entfernung erfolgt, die außerhalb meiner Flucht-Grenze liegt, brauche ich nicht zu erschrecken. Dann gilt mir dieser Knall oder Schuß nicht. Ich berichte über meine Erfahrung: Ich ging in Berlin mit meinem Hund auf dem Bürgersteig einer sehr breiten Straße, und zwar am straßennahen Rande. Ein Lastauto, das auf der Straße etwa in meiner Höhe war, ließ einen lauten schußartigen Knall erschallen. Der Wagen resp. der Auspuff des Wagens war etwa 2 oder 3 m von mir entfernt. Der Hund erschrak heftig und machte sofort von seiner Fluchtdistanz und Fluchtmöglichkeit Gebrauch. Er sprang zu den Hauswänden hin, die den Bürgersteig begrenzten, und lief in eine zufällig offenstehende Tür, wo er verschwand und bis auf weiteres auch verschwunden blieb. Ich verlor bei meinem Erschrecken den Streckertonus der Beine, d. h. ich sank in die Knie. Mein Verhalten war nicht das einer Flucht, sondern wäre vielleicht als eine Schock-Reaktion oder als Totstell-Reflex zu bezeichnen. Anders gesagt: Ich reagierte unwillkürlich, als ob ich in einer Situation der Ausweglosigkeit wäre, die mit der Vagus-Präponderanz verbunden ist. Ich wurde nicht, wie der Hund, von einem Flucht-Impuls erfüllt, sondern wurde »weich in den Knien«. Hier tut sich uns eine neue Perspektive der Erkenntnis auf: Wenn es eine menschliche Demutshaltung gibt, so ist sie in diesem Verhalten gegeben. Die Tendenz zum Hinknien wurde im Zusammenhang mit dem panischen Erlebnis sichtbar.
Vielleicht sollte man zwischen Erschrecken und Zusammenschrecken unterscheiden: Der Hund erschrak. Auch er geriet in eine heftige Erregung, was sich darin bezeugte, daß er plötzlich von dem Bürgersteig verschwunden war. Mein eigenes subjektzentriertes Erlebnis konnte man nicht als sympathicotonisch bezeichnen, im Gegenteil. Ich rührte mich nicht von der Stelle und hätte mich hingekniet oder wäre atonisch hingefallen. Die Redensart: vor dem anderen »auf dem Bauch liegen«, dürfte in dem vagotonen Impuls seine Erklärung finden. Zusammenschrecken bedeutet doch wohl, in sich »zusammenfallen«. Ich habe auch schon Schreck-Erlebnisse

gehabt, die man als sympathicotonisch bezeichnen mußte: Ich erschrak und es ballte sich mir dabei plötzlich die Hand zur Faust. Hier jedoch war ich in einer Situation der Ausweglosigkeit. Das Erlebnis hatte mich überwältigt. Die Grundformel lautet: Subjekt in der Gewalt seiner Feinde; daher der Demuts-Impuls resp. die Andeutung des Vagus-Todes, die sich im Kollaps manifestiert. Um nicht mißverstanden zu werden: Ich kniete nicht hin, aber ich war auf dem Wege dazu. Die grundlegenden Termini des Religions-Psychologen und Theologen Rudolf Otto (5) könnte man hier zitieren.

Meine Frage lautete: Wie kommt es, daß mich der Kanonenschuß nicht entfernt so panisch erregt wie der Knall der verölten Zündkerze? Der Schuß, der wahrhaft gefährlich sein könnte, fällt weit außerhalb meiner Flucht-Distanz, dieser Knall dagegen, der mich für einen flüchtigen Augenblick in die Knie sinken läßt, ereignet sich fast körpernahe. Damit ist eine völlig andere Situation gegeben, und das heißt zugleich, daß eine Bedeutungsverleihung erfolgt, die dieser Situation angemessen ist. Der Knall, der aus einer Entfernung von 3 oder 5 km kommt, muß ebenfalls als Überraschung bezeichnet werden, denn auch auf ihn bin ich nicht vorbereitet, aber die Tatsache, daß er außerhalb meiner Flucht-Distanz erfolgt, entscheidet über meine unbewußte und unwillkürliche Bedeutungsverleihung.

Ich fasse zusammen: Des Subjektzentrismus im Erleben der Angst fähig zu sein, ist Ausdruck der Gesundheit. Angst-Erleben ist in jedem Falle subjektzentriertes Angst-Erleben. Wen sollte die Angst weiter angehen, die ich erlebe, als mich selbst? Angst-Situationen sind infolgedessen besonders geeignet, das Subjekt in Mißverständnisse zu verwickeln. Der Narr in der Anekdote des Mönchs mißverstand den Philosophen gründlich, aber er nahm dabei keinen Schaden, im Gegenteil, da auch seine Gesten mißverstanden wurden, geriet er in den Ruf eines feinfühligen Denkers. Das kranke oder gar moribunde Subjekt, ich erinnere an die vagoton-apathischen Vögel, ist eines Subjektzentrismus nicht mehr fähig. Für es gilt die

Formel: Subjekt in der Gewalt seiner Feinde. Die gleiche Formel, die sich auf die Ausweglosigkeit bezieht, kann auch dominieren, wenn infolge eines Angst-Mißverständnisses das Moment der unterschrittenen Flucht-Distanz im Spiel ist. Damit kann das Subjekt auf den Weg der Demut-Haltung geschleust werden, und zwar unbewußt-unwillkürlich, da sich Situations-Erlebnis und Bedeutungs-Erlebnis decken. Wir haben die Welt weitgehend dehostilisiert, trotzdem gibt es Angst, und zwar insofern, als sich die Erlebnisbereitschaft für Angst-Erlebnisse nicht zugleich auch ausrotten ließ, als die wilden Tiere oder die Gespenster aus unserer Umwelt verschwanden. Diese sog. partner- und objektunbezogene Angst, die man in der Psychoanalyse als »freiflottierend« bezeichnet, ist trotzdem subjektzentrierte Angst, da generell für eine jede erlebte Angst das Mea-res-agitur gilt.

Literatur

1 G. Th. Dithmar: Die Anekdotensammlung des Barfüßermönchs Johannes Pauli, genannt Schimpf und Ernst, fast kurzweilig und nützlich zu lesen, in einer 244 Stück begreifenden Auslese, Marburg 1856

2 H. Hediger: Die Angst des Tieres, in: Die Angst. Studien aus dem C. G. Jung-Institut Zürich, Zürich/Stuttgart 1959

3 R. Bilz: Der Verdrängungsschutz. Eine Untersuchung über das Paradigma der Verdrängung bei Nietzsche und bei Freud, Nervenarzt 29 (1958), 145–48

4 R. Bilz: Psychotische Umwelt. Versuch einer biologisch orientierten Psychopathologie, Stuttgart 1962

5 R. Otto: Das Heilige, München 1907

25. Die Kuckucks-Terz

Eine paläoanthropologische Studie
über die Disgregations-Angst
(1956)

In den Monaten unmittelbar nach dem Ende des zweiten Krieges lebte ich mit meiner Familie in einer waldreichen Gebirgslandschaft. Nahrungssorgen veranlaßten mich, mit meinen Kindern weite Streifzüge durch die ausgedehnten Forsten zu unternehmen. Wir sammelten Pilze und Beeren. Gelegentlich war auch eine Zahl von Nachbarskindern und Flüchtlingen in unserer Sammlergesellschaft. Da ich in dieser Landschaft meine Kindheit und Jugend verlebt hatte und die Wege kannte und mich an Plätze erinnerte, die früher als besonders ertragreich galten, führte ich die sammelnde Horde. Die Streifzüge konnten einen ganzen Tag in Anspruch nehmen. Unsere ziehende Sozietät erinnerte mich an die Sammler der Vorzeit, die vermutlich herdenweise durch die Taiga zogen und wie wir auf dem Marsche der Möglichkeit oder Gefahr der Disgregation ausgeliefert waren. Immer wieder kam es vor, daß wir vorübergehend den einen oder den andern Genossen unserer Sammlergesellschaft vermißten, und umgekehrt, daß einer, der von der Herde und deren Kurs »abgekommen« war, ohne daß wir es bemerkten, sich aus der Ferne lautlich bemerkbar machte. Gleichviel, ob wir die ersten waren, die mittels lauter Rufe kontaktstiftend in die Erscheinung traten, um ihn an uns zu erinnern, oder ob er als erster den Kontaktruf erschallen ließ, immer handelte es sich um die Kuckucks-Terz. Das Wort, das gebraucht wurde, lautete »Juhu«. Kinder, deren Vater oder Mutter beim Haupttrupp waren, während sie den visuellen Kontakt verloren hatten, riefen gewöhnlich »Papa!« oder »Mama!« Diese zweisilbigen Wörter bezeugten gleichfalls die Terz. Hätte man von einem Flugzeug aus die ziehende Sozietät der Sammler beobachtet, so hätte vermutlich von den Erscheinungen einer Systole und Diastole die Rede sein können. Kon- und Disgregation ereigneten sich fortwährend, während sich der Zug durch die Wälder ergoß. Wiederholt weinten abirrende Kinder, wenn ihre Kuckucks-Terz nicht oder nicht bald bemerkt wurde. Sie gerieten in eine Angstverfassung, wenn sie der Geborgenheit in der ziehenden Herde verlustig gegangen waren. Es kam auch vor, daß kleine Grüppchen gelegentlich den Anschluß verpaßten. Die Gewißheit, den Kontakt verloren zu haben, kann zu einer katastrophalen Angst führen. Ich komme auf diese Tatsache zurück, wenn wir das Thema der sog. Urängste (K. Schneider) berühren werden. V. von Weizsäcker hatte in seiner Gestaltkreislehre von der Kohärenz gesprochen. Damit gebrauchte er ein physikalisches Gleichnis. Er verstand unter der Kohärenz »die zerreißbare Einheit, welche ein Subjekt mit seiner Umwelt in einer Ordnung bildet. Insofern: Auch der Widerstand, den eine im Gleichgewicht befindliche Ordnung ihrer Unterbrechung entgegengesetzt«. Es ist das Thema der Zerreißbarkeit, das mit der Rufterz gekoppelt ist, d. h. das Thema eines in Frage gestellten Fließgleichgewichts.

Ich habe den Terminus »Disgregation« gewählt, um das Abweichen eines Subjekts von der »Herde« (= grex) zu bezeichnen. Die Kongregation bezeichnet gewissermaßen die Gesundheit des ziehenden »Klangkörpers«, der in unserem Falle Pilzsuchergesellschaft hieß. Es gab außerdem die Aggregation: Merkwürdigerweise riefen auch andere Sammlersozietäten, um sich ihre Kongregation zu bewahren oder sie in ständiger Erneuerung herbeizuführen, die uns geläufige Terz. So, wie wir es nicht verabredet hatten, uns die Kuckucks-Terz zuzurufen, wenn wir uns »aus dem Auge verloren« hatten, war wohl auch bei ihnen diese Möglichkeit lautlicher Kontaktstiftung spontan resp. automatisch und reflektorisch zustande gekommen. Auch das echolalisch einander zugespielte »Juhu!« war bei ihnen die kursierende Münze, so daß es einmal vorkam, daß ein fremdes Kind, das den Notruf erschallen ließ, dem wir versehentlich antworteten, sich uns »adgregierte«. Wir verstehen unter Aggregation (= Adgregation) die lediglich additiv-zufällige Zugesellung eines Subjekts. Nachdem uns das fremde Kind »zugelaufen« war, faßten wir, halb im Scherz, den Entschluß, uns in Zukunft, wenn die den Zusammenhalt garantierende Korrespondenz lautlicher Art erforderlich würde, und sie war nicht selten erforderlich, statt des Zweisilbers »Juhu!« zukünftig »Hugo!« zu rufen, obgleich niemand in unserer Horde diesen Namen trug. Die Kuckucks-Terz blieb trotz dieses Wandels im Gebrauch. Darüber, daß man andere Tonschritte einführen könnte, wurde überhaupt nicht diskutiert, als ob sich die Terz von selbst verstünde. Wenn nun eine uns fremde Sammlergesellschaft unseren Kurs kreuzte, die uns an einem früheren oder am gleichen Tage schon einmal begegnet war, so haben sie vermutlich gesagt: »Das sind wieder die Hugo-Leute.« Wir hatten uns jetzt ein individuelles Merkmal zugelegt. Denkmöglich wäre es gewesen, daß sich eine Gruppe, um der Aggregation verlorengegangener eigener Mitglieder vorzubeugen, eines anderen Tonschritts bedient hätte; warum hätte sie nicht die Quinte gebrauchen sollen? Wir können nur sagen, daß die Terz im Dienste der Kongregation steht. Die Terz verbindet den in der Auflösung begriffenen Verband. Wir sehen in ihr im Sinne des von Weizsäckerschen Sprachgebrauchs einen der »Widerstände«, den eine Ordnung »ihrer Unterbrechung entgegensetzt«. Man könnte vom Vikariat der Sinne sprechen, wenn die Rufterzen in die Erscheinung treten. Der Ruf ersetzt den verlorengegangenen Blickkontakt. Es scheint sich um eine typische, um nicht zu sagen »archetypische«, Zuordnung zu handeln.

Ich spielte einleitend auf die ziehenden Horden der Sammler an, die sich in vorgeschichtlicher Zeit über die Landschaft ergossen. Wir zweifeln nicht daran, daß auch sie »Klangkörper« oder Chöre darstellten, die durch Lautgebungen ausgezeichnet waren. Man darf annehmen, daß unser Kehlkopf ebenso wie unser Ohr noch immer den gleichen Bauplan aufweisen wie vor zwölf- oder vor fünfzigtausend Jahren, und auch die gleichen Erbkoordinationen (K. Lorenz) funktionaler Art dürften noch im Kurs geblieben sein. Es interessiert uns nicht, welches zweisilbige Wort gerufen wurde, sondern allein der situationsbedingte Notruf, der wohl immer als Naturlaut die Terz zeigte. Wir werden uns später der Aufgabe unterziehen, auf die psychophysischen Zuordnungen einzugehen, die sich auf Kehlkopf und Kontaktruf, und zwar Kehlkopf und kongregierende Terz, beziehen; wichtig ist uns vorerst eine andere Erörterung, die uns zeigen soll, wie diese archaische Situation ihren dauernden Niederschlag in unserer Muttersprache fand: Hätten wir auf unseren Pilzsuch-Expeditionen ein Kind vermißt, so wäre das für unsere »Horde« fraglos ein Grund zur Beunruhigung gewesen, obgleich man annehmen durfte, daß sich das Kind einer anderen Gruppe zugesellt (= adgregiert) hätte oder von einem Forstbeamten oder von Waldarbeitern bemerkt worden wäre, falls es nicht spontan in eins der Dörfer gelangte, wo man sich seiner angenommen hätte. Unsere Landschaft ist, vergleichen wir sie mit der Tundra oder Taiga des Paläolithikums, ungleich dichter bevölkert. Ein Mensch konnte in der Vorzeit buchstäblich »verlorengehen«. Damals hatte das Wort »verlieren« wahrscheinlich den deletären, katastrophalen Klang, der ihm noch heute zukommt, wenn wir an einem Krankenbett stehen und bei uns denken: er ist »verloren«. Das Verbum »verlieren« setzt eine Bewegung in der Verbindung mit einem Restieren voraus. Wenn ich meine Brieftasche »verloren« habe, so bekunde ich mit dieser Aussage, daß mir da oder da, ich kann nicht sagen wo, der Gegenstand »abhanden«, aus den Händen, aus meiner Verfügung gekommen ist. Ich bewegte mich weiter, während er zurückblieb, irgendwo verließ ich ihn, und es wäre zu untersuchen, ob »verlieren« und »verlassen« ihrer Abstammung nach, nicht nur situativ, sondern auch sprachgeschichtlich, aus der gleichen Wurzel gewachsen sind. Im Krieg kann es einen »verlorenen Posten« geben, da liegt das Restieren klar auf der Hand: Die Truppe zieht weiter, aber sie läßt eine Abteilung an dem Bach oder an sonst einem festen Punkt zurück. Zurückgelassen oder »verlassen« werden, das ist »verloren« sein, und auch das Moment des Abirrens im Gehen ist uns geläufig, denken wir an die Formel »verloren*gehen*«. Da sind die Verben »verlieren« und »gehen« einander zugesellt, und so »kommt« der Gegenstand oder der Mensch »weg« oder »abhanden«. Es kann uns die merkwürdige Tatsache nicht »entgehen«, daß auf die Lokomotion in den Verben »gehen« und »kommen« (abhanden»kommen«, verloren»gehen«) angespielt wird, und wir hätten also ein restierendes Zurückbleiben von einem gehenden Abweichen zu unterscheiden, während die marschierende Herde auf ihrem Kurs bleibt. Wahrscheinlich hatten die vorgeschichtlichen Jäger- und Sammlerhorden ihre bestimmten Reviere (Jagd- und Sammelgründe), wie es uns von den Eskimos bezeugt wird: Sie müssen sich den Zügen der laichenden Fische anpassen, und sie haben ihre Jagdgeographie insofern, als sie die Rentierwanderungen und die Engpässe kennen. Die ökonomischen Notwendigkeiten zwangen zu häufigem Umzug. Das Dasein als Jäger- und Sammlernomaden schloß nicht aus, daß diese Volksstämme auch Kultplätze kannten, die ihr Mekka waren und blieben. Wir denken dabei an die Höhlen in der Dordogne oder den Pyrenäen.

Ich halte es für möglich, daß man unter Vergegenwärtigung dieser vorgeschichtlichen Tatsachen Metaphern unserer Sprache enträtseln kann. Eins steht fest: einmal sind unsere Vorfahren Jäger und Sammler gewesen, und ihre sprachlichen »Überlebsel« könnten uns interessieren. So horchen wir auf, wenn wir in den lateinischen Wörterbüchern lesen, das Wort *grex* (= Herde, Rudel und in übertragenem Sinne auch menschliche Gesellschaft) hänge mit dem griechischen *ageiro* (= ich sammle) zusammen. Man muß dabei gar nicht an das Sammeln im Sinne des ethnologischen Sprachgebrauchs denken, sondern es liegt ein Sammeln auch im »Versammeln« vor. Wir gebrauchen das Wort reflexiv: »sich« versammeln. Auch die Wendung »aussetzen« könnte unsere Aufmerksamkeit auf sich ziehen: Die Schwerkranken und Gebrechlichen wurden wahrscheinlich zurückgelassen und waren insofern, wie bei uns die Schwerkranken, »verloren«. Sie blieben zurück und waren damit »jeder Gefahr ausgesetzt«. Man kann sich sogar selber »einer Gefahr aussetzen«, und das geschah u. a., wenn man der Geborgenheit in der Kongregation »verlustig ging«. (Es gibt außerdem eine Geborgenheit, die das Kind im Schutze der Mutter erlebt, und eine Geborgenheit im Haus, d. h. am Lagerplatz resp. am Herd [= Feuerstelle].)

Nicht nur der Mensch ist ein zoon politikon (Aristoteles). Kongregierung und typische Lautgebung, die dem Zusammenhalt dient, gibt es auch bei den Tieren. Eine ziehende Schaf- oder Ziegenherde oder ein Kranichzug über uns ist auch als ein »Klangkörper« oder Chor zu bezeichnen. Eine Hundemeute, die über die Heide läuft, kläfft endlos, ob einer von ihnen abhanden gekommen ist oder nicht. Das sind die oben erwähnten Erbkoordinationen, die in der Instinktsphäre wurzeln, und so würden wir sagen, daß auch der Mensch, und zwar mittels seiner animalischen Basis, wenn er als Sammler »versammelt« auszieht und unbekannte Wälder durchstreift, instinktiv seine Terzen verbreitet und, werden sie ihm auf der kohärenten Wanderung als Rufterzen akustisch zuteil, auf sie echolalisch reagiert. Wesentlich ist, daß die Blickkontakte versagt haben, wenn der Trieb oder Drang zum Terzenrufen erscheint, was auch von der Dämmerung gilt, in der ohnehin dem visuellen Kontakthalten Grenzen gesetzt sind. Wir gehen darauf nicht ein, daß die Tiere außerdem andere Verhaltensweisen zeigen, die ziehende Herde zusammenzuhalten: Der Wildpferdhengst umkreist nach der Art unserer kongregierenden Schäferhunde sein Rudel, und es gibt auch Kontakte, die über das Riechvermögen garantiert werden, z. B. bei den Lemuren auf Madagaskar, abgesehen von den optischen Kontakten, denken wir an die sog. Spiegel, d. h. die weißen Flächen am Hinterteil der Rehe, die an die Schlußlichter unserer Fahrzeuge erinnern könnten. V. von Weizsäcker (12) verstand in seiner Gestaltkreislehre unter dem sog. Leistungsprinzip die Tatsache, daß »der gleiche biologische Erfolg auf verschiedenen Wegen erreicht wird«. Wie die Intention zum Zusammenschluß (= Herdentrieb) das Subjekt beherrscht, geht daraus hervor, daß der Alpensegler (Apus melba) seine unflügge Brut in Stich läßt, wenn sich die Artgenossen zum herbstlichen Abflug rüsten. Die eine Kohärenz wird zugunsten einer anderen aufgegeben, so daß von einer Wertordnung innerhalb der Kohärenzordnungen die Rede sein könnte. Bei einem Käfigvogel kann sich der Vogelzug so bekunden, daß er Leerlaufkoordinationen des Fliegens zeigt, wenn die Zeit des Vogelzugs gekommen ist. Er wird gewissermaßen, in der Enge des seine Umwelt bedeutenden Bauers, »perioman«.

Um das Thema Urzeit und Sprache weiterzuführen (unsere Sprache ist in wesentlichen Metaphern [= Anspielungen] aus der frühesten Zeit der Menschwerdung auf uns gekommen, auch wenn viele ihrer Bezüge inzwischen sinnlos geworden sind), erwähnen wir die Zusammenhänge von »hören« und »an-« oder »zugehören«. Wenn die Horde der Lautgebung und Lauterwiderung ausgesetzt ist, so »hören« die in der »grex« (Sammler-Genossenschaft) zusammengeschlossenen Individuen »zusammen« oder »gehören zusammen«. So wie die kontakterhaltenden und verlorenen Kontakt aufs neue stiftenden Terzen in der Lautgebung und echolalischen Wiederholung korrespondieren, so stellen »hören« und »zusammengehören« ein korrespondierendes Ganzes dar. Ähnlich sind die Verben »folgen« und »gehorchen« (was mit horchen = hören zusammenhängt) einander zugeordnet. Das stellt ein urszenisches Gefüge dar. Es mag sein, daß man bei »folgen« und »gehorchen« im besonderen auch an die Relation Mutter und Kind denkt, aber wenn es einmal zu unserem Dasein gehörte, daß wir die halbe Zeit sozusagen im Umzug waren, so ist dieses »Folgen« (= Gehorchen) auch unter dem Aspekt zu sehen, der uns hier interessiert. Man kann im Dialekt noch heute die folgenden gleichbedeutenden Wendungen finden: Er wollte »nicht hören«; er war »unfolgsam«; ein Kind, das

»hört« oder »gehorcht«, folgt. Seitdem wir ansässig leben, kommt dem Hören in »Zusammengehören« und dem »Folgen« im Sinne der Gehorsamkeit längst nicht mehr diese fundamentale Bedeutung zu.
Zu den frühesten Musikinstrumenten der Menschen gehören die Knochenpfeifen, die man in den Museen und privaten Sammlungen in der Dordogne und in den Pyrenäen nicht selten findet. Sie mögen als Signalpfeifen gedient haben. Wahrscheinlich hat es auch Trommeln gegeben, worauf wir hier nicht eingehen wollen, da uns der Musikbogen interessiert. In der Höhle »Trois Fréres« findet sich die Darstellung eines maskierten Mannes, der offenbar einen Musikbogen handhabt. (Wir verweisen auf die Wiedergaben der Zeichnung bei Abbé Breuil [1: S. 173] und Herbert Kühn [5: S. 95].) Dieses kontaktstiftende Instrument ist uns außerdem aus dem Gebrauch rezenter Naturvölker bekannt. Es handelt sich um den Schießbogen ursprünglich, dessen Sehne zwischen die Zähne genommen wurde, so daß der Kopf des Jägers der Resonanz dient. Paul Schebesta, der als Pygmäenforscher bekannt ist, berichtete in einem Vortrag, den er am 10. 11. 1953 in der Universität Mainz hielt, wie die Kongo-Pygmäen den Musikbogen gebrauchen, dessen »Trutrutrut...« über weite Räume und über lange Zeitspannen erklingt. Wenn man im Ituri-Urwald den Anschluß an die Sozietät dieser Eingeborenen verloren hat, die noch heute als Sammler und Jäger ihr Dasein fristen, so kann man sich über das ferne Brummen der Musikbögen orientieren und den Anschluß wiederfinden. Die Kleinwüchsigen unterhalten gleichsam eine Sendestation. Es handelte sich dabei nicht um die ziehende Gesellschaft, sondern um die Pygmäen am Lagerfeuer. Sie praktizierten mittels des Musikbogens das Vikariat der Organfunktionen. Das wäre der technische Fortschritt, daß man das Stimmband des Kehlkopfs durch die Bogensehne ersetzte; die Hand, die an der zwischen den Zähnen gehaltenen Sehne zupfte, imitierte den Luftstoß des Exspiriums, aber die Kopfresonanz, die dem U-Laut so gün-

stig ist, bleibt im Spiel. (Das U, wenn wir dabei auf das Trutrutrut oder das Juhu! zurückkommen dürfen, gilt als der Vokal, der die meisten Obertöne aufweist und weit »trägt«, im besonderen das hohe U in unserem falsettstimmigen Kontaktruf »Juhu«. Das »E« z. B. trägt nicht, und es ist bezeichnend, daß wir in alten Berichten lesen, in denen wörtliche Zitate vorkommen, oder etwa noch in den Dramen bei Heinrich von Kleist, wie Menschen geringeren Bildungsgrades mit »he!« angeredet werden, etwa »he! Bauer!« Der Angesprochene ist in unmittelbarer Nähe des Subjekts, während das Juhu! und das Trutrutrut der Musikbögen weite Räume, in denen die visuelle Kontakthaltung außer Kurs gesetzt ist, durchdringen!)

Es wird vermutlich die paläoanthropologische Kommunikationsterz, auch wenn sie nicht auf U-Laute gerufen wird, zu unserem Inventar des Verhaltens gehören, solange es Menschen gibt. Wir stellen uns vor, daß in einer Stadt ein junger Mann spät in der Nacht nach Hause kommt, während seine Eltern bereits zu Bett sind. Die Haustür des mehrstöckigen Mietshauses ist abgeschlossen, und das Subjekt hat keinen Schlüssel bei sich. Was wird sich ereignen? Wenn die Wohnung der Eltern so hoch liegt, daß andere lautliche Kontakte, etwa kleine Steinchen an die Fenster zu werfen, nicht erfolgen können, so wird die Kuckucksterz einspringen müssen. Wer von den Mitbewohnern, die außer den Eltern aus dem Schlaf geweckt werden, das »Juhu« oder das von der Terz getragene »Mama!« hört, errät ohne Frage die Situation: Das ist ein junger Mann, der die bestehende Disgregation annullieren möchte. – Wenn wir auf einer Wanderung an einen Fluß gekommen sind, der eine Fähre aufweist, die uns an das andere Ufer bringen soll, während das Boot jenseits des Wassers am gegenüberliegenden Ufer festgemacht ist, so werden wir mittels der Kuckucks-Terz »Holla!« oder »Hallo!« oder »Fährmann!« rufen. Man muß sich dabei der Tatsache nicht bewußt sein, daß es die Terz ist, die unseren Ruf trägt, sondern es genügt, daß man den Kontakt zu dem Fährmann herstellen will. Die Terz stellt sich dann von allein ein. Der Tonschritt vollzieht sich automatisch. Wenn wir anhand eines Klaviers oder einer Stimmgabel feststellen, in welcher Stimmlage sich die Terz des rufenden Mannes vollzog, so kann sich ergeben, daß sich der Ruf der Töne gis' und e' bediente. Es ist also gar nicht immer die sog. Kuckucks-Terz, d. h. die kleine Terz, die den Ruf trägt, und selbst der Kuckuck, der bei der Namensgebung unserer Kongregationsterz gewissermaßen Pate gestanden hat, gebraucht bei seinen kontaktstiftenden Rufen, die das Weibchen anlocken, im allgemeinen die große Terz. (Es ist merkwürdig, daß dieser Vogel in derselben Stimmlage wie der Mensch »schreit«. Der Gesang der Nachtigallen liegt zwei Oktaven über unseren Rufmöglichkeiten!) Selbstverständlich behaupten wir nicht, wir hätten dem Kuckuck den Ruf abgelauscht, denn wenn wir von der Kuckucks-Terz sprechen, ein Begriff, der der Terminologie der Gesangslehrer entnommen ist, so schwebt uns das bekannte Kuckuckslied vor, dessen Text von Hoffmann von Fallersleben gedichtet wurde. Wir werden auf diesen Text später eingehen müssen. Soweit seien zunächst die empirischen Feststellungen wiedergegeben, die sich auf typische Verhaltensweisen der Kontaktstiftung beziehen.

Kurt Schneider (11) gebührt das Verdienst, die Angstverfassungen in der cyklothymen Depression unter einen Generalnenner gebracht zu haben. In der Schuldangst, der Verarmungsangst und der hypochondrischen Angst sah er die Urängste des Menschengeschlechts. Die Angst, die man in der Psychiatrie Verarmungsangst nennt, hat es sicher als paläoanthropologisches Erbe seit langem gegeben: Sie bezog sich darauf, daß einmal die Jagdtiere aussterben oder ausbleiben könnten, was zu katastrophalen Folgen geführt hätte. Von den in den arktischen Zonen lebenden Eskimos wurden uns noch in den zwanziger Jahren dieses Jahrhunderts von Knud Rasmussen fürchterliche Hungerszenen geschildert. Nichts mehr zu essen zu haben und dem Verhungern ausgesetzt sein, ist der tiefste Grad einer Verarmung. Jetzt kann es ein

Massensterben geben, wenn etwa lang anhaltende Schneestürme die Jagd unmöglich machen, oder wenn die erwarteten Rentierzüge ausbleiben, während die vorhandenen Vorräte aufgezehrt sind. Die Bilder in den paläolithischen Kulthöhlen, die wir das Mekka der Jäger nannten, verraten uns, daß dieser »Verarmungsangst« eine große Bedeutung zugekommen sein mag. Ich erinnere an den Vermehrungszauber, d. h. die Begattungsszenen, die auf den Wandgemälden oder in Plastiken (Tuc d'Audoubert!) dargestellt worden sind, und an die antezipierenden Jagderfolge, die in einer Reihe paläolithischer Höhlen oder Abris zu sehen sind. Man könnte an die folgende Zuordnung erinnern: In den Hungerjahren haben wir des öfteren von delikaten Mahlzeiten gesprochen. Wenn die Welt logisch geordnet wäre, so hätte man davor warnen müssen, denn durch die Erregung seitens der Vorstellungen steigert sich doch die Begierde. In Wahrheit muß man zu der biologischen Aussage kommen: Die Stimmung (Erlebnisbereitschaft) erfährt auf diese Weise eine gewisse Befriedigung, was bekanntlich auch von dem sog. »Maulhuren« unter Männern zu gelten hat, die lange Zeit den Umgang mit Frauen entbehren mußten. Es steigert die Begierde, aber es stillt sie zugleich. Es gibt eine Genugtuung, wenigstens davon sprechen zu können, weil in der Sprache die Hoffnung schwingt. So also stelle ich mir auch vor, daß die paläolithischen Jäger diesen Bild-Kult trieben. – Die Schuldangst, die im besonderen auch in den Alkoholhalluzinosen des rezenten Menschen dominierend im Mittelpunkt steht, bezieht sich auf die Verantwortung des Subjekts, das vor Gericht gestellt werden soll. Wir gehen auf die Einzelheiten nicht ein, sondern möchten hier nur betonen, daß es auch eine Urangst gibt, die wir die Disgregationsangst nennen. Dieselben Depressiven, die über »Verarmungsideen« klagen, können auch in ständiger Wiederholung vorbringen, daß keiner sie mehr leiden mag. Sie seien ausgestoßen, verloren und verlassen. Die Brücken einer Kommunikation, die noch bestehen, beziehen sich auf die Tatsache, daß man das Subjekt wegen seiner Schuld zur Rechenschaft ziehen und abholen wird. Die Klage über die Vereinsamung und den Abbruch aller Kontakte zur Familie oder zu den Berufskollegen hört man nicht selten. Eine junge Mutter kann z. B. darüber klagen, daß sie ihrem Kind oder anderen Angehörigen entfremdet ist. Diese Kranken sind gewissermaßen »ausgesetzt« worden.

Es gibt Menschen, die, auch wenn sie nicht an einer cyklothymen (= endogenen) Depression erkrankt sind, immer unter der Idee einer Verarmung stehen. Ihre Sparsamkeit oder ihr Geiz ist in dieser Angststimmung fundiert. Andere neigen immer zu hypochondrischer Selbstfaszination, auch wenn man sie nur als Psychopathen klassifizieren wird, und so gibt es auch zwangsneurotische Persönlichkeiten, die man als skrupulantisch bezeichnen muß: Die Frage der Schuld belastet sie ihr ganzes Leben lang. Auch der Disgregationsangst begegnet man in diesen Verdünnungsgraden: Das Subjekt muß darauf bedacht sein, daß es in Sozietäten anerkannt wird, seien es Vereine oder Stammtische oder Ehrenämter in Berufsorganisationen. Man sollte mit dem Begriff des Paranoischen und der paranoischen Entwicklung differenzierter umgehen: die Frau des Oberinspektors, die ihr Leben in einer Kleinstadt verbringt, wo sie, ihrer Meinung nach, »nicht genügend ästimiert« wird, steht nicht in der Gefahr einer Verfolgung, sondern im Gegenteil, man will sie in der dort herrschenden Sozietät nicht haben. Man hängt sie ab. Die Evidenz, nicht genügend geschätzt zu werden, quält sie. Die Betriebsamkeit kann die überkompensierende Seite der Vereinsamungsangst darstellen. Das Subjekt bemüht sich krampfhaft um die Kontakte. Das Bewußtsein der Zerreißbarkeit der Kohärenz, um den Terminus V. von Weizsäckers zu wiederholen, steht hier drohend im Vordergrund. Andere Menschen sind froh, daß man sie in Ruhe läßt, sie schätzen solcherlei Betriebsamkeit und Vereinsmeierei gar nicht. Auch gewisse Formen der Schreibfaulheit sind möglicherweise in diesem Zusammenhang als Ausdruck der Gesundheit anzusehen, während es Leute gibt, die einmal irgendwo in der Sommerfrische waren und noch jahrelang höchst langweilige Korrespondenzen mit den anderen Gästen führen, die sie seinerzeit kennenlernten. Alle diese Erscheinungen, von denen wir nur einige nannten, gehören in die Problematik der Disgregationsangst. Das »Pathos der Distanz« ist diesen Menschen unbekannt, und es war Nietzsche, der sich über den Menschen als »das Herdentier« lustig machte. Er selbst pries die Einsamkeit, die ihm ein Ausdruck aristokratischen Stils war. Auch Goethe schätzte den Jahrmarktsstil und die menschliche Massenhaftigkeit nicht.

Es gibt eine Entartung alter Bräuche, die darin zu sehen ist, daß sie ihre Zuflucht im Kinderspiel fanden. Es soll uns im folgenden die Kuckucks-Terz interessieren, die sich in Kinderspielen erhalten hat und sogar als dominierend zu bezeichnen ist. Vorerst geben wir kurz eine Theorie des Spiels, genauer gesagt: eine Theorie gewisser Spiele, die man als Veranstaltungen der Verniedlichung kennzeichnen könnte. Ich habe versucht, in den Publikationen »In effigie« (Jahrbuch für Psychologie und Psychotherapie, I [1952], 1) und »Anankastische Selbstregulation in Lebenskrisen« (Nervenarzt XXV [1954] zu zeigen, wie eine Katastrophe so ihre Erledigung finden kann, daß das Subjekt über einen inneren Zwang einen Doppelgänger erstellt, der ein Abbild (effigies) seiner selbst ist. Der Schicksalsdoppelgänger trägt die Last des Kranken (stellvertretendes Leiden), während der Kranke selbst gewissermaßen sein eigenes Spiel mit vertauschten Rollen spielt. Entscheidend bedeutsam ist uns immer die Szene mit Rolle und Gegenrolle. Ich verzichte darauf, die in den genannten Publikationen analysierten Krankengeschichten zu wiederholen, wollte aber zur Illustration, und zwar um zu zeigen, daß es sich um ubiquitärmenschliche Zuordnungen handelt, ein Beispiel anführen, das sich auf zwei Negerknaben aus Rhodesien bezieht. Die Missionsärztin Dr. Johanna Dekker teilte mir brieflich unter dem 20. 5. 1955 mit, wie sie vor etlichen Monaten das von mir in den genannten Aufsätzen dargestellte naturheilerische Prinzip als eine Spontanmanifestation beobachtet habe: Zwei Knaben ihrer schwarzen Klientel waren durch heißes Wasser verbrüht worden und mußten Verbände tragen. Es handelte sich um ein Brüderpaar. Der jüngere der beiden Patienten war sechs Jahre alt. Beim Verbandwechsel erhob der kleine Kerl jedesmal ein fürchterliches Geschrei, und zwar noch bevor der Verband überhaupt angerührt wurde. Das hypochondrische Moment stand dominierend im Vordergrund, während der neunjährige Bruder die Behandlung tapfer ertrug. Der Versuch, erst bei dem Bruder den Verbandswechsel vorzunehmen, damit der Kleine sähe, wie wenig schmerzhaft die Sache ist, führte zu keinem Erfolg. Der kleine Mann wehrte sich trotz des guten Beispiels, das man ihm gab, mit Händen und Füßen. Bei einem späteren Verbandswechsel saßen beide zufällig in einer der Badewannen des Missionshospitals. Spontan äußerte der kleine verängstigte Patient den Wunsch, dem Neunjährigen den Verband abzunehmen. Das war die entscheidende Wendung: Der Hase, im Gleichnis gesprochen, wurde zum Jäger. Es war nicht nur erstaunlich, wie liebevoll und geschickt der Kleine dem Bruder den Verband abnahm, sondern erst recht, daß er selbst, als ihm anschließend sein Verband gewechselt wurde, schlagartig von seiner panischen Angst geheilt war. Seit diesem Rollentausch, so heißt es in dem Brief, war »der Bann gebrochen«. Um der Katastrophe oder vermeintlichen Katastrophe Herr zu werden, muß man sie gespielt haben und dabei mit sich selber wie mit einem Partner umgegangen sein. Im Spiel mit dem Doppelgänger war der Kleine von einer exorbitanten Angst geheilt worden. Diese afrikanische Krankengeschichte einer Selbstheilung ist den meinen, die sich auf deutsche Kinder beziehen, bis in die Details hinein frappierend gleich. Es scheint, daß wir damit einer Selbstregulation auf die Spur gekommen sind, deren therapeutischen Wert man nicht genug schätzen kann. Mit Max Mikorey, der gleichfalls im Jahre 1952 mit einer Publikation über die »psychotherapeutische Pointe« des Effigialprinzips (7) hervortrat, bin ich der Meinung, daß wir in Zukunft diese geheimen Schachzüge, wenn man so sagen dürfte: die List einer unbewußten und zwanghaft sich auswirkenden »Regie«, beachten und, wenn möglich, psychotherapeutisch-planvoll in Ansatz bringen sollten. Bei Paracelsus war von einem »inneren Arzt« die Rede gewesen, bei Spemann vom inneren »Organisator« der Entwicklung. Das sind Personifizierungen, wie uns scheint, und so nahm ich mir das Recht, in der Veröffentlichung »In effigie« vom »inneren Psychotherapeuten« oder einer »Regie der Selbstheilung« zu sprechen.

Nach dieser Vorbemerkung wenden wir uns einem Kinderspiel zu, das wir unter den soeben dargestellten Gesichtspunkten analysieren wollen: Die Juhu-Terz tritt vikariierend in die Erscheinung, wenn in der Taiga Buschwerk und Felsen die Sicht versperren. Die Stimmbänder ersetzten alsdann das Auge, und zwar im korrespondierenden Zusammenwirken mit dem Ohr der Genossen, die alsdann ihrerseits induziert sind, echolalisch die Terz zu rufen. Wir stellen die Alternation zwischen Individuum und Chor fest, und man könnte das Gleichnis bringen, daß der Ruf einem Funken vergleichbar war, der von dem einen Pol zum anderen über- und immer wieder zurückspringt. Ich nehme an, daß eine existentiale Angst höchsten Ausmaßes im Hintergrund stand, denn den Anschluß verpassen war gleichbedeutend mit dem deletär-katastrophalen Bewußtsein: Ich bin verloren! Wenn man diese Urszene spielen will, um selbstregulatorisch-unbewußt die in uns liegende Disgregationsangst zu mindern oder sogar zu überwinden, was u. U. hieße, daß wir im Spiel wenn nicht Psychotherapie, so doch Hygiene treiben, so müßte man zunächst die Bühne erstellen. Auf jeden Fall wird ein Feld abgesteckt. Zu dem Spiel gehört eine größere Gesellschaft, soviel etwa, wie wir damals auf unseren Sammlerstreifzügen im Erzgebirge waren, aber es können auch dreißig Spielteilnehmer und mehr sein. Es reichen sich beispielsweise die Kinder einer Schulklasse die Hände, nachdem sie sich in einem Kreis aufgestellt haben. Da es nicht ohne weiteres möglich ist, die Büsche und Felsen auch aufzustellen, die die

Sicht versperren, hilft man sich so, daß man zwei Teilnehmern, die man in die Mitte des Kreises stellt, die Augen verbindet. Das ist, wenn man so sagen dürfte, die List der Regie. Jetzt müssen also die Juhu-Terzen in die Erscheinung treten, denn die beiden sozusagen blicklosen Teilhaber an dem Spiel sehen sich nicht. Wie dabei, im Text, auf den Wald angespielt wird, ergibt sich aus den Namen der beiden: der Hauptheld heißt Esau, der als ein großer Jäger bekannt war. Er hat seinen Bruder, der auch einen zweisilbigen Namen trägt, verloren. (Sind vielleicht die ältesten Namen immer zweisilbig gewesen, um sie rufbar erscheinen zu lassen?) Wir wollen die Frage des Jägers, der nach dem Bruder ruft, anbei mit Noten wiedergeben, die die Terz erkennen lassen. Esau, der Jäger, der seinen Bruder »aus dem Auge verloren hat«, ruft:

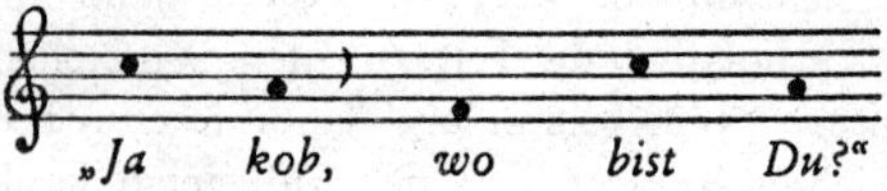

Die Antwort des Bruders kann lauten:

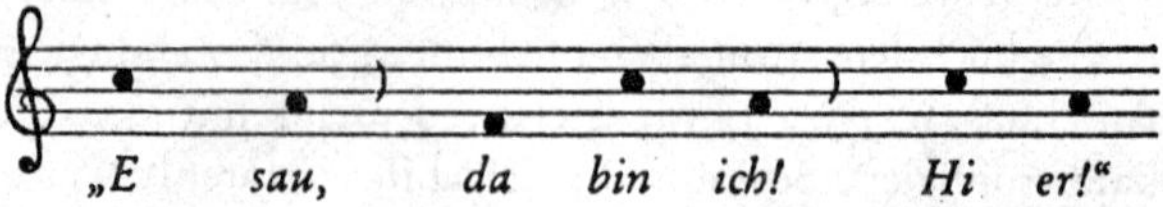

Die Antwort des außer Sicht geratenen Bruders Jakob kann auch ein kurzes, d. h. einsilbiges »Hier!« sein, aber die Terz induziert nicht selten den Mitspieler, daß er das »Hier!« gewissermaßen halbiert. Auf jeden Fall, das ist unabdingbar, gebraucht der fragende Bruder die Terz. (Daß der Name des Bruders Esau erwähnt wird, war in Ostdeutschland mancherorts Sitte.) Zu den Spielregeln gehört nun, daß sich Jakob immer weiter verirrt, was so praktiziert wird, daß er wegläuft. Das Weglaufen ist doch eben das Unglück, und das will nun vor aller Augen demonstriert sein! Esau bleibt wieder und wieder stehen, wenn er, die Hände vorgestreckt, nach dem verlorenen Bruder vergeblich gesucht hat. Dann ruft er immer wieder die Suchterz, und es wird ihm, auch das gehört zu dem Spiel, immer wieder das »Hier!« als Antwort zuteil. Die Spannung und Erregung, die auch die den Horizont bildenden Zuschauer erfüllt, löst sich in Lachsalven, die erfolgen, wenn Esau und der verlorene Bruder einander wieder einmal haarscharf mit vorgestreckten Händen verfehlen. Endgültig wird gelacht, wenn sie sich in den Armen halten. Wenn die Kongregation erfolgt ist, kommt ein anderes Paar an die Reihe, das wieder das Spiel der Disgregation und der korrespondierenden echolalischen Terzen aufführt, und man muß schon sagen, daß dieses In-die-Irre-Gehen und Sich-nach-langem-Verfehlen-Finden oft wiederholt werden kann. Das ist das Kriterium einer tiefsitzenden schweren Angst, daß viele Wiederholungen möglich und notwendig sind, die adrenergische Verfassung Schritt für Schritt abzubauen, so daß das Lachen jeweils der Relaxation dient, bis die hohen Grade der Spannung vermindert sind. Anders gesagt: So bald wird das Spiel, »Jakob, wo bist Du?« nicht langweilig werden, weil eben die Disgregationsangst zu den schwerwiegenden Urängsten gehört. Wenn aber die Kinder für heute in vielen Wiederholungen des Spiels überdrüssig geworden sind, so viel Angst wird immer noch bleiben, daß man es zu einem späteren Zeitpunkt mit Genuß wiederspielt. Wenn eine Schulklasse von dreißig Schülern »Jakob, wo bist Du?« spielt, so kommt gewöhnlich jeder einmal in den Ring, der das unübersichtliche Waldgebirge darstellt. Das Spiel nannte sich »Blinde Kuh«.

Es interessierte uns die Geschichte von den beiden Negerbübchen, von denen sich der kleine Angsthase gesundspielte, indem er zwischendurch einmal als der Jäger, d. h. im Falle des Missionshospitals von Südrhodesien, als der den Verband abnehmende Arzt in Erscheinung trat. Die in meinen Veröffentlichungen dargestellten Fälle zeigten, wie das Subjekt wieder und wieder das Spiel vor sich selbst aufführen muß. Die panische Angst endete durchweg erst dann, wenn das Subjekt, das mittels des Doppelgängers mit sich selber wie mit einem Partner umging, in fast endlos anmutender Wiederholung den Rollentausch praktiziert hatte. Gewöhnlich war bei den anankastisch-selbstregulatorischen Veranstaltungen eine angstlösende Heiterkeit heilsam im Spiel. Ich sagte damals, als ich vor einem Kreis von Homöopathen in Stuttgart am 16. 9. 1951 eine der Krankengeschichten vortrug, daß nach dem Prinzip similia similibus von der Regie des Kindes verfahren wird. So, scheint es uns, wird in dem Spiel »Jakob, wo bist Du?« eine Urangst gewissermaßen nach dem Hahnemannschen Vorbild kuriert: Die Verdünnungsgrade der Angst, in der Taiga verlorenzugehen, sind von Anfang an, auf Grund der Spielregeln wohldosiert. Man spürt es kaum mehr, daß es sich um eine der Urängste handelt.

Weil Zweifel bestehen könnten, ob die alte Angst vor dem Verlust des Anschlusses noch immer in uns steckt, möchte ich ein zweites Beispiel geben, das uns die hohen Intensitätsgrade der Disgregationsangst demonstrieren soll: Einer meiner Freunde ging mit einigen Mitschülern Morgen für Morgen zum Bahnhof, um mit dem Frühzug in die Kreisstadt zu fahren, wo sich ihre Schule befand. Außer ihnen benutzten viele Angestellte und Arbeiter, aber auch Kaufleute und sonstige Reisende diesen Zug. Der Bahnhof lag etwas außerhalb des Ortes. Selbstverständlich kam es hin und wieder auch einmal vor, daß oben am Hang der Zug schon einfuhr, so daß sie im Laufschritt die letzte Wegstrecke zurücklegen mußten. Vorbildlich pünktlich waren sie nicht. Auf dem mäßig steil ansteigenden Wege konnte man den Bahnhof und die große Bahnhofsuhr sehen, und man sah auch, ob der Zug schon eingefahren war. Sie machten sich gelegentlich den folgenden Scherz: Auf Verabredung setzten sie sich plötzlich in Trab, als ob es höchste Zeit wäre, oder als ob der Zug schon auf dem Bahnhof stünde. Aus purem Übermut erweckten sie den Anschein, es bestehe die Gefahr, daß der Anschluß verpaßt wird. Dieses lausbübische Manöver verfehlte seinen Zweck nie: die anderen Weggenossen machten lange Hälse, blickten zur Bahnhofsuhr, schüttelten die Köpfe, zogen ihre eigenen

Uhren hervor und kontrollierten die Zeit, aber jeder zeigte irgendwie eine Erregung, und durchweg legten sie einen Schritt zu, einige ließen sich sogar durch die Panikmache induzieren und liefen wider besseres Wissen mit. Die Psychologie der Torschlußpanik ist in diesen archaischen Erlebnisbereitschaften fundiert. Ihre eigene animalische Basis, sozusagen, ihr eigenes inneres zoon politikon, spielte ihnen den Streich, indem es den Anschluß an die davonlaufenden anderen verlangte. Es war, als hätten sie alle ein schlechtes Gewissen, als kämen sie alle halb und halb schon zu spät und wären in der Gefahr der Disgregation, denn der Zug, der sie in die Kreisstadt führen sollte, war gewissermaßen die große Herde, der sie sich anschließen wollten und mußten. Verpaßten sie den Anschluß an die »grex«, so waren sie zwar nicht endgültig »verloren«, aber sie würden Ärger haben und im günstigsten Falle ein oder zwei Stunden auf dem Bahnhof warten müssen, bis wieder ein Zug ging. Angenommen, alle Passanten, die am Morgen des Experiments dem Bahnhof zustrebten, wären Mitschüler gewesen und hätten sich die Induktion gegenseitig nicht übel genommen, so wäre bei häufiger Wiederholung vermutlich ein Gelächter, das die sich anschoppende Erregung abführte, zu erwarten gewesen. Die einen wären gelaufen, und die anderen hätten die Induktion zwar in Kauf nehmen müssen, aber sie hätten bei häufiger Wiederholung gelacht, ohne sich auch in Trab zu setzen. Gregory, den ich nach Helmut Plessner (8) zitiere, nannte das Lachen ein »relaxation pleasure«, denn es führt hohe Spannungen jeweils ab. Die fremden Mitläufer hatten ihre Augen offen und sahen, daß kein Grund zur Beunruhigung war: die Uhren zeigten, man hat noch Zeit, und der Blick auf die Geleise zeigt, daß der Zug noch nicht da ist. Obgleich ihnen die Augen nicht verbunden sind, gebärden sich diese Menschen so, als könnten sie ihren Augen nicht trauen. Sie fanden sich bereit zu dem Spiel, das die Katastrophe des anschlußsuchenden disgregierten Herdentiers zeigt: »Blinde Kuh«.

Wenn man uns nach dem frühesten Spiel fragen würde, das

einem Menschen nach der Geburt widerfährt, so würe ich an diese Szene denken: Eine Mutter hält ihr Kind auf dem Arm und führt das folgende Gespräch, das höchst töricht anmuten könnte, wüßte man nicht, wie hochintensiv die Disgregationsangst erlebt werden kann. »Wo ist denn mein Kind?«, fragt sie und schaut das Kind an. »Hier ist es, ei, da ist es ja!« Die junge Mutter gebärdet sich, als wäre die Anwesenheit des Kindes fraglich gewesen, aber nun habe sie es zu ihrem Glück und beider Glück plötzlich wieder entdeckt. Die Frage, wo das Kind ist, und die darauffolgende Feststellung, daß es da ist, kann längere Zeit wiederholt werden. Die Disgregationsangst verlangt offenbar dieses Spiel. Hier ist es nicht die »grex«, aber es steht hinter der Einheit Mutter und Kind ebenfalls eine Trennungsangst. Das Damoklesschwert der Disjunktion, das über den beiden hängt, kommt auch in dem folgenden szenischen Spiel zum Ausdruck, das die Kuckucksterz im Zusammenhang mit dem Verlust des Blickkontakts zeigt. Da wird das merkwürdig töricht anmutende Fragespiel gleichsam szenisch aufgeführt: Die Mutter steht vor dem Bettchen des Kindes und ruft »Kuckuck!«, um sofort zu verschwinden, indem sie sich niederduckt. Sie taucht wieder auf, schaut das Kind an und ruft wieder die Kuckucks-Terz. Das Kind wird sichtlich beeindruckt von der Kontaktfindung und dem alternierenden Kontaktverlust. Nicht sofort, aber bei einiger Wiederholung, kann es dahin kommen, daß das Kleine, nehmen wir an, es wäre etwa ein Jahr alt, laut kräht vor Vergnügen. Die hohe Spannung, die aus dem Umstand resultierte, daß die Mutter immer wieder abhanden kam, führt offenbar zu dem »relaxation pleasure« im Sinne Gregorys. Die Mutter selbst antizipiert damit gewissermaßen den ihr eines Tages bevorstehenden Trennungsschmerz, wenn sich das Kind im Vollzug der Reifung von ihr abwenden wird. Sie wird es eines Tages »hergeben müssen.«

Juhu-Terz und Anschlußpanik gehören zusammen. Die Heiterkeit bei dem Spiel »Jakob, wo bist Du?« ist in dem »relaxation pleasure« begründet. Bei dem Trab in Richtung Bahnhof war zwar die Terz nicht im Spiele, aber wie sollte sie auch. Es scheint fast, als wäre das Moment der Kontaktstiftung immer im Spiele, wenn die Terz erscheint, die gewöhnlich mit den Tönen der pentatonischen Leiter verbunden ist. Wir betrachten unter diesem Gesichtspunkt das bekannte Frühlingslied »Kuckuck, ruft's aus dem Wald«. H. Hoffmann von Fallersleben zeigt uns, nachdem er festgestellt hat, daß die Kuckucks-Terz im Walde erschallt, wie sie den Anschluß stiftet: »Frühling! Frühling! stelle dich ein!« Und zum Schluß wird der Kuckuck mit seiner Terz als »trefflicher Held« bezeichnet, denn »was du gesungen, ist dir gelungen: Winter, Winter, räumet das Feld«. Der Kuckuck hat den Anschluß an den Frühling herbeigeführt. Um die Kontaktstiftung handelt es sich auch bei Dietrich Buxtehude (1637-1707), der eine Kantate schrieb, die sich auf die Lutherische Übersetzung des Textes im Hohen Lied Salomonis 3,11 ff. bezieht. Wir zitieren zunächst den Text, der uns die Situation der Disgregation zeigt: »Ich suchte des Nachts in meinem Bette, den meine Seele liebt. Ich suchte, aber ich fand ihn nicht. Ich will aufstehen und in der Stadt umherziehen auf den Gassen und Straßen und suchen, den meine Seele liebt. Ich suche, aber ich finde ihn nicht.« In der Stadt trifft das kontaktbedürftige Ich auf die Wächter, und wir werden nun nicht nur hören, was es zu diesen Männern sagt, sondern erfahren auch, wie der Komponist die Situation darstellt. Es findet sich in der Kantate die folgende Besonderheit: während Buxtehude in seinem Kantatenwerk durchweg die Generalbaßbegleitung gebraucht, fällt bei dieser Stelle der Generalbaß weg. Es treten zwei Oboen in Erscheinung, die unisono spielen und, was zu erwarten war, die Juhu-Terz erschallen lassen. Wir werden nicht sagen, das sei das Wächtersignal, sondern: das ist die Not der verzweifelten Seele, die den sucht, den sie liebt. Der zu den das »Juhu!« rufenden Oboen gehörende Text lautet: »Ihr Wächter, habt ihr nicht gesehen, den meine Seele liebt?« Hier kommt der dialogische und also fragende Charakter der Terz zum Ausdruck. Unmittelbar nach diesem Ruf heißt es: »Da ich ein wenig vor ihnen überkam, da fand ich, den meine Seele liebt«. Wenn wir uns diese Zuordnungen vergegenwärtigen, ergibt sich: Der Komponist ist in der Stimmung der Verlassenheit, nachdem er sich in die Disgregationsangst des Verlassenen eingefühlt hat, der den sucht, den seine Seele liebt. Diese Verfassung veranlaßt ihn, so zu reagieren wie ein Mensch, der im Wald oder in einer nächtlichen unübersichtlichen Stadt in dem Gewirr der Gassen den Kontakt zu dem Geliebten verloren hat. Die den verlorengegangenen Blickkontakt ersetzende Terz trat vermutlich selbstregulatorisch in die Erscheinung, d. h. es kam dem Komponisten der entsprechende Einfall, entsprechend der Situation. Die Evidenz der Verlorenheit führt zu den Erlebnisreaktionen, die sich in der Musik bekunden[1].

Zu den paläoanthropologischen Zuordnungen, die heute noch in uns lebendig sind, ob wir es wahrhaben wollen oder nicht, gehört die Alternation zwischen Subjekt und Chor, worunter wir die übersubjektive Ganzheit verstehen, ob sie lautlich korrespondiert oder im Augenblick stumm bleibt. Sie alle laufen, und nun kann der Einzelne nicht oder kaum widerstehen. Der Chor ruft, und das abirrende Einzelwesen muß korrespondieren, und umgekehrt. Man wird an ein Wort aus Grillparzers »König Ottokars Glück und Ende« erinnert: »Was meine Brüder tun, das tu ich auch. Der allgemeinen Not will ich mich nicht entziehen!« Das Damoklesschwert der Disgregation, gleichviel ob es sich um Subjekt und Herde oder Mutter und Kind handelt, schwebt über uns. Der Einzelne ist ein Individuum, aber die »grex« und die anderen Verbände sind divisibel und das Risiko zur Auflösung liegt in ihnen. Wir stellen zur Diskussion, ob man so weit gehen darf, auch die folgende Alternation zwischen dem Individuum und dem Verband unter den uns interessierenden Gesichtspunkt chorischer Alternation zu stellen. In diesem Falle handelt es sich um die erwachsenen Männer des Stammes resp. der Nomadengesell-

1 Ich verdanke den Hinweis auf die Kantate Nr. 33 des Kantors Buxtehude Frau Marilis Klar (Birkenfeld).

schaft und einen Einzelnen, der zwar nicht singt oder ruft, aber einen Bericht erstattet. O. Iden-Zeller, der sich längere Zeit in Nordsibirien aufhielt, schreibt in seinem Erlebnisbericht »Ethnographische Beobachtungen bei den Tschuktschen« (4: S. 580): Ein Einzelner, der im Wald ein Erlebnis hatte, berichtet es am Lagerfeuer den anderen Männern. Seine Worte lauten: »Ich sah auf unserem Wege Spuren von Bären«. Die Zuhörer erwidern ihm: »Du sahst Spuren von Bären«. Der Einzelne fährt fort: »Und verfolgte diese Spuren«. Der Chor fällt ein: »Und verfolgtest diese Spuren«. Was das Individuum sagt, bedarf gleichsam der echolalischen Bestätigung, als müßten sie von Satz zu Satz die Aussage repetieren, wenn sie sie in den Besitzstand ihres Wissens aufnehmen. Man wird einwenden, daß das eine ausgefallene Beobachtung des Forschers Iden-Zeller sei, die sich auf eine Sitte bei einem entlegen wohnenden Volk bezieht. Ich widerspreche, denn diese gleiche Tendenz, sich jeweils die Bestätigung zu holen, gibt es auch bei uns, vor allem in Gesprächen zwischen einfacheren Leuten. Da kann es geschehen, daß einer, der einen Erlebnisbericht erstattet, sich fortwährend unterbricht und sich fragend an die Gruppe der Zuhörer wendet, ob sie ihm den Satz nicht abnehmen wollten. Sie schweigen, aber er fragt: »Oder widersprecht ihr? Wollt ihr behaupten, es wäre nicht so?« So umständlich allerdings fordert man den Chor der Zuhörer nicht zur repetierenden Zustimmung auf, sondern man bedient sich festliegender Formeln. So sagt der Franzose mitten in seinem Bericht: «n'est-ce pas?», und in Deutschland kann man hören: »Nicht wahr?« (»Ist es nicht wahr?«), »Gelt?« (»Gilt es etwa nicht, was ich sagte?«) Auch auf dem Feld der Wahrheit gibt es eine Disgregationsangst, und wir müssen Kontakte finden. Die Urszene ist die der ziehenden Horde, und – ich bin mir der Analogie bewußt – das Subjekt ist in Fragen der Wahrheit anschlußbedürftig, um wie die Sammler der Taiga ein »korrespondierendes Mitglied« zu sein. Der englische Ethnologe Tylor sprach von den »survivals«, denen man in den Kulturen der Völker nachgehen sollte. Das sind keine Atavismen, denn der Begriff des Atavismus spielt auf den Rückfall an, der das Subjekt auf eine frühere Stufe zurückwirft. Man könnte sagen, daß die intermittierenden Fragen, die den Gesprächspartner oder den Chor der Zuhörer zu akzeptierenden Äußerungen anspornen wollen, geschichtlich als Späterwerb zu datieren sind, denn der Tschuktsche hatte es nicht nötig, seine Stammesgenossen am Lagerfeuer zu den liturgisch anmutenden Bestätigungen zu ermuntern. Der Chor fiel jeweils von selbst ein, wenn das Subjekt den Satz zu Ende gesprochen hatte. In dem »Männerbund der Wahrheit«, wenn man sich so ausdrücken dürfte, vollzog sich die Alternation zwischen Subjekt und Chor, ohne daß es des Anstoßes bedurfte. Darf man von einem Automatismus sprechen? Erst als die anderen im Schweigen verharrten, d. h. erst als die althergebrachte Form der Alternation zwischen Individuum und Chor in Verfall geriet, mußte der erzählende Einzelne mit seinem »Nicht wahr?« oder »Gelt?« die bestehende Stagnation in Fluß zu bringen versuchen. Seit wann, diese Frage ist an die Germanisten gerichtet, gibt es in den germanischen Sprachen diese merkwürdigen Zwischenfragen?

Die Fachleute werden mir entgegenhalten, daß man sich nicht vorstellen kann, wie die paläolithischen Jäger mit lauten Terzrufen durch ihre Wälder oder Buschlandschaften gezogen sind. Die lärmende Gesellschaft hätte das Wild verscheucht. Wir sprachen auch nicht von den Jägern, die mittels der Anschlußterzen ihre Horden zusammenhielten, sondern allein von den Sammlergesellschaften, die wahrscheinlich vorwiegend aus Frauen und Kindern zusammengesetzt waren. Im Gegenteil, wir könnten uns vorstellen, daß die Jäger darüber wachten, daß die Sammlerhorden gewisse Reviere vermieden, in denen Wildwechsel ausgemacht worden waren, die für die Jagd bedeutungsvoll werden sollten. Wir stellen uns vor, daß außerdem bei der Wanderung der Sippe, die von Zeit zu Zeit erfolgte, wenn neue Standorte aufgesucht werden mußten, die Rufterzen erschallten. Die Jäger selbst, das gehörte zu ihrer

Jägerlist, hatten selbstverständlich möglichst geräuschlos »vorzugehen«, so daß von einer Jägerpantomime die Rede sein könnte. Unsere Sprache, im besonderen die Stammesdialekte, zeigen noch eine Reihe von Wendungen an, die auf unsere jägerliche Vorgeschichte hinweisen. Wenn z. B. bei einem Umzug in Mitteldeutschland Möbel transportiert werden, so ermahnen sich die Träger gegenseitig mit dem Imperativ »Sachte! Sachte!« zur Vorsicht. Man muß wissen, daß das Adverbium »sacht« im übrigen in der Bedeutung von »leise«, »geräuschlos« gebraucht wird. Den merkwürdigen Bewandtniszusammenhang zwischen den Worten »List« (= Jägerlist) und »Leistung« und »leis« (= Fußspur, Geleis, Schusterleisten) deuten wir hier nur an. (Das kombinierende Gespür des Jägers, das in seiner Instinktsphäre wurzelt, dürfte zu den ersten geistigen »Leistungen« der Menschen geführt haben!)

Um die Alternation von Einzelstimme und Chor der Rufer darzustellen, waren wir von der Szene ausgegangen, wie eine Horde von Sammlern durch einen unübersichtlichen Gebirgswald zieht. Man kann von diesem Chor sagen, daß auch er ein bestätigender echolalischer Chor ist. In diesem Zusammenhang stießen wir auf die Terz. Das Thema der Pentatonik scheint in diese Zusammenhänge zu gehören. Das alles lassen wir nun beiseite und wenden uns der psychophysischen Frage zu: Wie kommte es zu dem Automatismus der Terz? Wenn wir uns den Juhuruf lediglich vorstellen, angenommen, wir sitzen oder liegen ganz still und versetzen uns in die Szene, so machen wir die Feststellung, daß jeweils das Inspirium die erste Silbe trägt, während die ausströmende Luft mit der Silbe »Hu« zusammenfällt. Das gilt für alle in der Terz gesprochenen Worte, etwa auch das oben erwähnte »Fährmann«. Ausatmen und dabei die Silbe »Fähr« denken, um dem folgenden Inspirium das »Mann« aufzuerlegen, paßt nicht zusammen. Es ist denkbar, daß die Sammlerhorde ihre Terzen nicht in derselben Stimmlage ruft wie die andere. Hier ist eine gewisse Streubreite wohl im Spiel. Innerhalb der Sozietät kann möglicherweise einer der Rufer die anderen induzieren, ähnlich wie man an Frühlingstagen feststellt, daß der eine Froschteich mit seinen Lautgebungen dem folgenden, den wir auf unserer Wanderung antreffen, nicht doublettenhaft gleich ist. Tatsächlich ist auch innerhalb einer Sammlerhorde nicht eine Terz der anderen völlig gleich. Wir vergessen nicht, daß es sich nicht um Gesänge musikalischer Menschen, sondern nur um Rufe handelt, die unter die »Notfallreaktionen« einzuordnen sind. Die Disgregationsangst ist der tragende emotionale Grund.

G. Révész gibt in seiner *Einführung in die Musikpsychologie* (9) in dem Kapitel »Der Ursprung der Musik« die Theorien wieder, die man bisher aufgestellt hat, um einsichtig zu machen, wie der Mensch zum Musiker wurde. Die neue Theorie, die er zum Vortrag bringt, nennt er die »Kontakttheorie«. »Das Bedürfnis gegenseitiger Verständigung, dieses soziale Moment des biologischen und psychologischen Geschehens, ist bei kleinen Kindern während der vorsprachlichen Periode ihres Lebens und bei Tieren instinktiv, bei erwachsenen Menschen hingegen intentional gerichtet.« Ich faßte die kongregierenden Terzen, die in der Regel ein U plus U tragen, als Erbkoordinationen im Sinne von K. Lorenz (6) auf, d. h. daß es ursprünglich Instinkthandlungen sind, so wie das schrille Kreischen, wenn das Subjekt erschrickt, wenn es z. B. von einem Guß eiskalten Wassers getroffen wird. Erwähnt sei auch das Glissando der Schmerzäußerungen, das im besonderen den abdominalen Schmerz kennzeichnet. Der lusterfüllte Jodler der Bergvölker ist eine spätere Überkompensation des angstvollen Kongregationsrufes, der mit dem Echo spielt. Das ist sozusagen ein später Luxus, wie wir annehmen möchten. Vielerorts sind die Berge die Orte, wo sich die Götter aufhalten, und da ist Vorsicht am Platze. Selbstverständlich wird es ein Geschrei, das von der Freude oder vom Übermut getragen wird, immer gegeben haben, aber es ist die Frage, ob man diese Rufe von Anbeginn in die Berge geschmettert hat. Unser »Juhee!« könnte ein Überbleibsel alter Rufe der Freude sein.

Es gibt Urlaute der Kreatur. Ich möchte damit nicht sagen, daß sich lautliche Äußerungen, die von Affekten getragen werden, unverändert durch die Jahrhunderte erhalten. Ich stelle mir vor, daß es sich wie mit dem Schmerzensschrei der Deutschen und der Franzosen verhält: Wenn sich in Deutschland ein Mensch den Kopf anstößt oder mit dem Hammer auf den Finger schlägt, ruft er »Au« oder »autsch« oder »aua«. (Ob der Ausruf »autsch« mehr für den Norden typisch ist? Wenn ich mich nicht täusche, gebrauchen die Frauen und Kinder häufiger »aua« als »au«.) In derselben Situation entfährt dem Franzosen der Ausruf »ai!« Wir stellen eine gewisse Ähnlichkeit fest, aber es wird niemand sagen können, wie die alten Gallier in dieser Situation riefen, und so wenig wird man sagen können, welche Vokale unsere Vorfahren ausstießen. Ob man von einer Urform sprechen kann, bleibe dahingestellt, aber die Ähnlichkeit wird man hervorheben dürfen.
Wenn die optische Korrespondenz mit den anderen Sammlern der Gesellschaft verlorengegangen ist, gerät das Subjekt in eine Emergency-Situation im Sinne W. B. Cannons. Das Vikariat setzt den Notfall oder zum mindesten die bedrohliche Situation voraus, wenn die Kohärenz (V. von Weizsäcker) in die Brüche geht. Als ich einleitend von der Möglichkeit sprach, daß ein Flieger von oben her die ständige Systole und Diastole der ziehenden Sammlerhorde beobachten könnte, hätte ich hinzufügen müssen, daß der sog. Klangkörper seinen Namen verdiente: Es handelt sich nicht um eine Melodie, sondern die unablässig von allen Seiten gerufenen Terzen ergaben in ihrem Zusammenklingen einen schwebenden Akkord. Rudolf Ficker wies in seinem Aufsatz über »Primäre Klangformen« (3) darauf hin, man solle nicht annehmen, daß am Anfang die Melodie stand, die später mehrstimmig wurde, so daß es schließlich zu Akkorden gekommen sei. Es scheint auch uns, daß der Akkord älter ist als die Melodie oder zum mindesten gleichfalls von Anfang an in Erscheinung trat. Den Begriff »Klang« gebraucht Ficker im »akkordlichen Sinn«. Die Rufe der ziehenden Horde konnten zu »Klangbestandtei-

len« werden, die zu Akkorden verschmolzen, wenn gleichzeitig mehrere Mitglieder ruflich korrespondieren. Der Diastole entsprach der Akkord. So ist auch das von vielen Musikbogen im Ituri-Urwald erzeugte »Trutrutrut...« ein Akkord, der über dem Lager schwebt und wie eine Fahne durch die Luft weht. Er dient der Kohäsion, von deren Zerreißbarkeit oben die Rede war. Das sind »primäre Klangwirkungen«. Rudolf Ficker weist auf die Luren der Bronzezeit hin und auf das Glockengeläut späterer Zeit, das »Klangformen« ergab. So könnte in der Urzeit auch das Geschrei einer Jagdszene, d. h. die Auseinandersetzung mit den Tieren am Ende der Pirsch, wie ein Akkord angemutet haben. Ficker erwähnt die merkwürdige Tatsache, daß Wagner in seinem *Tristan*, und zwar im »Jagdgetöne« des II. Akts, »völlig intuitiv zum erstenmal wieder ausgesprochen primäre Klangwirkungen erweckt. Im spannungslosen Gegeneinanderschweben der F-Dur- und c-Moll-Klänge wird alles harmonische Bewußtsein ausgelöscht. Inmitten der erregten aufgewühlten Bewegungsspannung erfolgt hier ganz unvermittelt ein Stillstehen und Beharren über einem unveränderlich festgehaltenen Klanggeschehen – man meint, plötzlich in eine unendlich ferne musikalische Welt hineinzuhören.«

Töne hören ist mehr als nur rezeptiv sein. Hören bedeutet zugleich, daß das Subjekt in einer Szene ist, die es zum Handeln zwingt. Wahrnehmen und Bewegen sind ineinander »verschränkt«, und immer ist zugleich auch der emotionale Fundus des Menschen situativ im Spiele.

Literatur

1 Abbé H. Breuil: Quatre cents siècles d'art pariétal. Les Cavernes ornées de l'âge du renne, Montignac (Dordogne), Centre d'Études et de Documentation préhistoriques, ohne Jahr

2 W. B. Cannon: The wisdom of the body, New York 1932

3 Rudolf von Ficker: Primäre Klangformen. Jahrb. d. Musikbibliothek Peters, 1928
4 O. Iden-Zeller: Ethnographische Beobachtungen bei den Tschuktschen, Zeitschr. f. Ethnologie Bd. 43 (1911)
5 Herbert Kühn: Auf den Spuren des Eiszeit-Menschen, Wiesbaden 1950
6 Konrad Lorenz: Die Bildung des Instinktbegriffs, Naturwissenschaften 25 (1937), 19/20/21
7 Max Mikorey: Phantome und Doppelgänger, München 1952
8 Hellmut Plessner: Lachen und Weinen, München 1950
9 G. Révész: Einführung in die Musikpsychologie, Bern 1946
10 Paul Schebesta: Die Bambuti-Pygmäen vom Ituri, 3 Bände, Brüssel 1941
11 Kurt Schneider: Die Aufdeckung des Daseins durch die cyclothyme Depression, Nervenarzt 1950
12 V. von Weizsäcker: Der Gestaltkreis. Theorie der Einheit von Wahrnehmen und Bewegen, Leipzig 1940

26. Über die menschliche Schuld-Angst

Erörterungen über die Tat
und das Motiv-Objekt
(1958)

Vorbemerkungen

Wenn wir vor einem Flugkäfig stehen und einigen Rabenkrähen (Corvus corone) und Dohlen (Coloeus monedula), die dortselbst zusammenleben, Fleischstückchen vorwerfen, so kann man feststellen, wie sich ein bestimmter Vogel vor allen anderen sättigen darf. Er verhält sich inmitten dieser Sozietät, als ob er von allen Partnern anerkannt sei. Wir sprechen von einer Rang-Relation, die diese Tiere verbindet, wenn man nicht richtiger sagen sollte: trennt und gleichermaßen verbindet. Diese Krähe wollen wir als den Alpha-Vogel bezeichnen. Wenn man es so einrichtet, daß einer der rangtieferen Corviden der Käfig-Sozietät ein Fleischstück wegnehmen kann, und zwar im Beginn der Fütterung, d. h. wenn Alpha selbst noch hungrig ist, so wird man beobachten können, wie der ranghohe Vogel hinter dem anderen herfliegt, der das Fleisch im Schnabel hält. Der Effekt der Verfolgung ist erreicht, wenn der Despot dem rangtieferen Vogel den Brokken abgejagt hat. Gewöhnlich ist es so, daß Gamma, oder wer es auch sei, der das Tabu verletzte, während der Verfolgung das Fleisch fallen läßt. Sofort stürzt sich Alpha auf das Motiv-Objekt und reißt Stück für Stück ab, um es hinunterzuschlingen. Um die »Täterin« kümmert sich die dominierende Krähe nicht. Es kann auch vorkommen, daß Gamma, das Fleischstück im Schnabel haltend, auf der Flucht wiederholt den Versuch macht, den Brocken selber noch rasch hinunterzuwürgen. Wenn das gelingt, und ich habe auch diesen Zwischenfall registrieren können, hat die Verfolgung ihr Ende gefunden. Alpha ist plötzlich desinteressiert. »Aus den Augen, aus dem Sinn«, mit diesem geflügelten Wort könnte man die Anschluß-Situation charakterisieren. Es ist bemerkenswert, daß Alpha alsdann die »Täterin« nicht weiter beachtet. Nur so lange, wie Gamma den Brocken im Schnabel trug, zog sie sich die Verfolgung der ranghohen Krähe zu.

Wenn wir diese Zuordnungen betrachten, die man unter dem Stichwort »Prävalenz des Objekts« bezeichnen könnte, werden wir unwillkürlich an das menschliche Verhalten in einer vergleichbaren Situation erinnert: Einem Kind wird ein Lekkerbissen entwendet und der Dieb, ein zweites Kind, entfernt sich mit der Beute. Wenn dieser Tabu-Bruch in flagranti bemerkt wird, so läuft das Kind, dem der Rechtstitel »mein Besitz« zukommt, hinter dem Täter her, um ihm die Beute abzujagen. Das ist die aktuelle Täter-Tat-Faszination in der Verbindung mit der Objekt-Faszination. Angenommen, es gelingt dem Kind, das Motiv-Objekt zurückzuerlangen, so hat die Szene damit ihr Ende noch *nicht* gefunden. Das Kind, das die Leckerei an sich riß, wird zum mindesten verbal in einer aggressiven Weise behandelt werden. Wenn das Gegensubjekt gar die Beute während der Verfolgung hinterschlang, so wird man nicht sagen können, daß damit, daß das Motiv-Objekt außer Sicht kam, die Szene ihr Ende gefunden hat. Im Gegenteil, wenn schon das Wegnehmen des Objekts eine sträfliche Tat war, so wird das Wegschlucken als ein zweiter Akt empfunden, der die *Schuld* »verschlimmert«. Es kann sein, daß der Täter, wenn wir uns eine entsprechende Szene zwischen zwei kleinen Schulbuben vorstellen, daraufhin besonders hart gestraft wird. Die »Tat« nimmt man dem Burschen übel, d. h. daß er dieser Dieberei fähig war. In der zwischenmenschlichen Beziehung handelt es sich nicht nur um das Motiv-Objekt, sondern es ist an den Täter auch dann noch gebunden, wenn dieser die Beute »verlor« oder gar verzehrte. Hier tut sich uns ein neues Feld der Zuordnungen auf. Wenn man den Begriff der *Faszination* anwenden wollte, so müßte man sagen, daß die Rabenkrähe Alpha hauptsächlich an das Objekt fixiert war, während Gamma nur die Trägerin des

Objekts ist, das nun ergriffen wird, wenn die rangtiefe Krähe es fallen läßt. Im Falle der kleinen Buben ist der, dem das Objekt entwendet wurde, an das Objekt sowohl wie an den Täter fasziniert, und auch dann noch, wenn dieser das Objekt verschluckte. Objekt, Täter und Tat sind in einem *Bewandtniszusammenhang* dem Subjekt gegenübergestellt. Schuld und Strafe erscheinen einander zugeordnet. Die Tat-Schuld, im Gegensatz zur Unterlassungs-Schuld, tritt hervor.

Wir bleiben bei dem Thema »Tat und Motiv-Objekt«, wenn wir an eine Szene erinnern, die man im Zoologischen Garten beobachten kann: Wir stehen vor dem Pavian-Felsen und beobachten das Verhalten des Publikums. Eine Frau bemüht sich, einem der Tiere, das als besonders sympathisch empfunden wird, eine Erdnuß zukommen zu lassen. Wo das Tier sitzt, fällt die Nuß zur Erde, aber der Affe ergreift sie nicht, sondern läßt es geschehen, daß ein anderer von dem Felsen herabsteigt und sich die Nahrung holt. Die Leute können ihren Versuch wiederholen, aber das »Dummerchen« greift auch beim zweiten Male nicht zu, während wieder derselbe »freche« Pavian erscheint und die Nuß aufnimmt. Den Ausdruck »Dummheit« zu gebrauchen, ist verfehlt, denn es handelt sich gar nicht darum, daß der jüngere oder kleinere Affe nicht intelligent oder geistesgegenwärtig genug ist, um die ihm zugedachte Nuß aufzunehmen, sondern es besteht eine Ordnung, nämlich die Rangordnung, die es dem »sympathischen« Pavian verbietet, sich die Nuß anzueignen.

Bei einem Besuch im Baseler Zoologischen Garten, es war im Oktober 1953, berichtete ich dem Verhaltensforscher Rudolf Schenkel meine Beobachtungen über Tat und Motiv-Objekt, die ich an meinem Corviden-Käfig gewonnen hatte. Wie verhält es sich bei den Pavianen? Kommt es da überhaupt vor, daß das Tabu, das mit dem Objekt verbunden ist, jemals gebrochen wird? Ich habe später Herrn Dr. Schenkel gebeten, mir die Mitteilungen, die er mir seinerzeit mündlich machte, brieflich zu wiederholen. Dem Schreiben vom 5. Oktober 1956, das er mir freundlicherweise zukommen ließ, entnehme ich: In einem großen Käfig hausen gemeinsam ein Pavian-Mann (Hamadryas) und drei Weibchen. Dem Mann kommt der Alpha-Rang zu. Der Käfig ist unterteilt, und zwar so, daß vom Publikum her gesehen zwei Teilkäfige gegeben sind, die eine gemeinsame Rückwand aufweisen. Es besteht eine Verbindung zwischen den beiden Räumen, indem die Trennwand zwischen den Teilkäfigen nicht bis zur Rückwand durchgeht. So kann jedes der Tiere ohne weiteres von dem einen Raum in den andern hinüberwechseln. Das Corpus delicti ist in der folgenden Szene eine Mohrrübe, die ein Zoo-Besucher in den einen Teilkäfig gesteckt hat, in dem sich eins der drei Weibchen befindet. Der Pascha hatte wahrscheinlich gesehen, wie dieses Weibchen die Hand vorstreckte, um die Mohrrübe in Empfang zu nehmen. Das Objekt stand ihr nicht zu, und zwar wegen ihres niederen Ranges. Sofort nach dieser Tat, die man als einen Tabu-Bruch bezeichnen könnte, wandte sich der Hamadryas-Mann zur Rückwand des Käfigs und erschien im Raum des Weibchens, das die Mohrrübe in der Hand hielt. Als die »Täterin« das Alpha-Tier erblickte, ließ sie das Motiv-Objekt fallen. Der männliche Pavian griff nun aber nicht nach dem Gegenstand, sondern fiel über das Weibchen her. Von der Prävalenz des Objekts in einer ausschließlich bestehenden Objekt-Faszination konnte hier keine Rede sein. Rudolf Schenkel schreibt, daß man nach dieser Begegnung die Bißwunden im Fell des Weibchens deutlich wahrnehmen konnte. Nun erst, nach dieser Exekutive, nahm der Hamadryas-Mann das Motiv-Objekt vom Fußboden auf und begab sich damit zu den beiden Weibchen zurück, die im Nachbarraum geblieben waren. Dieser Straf-Szene, wenn man so sagen dürfte, war eine andere Szene voraufgegangen: Es war zunächst eine Mohrrübe in den Halbkäfig gereicht worden, in dem sich der Pavian-Mann mit den beiden Weibchen befand. Der Despot (= Hausherr) ergriff sie. Mit seinen Zähnen schälte er dicke Späne ab, die er fallen ließ, da er nur das sogenannte Herzstück der Mohrrübe verzehrte. Die beiden Weibchen nahmen die Späne auf, die sie berochen und teilweise verzehrten.

Diese Partnerinnen verhielten sich gemäß der Ordnung, die in den Beziehungen zwischen dem Alpha-Tier und den rangtiefen Weibchen unumstößlich gegeben ist. Ihr Verhalten forderte das Strafgericht des Hamdryas-Mannes *nicht* heraus. Wenn in der Beobachtung am Corvidenkäfig von der »Prävalenz des Objekts« die Rede war, so müssen wir sagen, daß im Affekt-Verhalten des Pavians gegenüber dem Weibchen ein neues Prinzip sichtbar wird. Während das Motiv-Objekt in den Hintergrund gerückt ist, dominiert, wenn diese Ausdrucksweise erlaubt ist, das *»Odium der Tat«*. Die *Faszination* wendet sich dem Täter resp. der Täterin zu.

Wir bedienen uns der Gleichnissprache, wenn wir vom »Rang« in den »Sozietäten« der Tiere sprechen, und es lag ein Gleichnis vor, wenn von dem demütigen Verhalten der beiden Weibchen die Rede war. Der Hamadryas-Mann hatte das dritte Weibchen gleichsam zur Verantwortung gezogen und gestraft. Die Sprache bedient sich dieser Gleichnisse um der Verständigung willen, denn es soll das Verhalten der Tiere so beschrieben werden, daß der Gesprächspartner sich eine Vorstellung machen kann. Die Frage, ob von »homologen Affekten und Zuordnungen« die Rede sein könnte, wird uns später beschäftigen müssen. Vorerst interessiert uns, ob in der Reihe der Tiere das »Odium der Tat« auch bei Raubtieren beispielsweise zu finden ist. Die Alternative »Objekt-Faszination« oder, dieser Faszination übergeordnet, die »Fixierung an den Täter« ist mir außerordentlich interessant. Wir lesen in der Veröffentlichung *Arktischer Frühling* (13), wie Katherine Scherman der Fütterung einer Anzahl Eskimohunde zusah. Zum Schluß kristallisierte sich, wenn man den Worten der Verfasserin folgen darf, ein »Ehrenkodex« heraus, was besagt, daß der tiefrangige Hund, der den Knochen bereits im Maul trug, das Motiv-Objekt fallen ließ und dem ranghohen Hund gegenüber die Demutshaltung einnahm. Scherman beschreibt, wie sich der rangtiefe Partner auf den Rücken fallen ließ, wobei er seine Pfoten winselnd in die Höhe streckte. »Der große Hund fuhr mit gefletschten Zähnen und mit furchterregendem Geknurre auf ihn zu. Jedoch solange, wie der andere hilflos dalag, griff er ihn nicht an. Die Rückenhaare sträubten sich noch zornig, doch allmählich ließ er von ihm ab, ergriff den fallengelassenen Knochen und zog langsam damit ab.«

Wir stellen fest, daß der Eskimohund, was ebenso von der Rabenkrähe und Dohle oder von dem Pavian gilt, ein zoon politikon ist, d. h. ein in der Sozietät lebendes Subjekt, das von einem Anschluß-Bedürfnis zeitlebens erfüllt ist. Aristoteles hat auch den Menschen als zoon politikon, d. h. als ein soziales Lebewesen bezeichnet, und wir stehen unter dem Eindruck, daß das Besitz-Problem, dem wir in unseren Berichten begegnen, offenbar, wenn man so sagen dürfte, auch bei uns einen politischen Hintergrund hat. Bevor wir den Schritt in die psychiatrische Kasuistik wagen, müssen wir ein Mißverständnis verhüten, das möglicherweise aufkommen könnte: Der »Hausherr« ist der »Gerichtsherr«, diese Erkenntnis gewannen wir, als wir vor dem Corviden-Käfig standen, und auch der Bericht über den Hamadryas-Mann und seine drei Weibchen legte uns diese Erkenntnis nahe. Sicherlich war das auch in der feudalistischen Ordnung vergangener Jahrhunderte bei den Menschen so, daß der »Herr« (Hausherr = Brotherr) ihrer aller Richter zugleich war. Wir müssen Rudolf Schenkel noch einmal zu Wort kommen lassen, der in seinem Brief darauf hinweist, daß man nicht unbedingt sagen kann, daß der Despot immer recht hat, nämlich das Recht, die ihm untergeordneten Artgenossen zu strafen. Die »moralische Situation«, wenn man so sagen dürfte, die einen Täter und einen Exekutor erkennen läßt, ist nicht notwendig an den Rang gebunden, als ob der Richter (= Rächer) in jedem Falle der ranghohe Sozialpartner sein müßte. Die Ordnung kann, und das ist die überraschende Erkenntnis, als ein gleichsam abstrakt bestehendes Seinsollen in die Erscheinung treten, das sich auch gegen den Alpha-Partner selbst richten kann. Unabhängig von ihrem Rang sind die in sozietärer Teilhabe einander verbundenen Subjekte als zoon politikon in die Ordnung verstrickt, auch Alpha, der uns als der Nutznießer erscheint, wenn wir eine Szene wie die am Corvidenkäfig studieren. (Wir werden später auf dieses »Inne-sein« zurückkommen müssen, wenn wir uns mit dem Problem der *Faszination* des näheren befassen, die das Subjekt an die Sozialpartner bindet.) Der entsprechende Passus in dem Brief Rudolf Schenkels lautet: »Bei Verstoß eines weit überlegenen Babouin-Mannes stürzten sich seine zwei Weiber auf ihn, kreischten ihn an und schlugen nach ihm. Obwohl sie ihn praktisch kaum zu verletzen vermögen, während er über weit größere Kräfte und über gewaltige Eckzähne verfügt, sprang er vor den Angreiferinnen an den Baumästen, dem Ruhebett, den Wänden und dem Gitter des Käfigs herum. Erst allmählich setzte eine ganz schwache Gegendrohung ein und steigerte seine Selbstsicherheit. Gleichzeitig ließ die Erregung der Weibchen nach. So stellte sich schließlich die Ruhe ein.«

Psychiatrische Kasuistik

Gemütskrankheiten hat es wohl zu allen Zeiten und bei allen Völkern gegeben. In der deutschen Sprache ist von einer Verfassung der »Schwermut« die Rede, die über einen Menschen kommen kann. Das griechische Wort »Melancholie« deutet auf psychosomatische Vorstellungen hin. Es spielt auf eine – vermeintliche – Zuordnung zwischen Mutlosigkeit und Traurigkeit einerseits und dem Aussehen der Galle andererseits an, nämlich der schwarzen Färbung. Das Wort »Depression« ist lateinischen Ursprungs, was nicht besagen soll, daß die Römer diese Krankheitsbezeichnung gebrauchten. Es bekundet sich in dem Wort »Depression« gleichfalls eine psychosomatische Zuordnung, indem es auf die Attitüde des Kranken anspielt. Im Deutschen spricht man von einem »niedergedrückten Verhalten« oder einem »Bedrücktsein«. Da erkennen wir eine *vertikale Tendenz*, denn es wird damit zum Ausdruck gebracht, dieser Mensch komme uns vor, als ob er unter einer Last stünde und niedergedrückt werde. Vielleicht kann man sogar sagen, daß in unserem Wort »Schwermut« auf eine *Schwere* angespielt wird. Die Aussagen, ein Mensch sei »schwermütig« oder er sei »niedergedrückt« oder »deprimiert«, besagen dasselbe (deprimere = niederdrücken). Was ist das für eine *Last,* die den Kranken bedrückt? Eine physische Last ist es auf keinen Fall, und trotzdem zeigt dieser Mensch die *Haltung.* Wir müssen die merkwürdige Feststellung machen, daß wir in der deutschen Sprache die Schuld als Last empfinden, und zwar die moralische Schuld sowohl (»niedergedrückt von der Schuld«, »von schwerer Schuld belastet«) als auch die finanziellen Schulden, wenn wir z. B. sagen, so lächerlich diese Wendung erscheinen mag, daß Hypotheken ein Haus *belasten.* Sie liegen *auf dem Haus.*

Schuld ist Belastungs-Schuld. Die Schuld-Tat wird als belastend erlebt. Vor Gericht »belasten« sich die Angeklagten gegenseitig. Diese merkwürdige Zuordnung dürfte nicht von ungefähr zustande gekommen sein: Der »schuldbeladene Mensch« nimmt eine Haltung ein, als ob er tatsächlich schwer an seiner Schuld trüge. Wie empfinden andere Völker die Krankheit, die wir »Melancholie« oder »Depression« nennen? Stehen sie auch unter der Vorstellung einer Belastung? Knud Rasmussen (11) berichtet, daß er einem Eskimo-Schamanen begegnete, dem beide Eltern gestorben waren, was ihn traurig stimmte. In unserer psychiatrischen Ausdrucksweise würde von einer »reaktiven Verstimmung« die Rede sein. Arnaqaoq, das war der Name des jungen Schamanen, schildert uns, wie er mit einem *Schuld-Erleben* in dieser depressiven Verfassung belastet wurde: In der arktischen Einsamkeit, so lautet sein Selbstbericht, trat ihm ein Geist entgegen, der nannte sich Isitoq (= Riesenauge). Dieser »betrübte Geist« sagte zu dem niedergeschlagenen Schamanen: »Du brauchst dich nicht vor mir zu fürchten, auch ich kämpfe mit traurigen Gedanken, darum will ich dir folgen und dein Hilfsgeist sein.« Der Dämon der Traurigkeit hatte struppiges Haar, das senkrecht nach oben stand, und jedes seiner beiden Augen war in zwei Abteilungen unterteilt. Arnaqaoq berichtet uns nicht, was es mit diesem zweiteiligen Auge auf sich hat, aber es leuchtet ein, daß der Geist nicht umsonst »Riesenauge« genannt wird. Es muß sich um sein Sehen resp. eine Sehweise offenbar handeln, die für ihn kennzeichnend ist. Wir hören, daß dieser Dämon ein Spezialist ist, der nicht nur das sieht, was er vor sich hat, sondern zugleich in die Vergangenheit blickt, wo er Anstoß an den Tabu-Brüchen nimmt, die sich im Laufe der Biographie ereignet haben. Er präsentiert die alten unbeglichenen Wechsel. Was wir den »Verdrängungsschutz« nennen, entfällt, wenn dieses Riesenauge »Isitoq« sich eingestellt hat. »Riesenauge« wirkt wie eine Lupe, die das längst Vergessene wieder sichtbar macht, und er hält dem Subjekt die Verfehlungen vor (vorhalten = präsentieren, präsentisch erscheinen lassen). Wörtlich heißt es bei Rasmussen: »Seine Spezialität ist, Leute zu finden, die das Tabu gebrochen haben«, und den traurigen Arnaqaoq spricht er an.

Kurt Schneider (14) hat von den drei Urängsten gesprochen, die in der cyclothymen Depression dominierend erscheinen können: Die Schuldangst, das ist die Angst, die Isitoq-Riesenauge heraufbeschwört, die hypochondrische Angst und die Verarmungsangst. Isitoq wird zum Sprecher des ordo culpae. Eine vierte Urangst, darauf wies ich in der Abhandlung über die »Kuckucks-Terz« (V/25) hin, ist die Disgregations-Angst, die sich auf die Evidenz der Verlassenheit bezieht, als ob das zoon politikon Mensch den Anschluß an die Mitmenschen oder an Gott endgültig verloren hätte. »Ich kann wieder beten«, diese Aussage steht nicht selten an der Umschlagstelle, die zur Heilung führt, während in den Tagen der Krankheit das Gebet als »leer« bezeichnet wurde. Wir haben auch gesehen, wie sich zu diesem verlorenen Anschluß Schuldgefühle hinzugesellen können: Der Kranke klagte sich an, daß ihm die Andacht zum Beten, die innere Sammlung, verlorengegangen ist. Gott hat ihm seine Gnade versagt, aber die Aussage kann auch lauten: Gott ist erzürnt, weil ich nicht mehr bete wie früher, weil meine Gebete ein leeres Geplapper sind.

Eine Bauernfrau aus dem Hunsrück, in den sechziger Jahren stehend, erscheint mit ihrem Ehemann in der Nerven-Poliklinik und klagt sich an. Schon vor fünfzehn Jahren wurde sie einmal in einer psychiatrischen Klinik behandelt, weil sie dasselbe Zustandsbild einer Schuld-Depression zeigte, bei dem eine endlose Grübelei im Spiele war, die sich auf drei Sünden bezog, die sie in ihrer Jugend beging. Der Ehemann sagt, daß ihr gegenwärtig in ihrem Zustand nichts Neues eingefallen sei. Was sie in ihren larmoyanten Klagen vorbringt, ist ihm seit der depressiven Phase vor fünfzehn Jahren geläufig. Wir teilen diese Krankengeschichte mit, bei der allein die Schuldangst erscheint, und keine andere außerdem, weder die Verarmungs- noch die Disgregationsangst noch die hypochondrische Angst. Die drei Sünden beziehen sich auf das siebente Gebot, d. h. auf das Wegnehmen von Objekten, die ihr nicht gehörten. Die Schuld wird wieder präsentisch, und wenn wir von dem Spezialisten Isitoq sprechen dürften, so müßten wir sagen, daß dieser Frau nunmehr, nach fünfzehn Jahren, der »Hilfsgeist« der Traurigkeit wieder zugesellt ist: Mit sechzehn Jahren, es war in der Zeit vor dem Ersten Weltkrieg, war diese Frau an einem Sonntagnachmittag mit anderen jungen Leuten im Tanzsaal ihres Dorfgasthofes, wo die Musik zum Tanz aufspielte. Es waren größere Pausen eingelegt, vielleicht hatte der Tanz noch nicht begonnen, als die jungen Burschen auf dem Parkett in einer rüpelhaften Weise mit einem Gegenstand Fußball spielten. Der Zufall fügte es, daß dieses zunächst nicht recht definierbare Ding plötzlich neben ihr niederfiel. Sie holte das Etwas mit ihrem Fuß heran und nahm es auf. Niemand bemerkte, daß sie in den Besitz des Objekts gelangte, das von den Burschen vermißt und unter den Tischen gesucht wurde. Es handelte sich um ein gesticktes Handtäschchen, wie es damals kleine Mädchen trugen. Man nannte so ein Ding ein »Pompadürchen«. Anscheinend hatten es die Jungen auf der Straße vor dem Wirtshaus gefunden. Das Mädchen sagte sich, daß sie es den rohen Gesellen nicht zurückgeben würde. Es wäre schade, wenn sie es durch ihr Spiel zerstörten. Heimlich begab sie sich auf das Klosett, wo sie es in ihre Tasche steckte, nämlich die Tasche in ihrem

Unterrock. Eine Handtasche hatte sie selber nicht. Sie erschien mit harmlosem Gesicht wieder im Saal und freute sich, den rohen Kavalieren ein Schnippchen geschlagen zu haben. Da trat ein älterer Mann mit einem weinenden Kind durch die Saaltür. Es hieß, sie suchten ein Pompadürchen, das das Mädchen verloren habe. Die Patientin, die in der Tiefe ihres Unterrockes das Motiv-Objekt versteckt hielt, hätte es dem kleinen Mädchen gern zurückgegeben. Aber wie sollte das unauffällig geschehen? Jetzt vor allen Leuten ihren Rock hochzuheben und das Ding aus dem Unterock hervorzuziehen, ging nicht an. Rasch wieder auf das Klosett gehen und dann zurückkehren mit dem Gegenstand, wäre möglich gewesen, aber Hemmungen versagten ihr diese Möglichkeit. Sie selbst hatte vor einigen Minuten noch zum Schein den Gegenstand mitgesucht. Wie sie sich auch verhielt, es mußte ein ungünstiges Licht auf sie fallen. Statt dessen suchte sie jetzt weiterhin mit den anderen jungen Leuten unter den Tischen und Bänken. Sie hatte ein schlechtes Gewissen, als sie dann sah, wie der Mann mit dem Kind wegging. Sie selbst hat an dem Täschchen, das sie später zu Hause versteckte, nie Freude gehabt. Wie gern hätte sie das Objekt den Leuten, die anscheinend aus einem Nachbarort waren, heimlich zugesteckt, aber sie wußte nicht, wo sie wohnten und wer sie waren. Erst im Laufe der Wochen vergaß, d. h. verdrängte sie den häßlichen Zwischenfall.

Als sie dann mit ihrem späteren Ehemann, einem Bauern aus einem anderen Dorf, verlobt war, half sie dort nach einem Fest die Wohnung aufräumen. Dabei fand sie einen Taler, der auf dem Fußboden lag. Sie gab das Geld nicht ab und sprach auch mit niemand davon. Das war die zweite Schuld, die in ihrer Depression vor fünfzehn Jahren und heute präsentisch wurde. Der dritte Fall einer Sünde gegen das siebente Gebot ereignete sich im Jahre 1917, als sie auf einem Waldweg einen aus Spänen geflochtenen Korb stehen sah. Sie schaute sich um, aber es war kein Mensch weit und breit, und da nahm sie den Korb, es war in der Abenddämmerung, kurzerhand mit nach

Hause. Sie hat niemals gehört, daß jemand in der Nachbarschaft den Korb vermißte, selbstverständlich hätte sie ihn den Leuten zurückgegeben, das sagte sie zu ihrer »Entschuldigung«. (In Wahrheit bleibt Schuld Schuld, weil Tat immer Tat bleibt.) Sie hätte das Objekt, um sich nicht zu blamieren, heimlich in den Hof oder die Scheune des rechtmäßigen Besitzers stellen können, aber es war eine herrenlose Sache, und dabei sagte ihr die innere Stimme immer aufs neue, daß der Korb selbstverständlich irgend jemand gehörte, ebenso wie das Drei-Mark-Stück. Daß die böse Absicht in jedem Falle gleichzeitig im Spiele war, selbst in der Aneignung der gestickten Pompadur-Handtasche, das machte ihr schwer zu schaffen, und nun klagt sich diese Frau endlos an, und sie bekennt aller Welt, was für ein schlechter Mensch sie ist.

Ein zweiunddreißigjähriger Angestellter, der im Zustande einer Endogenen Depression die Poliklinik aufsucht, klagt sich an, daß er zehn Mark unterschlagen habe: Er ist bei den Stadtwerken tätig. Eines Abends vor einigen Jahren ergab es sich, daß er zehn Mark zuviel in der Kasse hatte. Bi. sagte sich, daß das erfreulich sei. Wenn die Kasse bei der täglichen Gas- und Elektrizitätsabrechnung nicht stimmt, müßte er aus seiner Tasche das Defizit decken, nun ist der Fall gegeben, daß er einen Überschuß hat. Selbstverständlich hätte er bei der Abrechnung das Plus angeben müssen, aber er verkramte den Geldschein zwischen den Akten und beschloß, vorerst einmal abzuwarten. An jedem beliebigen späteren Tag konnte er sagen, er hätte zehn Mark zuviel in der Kasse, also mußte er zunächst von dem glücklichen Umstand kein Aufhebens machen. In den folgenden Wochen hatte er keinerlei Defizit aufzuweisen, und es meldete sich auch niemand, der angab, er hätte zehn Mark zuviel bezahlt. Die Sache wurde mit der Zeit lästig. Hin und wieder stieß er auf den Schein, und eines Tages beschloß er, ihn in sein Portemonnaie zu legen. Geld gehört nicht zwischen die Akten. Vielleicht würde das Defizit, für das er den Schein reserviert hielt, bald eintreten, das konnte man natürlich nicht wissen, aber fraglos ist der richtige Platz für einen Geldschein das Portemonnaie. So streute er sich Sand in die Augen und im Laufe der Zeit vergaß er, daß er einmal einen Zehn-Mark-Schein zu sich genommen hatte, der ihm nicht gehörte. Die Sache, die von ihm selber nie eigentlich als Fehltritt (Unterschlagung) deklariert wurde, geriet in Vergessenheit. Der wohltätige Verdrängungsschutz, der dem Laxismus dieses städtischen Angestellten zugesellt war, wich nun dem Bewußtsein der Schuld. Isitoq!

Dieser Mann, den wir Bi. nennen, brachte außerdem eine andere Klage vor: Als er aus der Kriegsgefangenschaft heimgekehrt war und als er und seine Angehörigen Hunger litten, hatte er es mit einigen anderen jungen Männern darauf abgesehen, bei der Besatzungsmacht Nahrungsmittel zu »organisieren«. Sie saßen am Güterbahnhof ihrer Heimatstadt, wo sie feststellten, daß die Besatzungssoldaten einen Viehtransport zusammengestellt hatten. Es handelte sich um Tiere, wahrscheinlich Zuchttiere, die von deutschen Bauernhöfen abgeholt waren. Die Empörung der jungen Burschen war groß, denn da sahen sie, wie das Hungern inszeniert wurde resp. fortgesetzt werden sollte. Wenn irgend möglich wollten sie den Soldaten ein Schnippchen schlagen. Es ergab sich, daß die Fremden weiblichen Reizen offensichtlich zugänglich waren, denn als einige Mädchen erschienen, verschwanden die Wachtposten mit dem sogenannten schwachen Geschlecht hinter einem Gebüsch. Es war gegen Abend. Bi. und seine Freunde machten sich auf und holten aus einem der Wagen ein Kalb, das sie in großer Hast über die Schienen führten, um das Tier in einen nahe gelegenen Wald zu bringen. Sie waren auf das Töten des Tieres nicht eingerichtet, darum mußten sie versuchen, das Kalb mittels ihrer Taschenmesser und einiger Schnüre, die sie bei sich hatten, umzubringen, wobei sie sich außerdem großer Steine bedienten, die sie als Faustkeile benutzten. Das Tier wehrte sich und schrie. Bi. berichtet, daß man von einer wahrhaft grauenhaften Mordtat sprechen muß, die die Freunde gemeinsam vollbrachten. Als sie ihr Ziel erreicht und das Tier enthäutet und ausgeweidet hatten, schlichen sie in der Nacht blutbefleckt nach Hause, wo sie Rucksäcke und Aktentaschen holten, um das Fleisch in ihre Wohnungen tragen zu können. Den Rest warfen sie in eine Grube im Wald, die sie mit Erde und Steinen bedeckten. Kein überwachendes Auge war im Spiele gewesen, niemand wußte oder erfuhr etwas von der nächtlichen Tat. Aus keiner der Familien, die an der unerwarteten Aufbesserung ihres Küchenzettels teilhatten, gelangten Nachrichten in den Stadtklatsch. Jetzt, in der depressiven Verfassung, sieht Bi. wieder die Schlachtszene vor sich, während er in den letzten Jahren wohl gelegentlich auch an das nächtliche Zusammenwirken der Freunde gedacht hatte, aber es war ihm in der Erinnerung eher wie eine Schelmengeschichte erschienen, über die man sich heimlich ins Fäustchen lacht. In diesem Falle bewirkte Isitoq, der der Spezialist für die Tabu-Brüche ist, eine Akzentverlegung: Statt der Schelmerei beherrschte jetzt die Erinnerung an eine grauenvolle Mordtat das innere Erinnerungs-Blickfeld des kranken Mannes. Vom heiteren Gelächter zum Weinen ist's nur ein Schritt. Bi. weinte tatsächlich.

Wenn wir uns mit dem von Schuldgefühlen gequälten Angestellten Bi. näher befassen, kommen wir zu der überraschenden Erkenntnis, daß es sich in beiden Fällen um Eigentums-Delikte handelt, aber nur die Unterschlagung wird als Belastung erlebt. Wegen des Viehdiebstahls, d. h. wegen der Schädigung der rechtmäßigen Besitzer, leidet er keinerlei Seelenpein. Man sollte denken, daß die Aneignung fremden Besitzes in jedem Falle eine Belastung ist, bei dem Viehdiebstahl dagegen wird ein nationaler Hintergrund sichtbar, und dieses Moment ist entscheidend bedeutsam. Bi. sagt, daß ihm das keine Gewissensbisse verursacht, den Franzosen einen Streich gespielt zu haben. Die Besatzungsmächte sind in das Land gekommen und haben geraubt wo sie konnten, nur nannte man es nicht Plünderung, wenn sie die Maschinen aus den Fabriken in ihre Heimat verfrachteten, sondern – Demontage. Daß sie auch den Bauern das Vieh wegholten, obwohl sie wußten, daß das Volk hungerte, habe ihm und seinen

Freunden das Recht gegeben, den Viehdiebstahl als korrigierende Gegenmaßnahme in Betracht zu ziehen. In seinen Augen war die Wegnahme dieses Objekts nicht mit dem Odium der bösen Tat belastet. Bi. sah in dem Diebstahl gewissermaßen einen Akt der Wiedergutmachung, darüber brauchte man nicht zu diskutieren. Diesen Standpunkt nahm der überempfindliche und wehleidige Mann noch jetzt ein, als er sich einen Sünder nannte. Wir sehen, wie die politische Überzeugung das Subjekt stumpf und blind macht, während Bi. die Unterschlagung des Zehn-Mark-Scheins als schwere Belastung empfand. Die Banknote wog schwer. Bei dieser Tat war eine politische Überzeugung nicht im Spiele gewesen. Angenommen, Bi. und seine Freunde hätten damals auf dem Bahnhof aus einem Waggon Fleischkonserven gestohlen, so wäre das überhaupt kein Tabu-Bruch gewesen, der im Rückwärtsblicken mit der Lupe vergrößert wird. Die grausame Tötung des Kalbs belastete ihn, die Bluttat, nicht der Diebstahl. Bi. ließ durchblicken, daß er sich belastet fühle, als ob er einen heimtückischen Mord auf dem Gewissen habe.

In einer Publikation über den »Tiertöter-Skrupulantismus« (2) versuchte ich darzustellen, wie das Motiv-Objekt »Fleisch« mit dem Odium der Tötung belastet ist. Wir könnten bei der Beichte, die Bi. ablegte, an Flauberts »Legende von St. Julian« erinnert werden, die uns einen büßenden Jäger zeigt. Blut vergossen zu haben, Tierblut oder Menschenblut, das ist eine belastende Tat. Es wird nicht behauptet, daß alle Menschen beim Fleischgenuß ein Gefühl subjektiver Belastung erleben, aber es gibt den Grenzfall, der uns zeigt, wie ein Feinschmecker von seinem Genuß Abstand nimmt, wenn er das lebende Tier gesehen hat, ohne daß eine Depression im Spiele sein müßte. Ich erinnere mich eines Freundes, der sich in einem Lokal eine Forelle bestellte, aber erst nach der Bestellung im Garten des Ausflugsorts ein großes Aquarium entdeckte, in dem die quicklebendigen Fische gleichsam ausgestellt waren. Der Wirt wollte offenbar demonstrieren, wie gesund und appetitlich die Fische sind, die er den

Gästen servieren läßt, wenn sie seine Küche passiert haben. Es mag Menschen geben, deren Appetit durch den Anblick der lebendigen Forellen erregt wird, während unser Freund nach dem Erblicken der lebendigen Fische seine Bestellung rückgängig machte. Wenn gar jedermann das Tier selbst töten müßte, dessen Fleisch er genießt, so würde vermutlich weit weniger Fleisch gegessen werden. Es ist interessant, wie selbst Völker, die fast ausschließlich vom Fleischgenuß leben, etwa die Eskimos, von Skrupeln geplagt werden. Wir lesen in Rasmussens *Thulefahrt* (11) auf derselben Seite, auf der von dem Hilfsgeist Isitoq gesprochen wird, die Aussage eines Schamanen namens Aua: »Die größte Gefahr des Menschen liegt darin, daß die Nahrung des Menschen aus lauter Seelen besteht.« Eine große Zahl der Tabus, die wie ein System von Fußangeln den eskimoischen Jäger bedrohen, sind Jagd-Tabus.

Ich habe nicht die Absicht, ausführlich von dem Motiv-Objekt Fleischnahrung und von der Tat des Tötens und dem Odium zu handeln, das auf dieser Tat liegt; lediglich über einige Zuordnungen möchte ich berichten, die in den Rahmen einer Psychischen Hygiene zu stellen sind: Die Schwellen des Subjekts, die sich auf eine zurückliegende Tiertöter-Schuld beziehen, können in der Depression erniedrigt sein; und es gibt Menschen, bei denen sie zeitlebens auffallend niedrig sind. Das sind Menschen, die nie ein Huhn oder einen Karpfen töten könnten, während es robuste, d. h. gesunde Naturen gibt, denen diese Empfindlichkeit lächerlich vorkommt. Die Faszination, das sollen uns unsere Darlegungen zeigen, ist in jedem Falle mit einer *Schwellenerniedrigung* verbunden. Das ist das Moment der Lupe, das uns auch in dem Namen Isitoq (= Riesenauge) begegnet. Unterschwellig ist wohl im ganzen Volk ein Bedenken im Spiele, und wenn in den Schaufenstern der Metzger *Blattpflanzen* aufgestellt sind, inmitten des toten Fleisches, so ist das, wie uns scheint, eine Zuordnung, die tiefenpsychologisch und volkskundlich interessant ist und nicht von ungefähr besteht. (Die Bäcker haben es nicht nötig, zwischen ihren Auslagen Pflanzen zu zeigen. Es gibt ein aus Japan eingeführtes Liliengewächs »Aspidistra«, das im Volksmund den Namen »Metzgerpalme« erlangt hat, eben weil diese Blattpflanze nicht selten zwischen den Fleischwaren im Schaufenster zu sehen ist. Das ist das Prinzip der Kontrast-Assoziation!) Ich erinnere mich, in den Metzgerläden Kalbsköpfe gesehen zu haben, die ein Büschel frischer Petersilie zwischen den Zähnen hielten, und es ist auch die Zitrone im Maul des Schweinskopfs bekannt. Es liegt nahe, an die Jägerbräuche zu denken, die sich auf den zur Strecke gebrachten Hirsch oder Eber beziehen: Man steckt dem erlegten Tier einen Bruch frischer Tannenreiser in den Äser. Die Blattpflanze im Metzgerladen oder das frische Grün im Maule des Kalbskopfs könnte uns auch an eine Zuordnung erinnern, eine archetypische Zuordnung, wenn man so sagen darf, der wir in den sibirischen Bärenkulten begegnen: Die Tötung des in dem Dorf aufgezogenen zahmen Bären erfolgt an einem Zaun. Das Tier wird erdrosselt. Dieser Zaun ist, wie es bei Frobenius (5: S. 87) heißt, besonders geschmückt, »u. a. auch mit dem Schmuck von Bambusblättern, die die Bedeutung haben, daß der Bär wieder lebendig werden müsse«. Wir hören, wie am folgenden Tag bei den Aino Bambusblätter in das Maul des Bären gesteckt werden, wobei Frobenius nicht hinzuzufügen vergißt, daß die Bambusblätter, »wie gesagt, das Symbol des Lebens« darstellen.

Eine Verfassung der *Faszination,* die angstvoll gefärbt ist, hält die der inneren Gefühlswelt *zugeordneten Vorstellungen* fest. Faszination ist in diesem Falle *thematische Fixierung.* Es könnte von dem konservierenden Charakter dieser Faszination die Rede sein, die wir als mnestisch-intrapsychisch bezeichnen wollen. Es liegt, wenn man die Gedanken-Bewegungen betrachtet, ein Nicht-weichen-wollen der Vorstellungen vor, und wenn man das Verhalten des Subjekts in den Blickpunkt rückt, so könnte man sagen, daß der Scheinwerfer seiner Aufmerksamkeit nicht mehr abblenden kann und sich nicht mehr bewegt. Wie kann man die Fixierung an das

Thema der Schuld zum Verlöschen bringen? Ich werde später darauf zurückkommen, da ich zunächst ausführen möchte, worin das frustrane Bemühen des Kranken bestand. Bi. berichtete uns, daß er versucht habe, den Zehn-Mark-Schein wieder loszuwerden. Da Geld eine vertretbare Sache ist, mußte es nicht derselbe Schein sein, den er seinerzeit an sich nahm. Das Motiv-Objekt hatte Bi. längst von sich gegeben, indem er den Geldschein in den Opferstock einer Kirche steckte. Wenn er unsere Ausführungen gelesen hätte, so hätte er sagen können: Es handelt sich nicht um die Objekt-Prävalenz, sondern um die Tat. Nicht die Mohrrübe, um bei unserem Gleichnis von den Pavianen zu bleiben, sondern die Tat dominiert. Bi. hätte die Hand nicht ausstrecken sollen. Er ist beschmutzt durch die Tat. Verglichen mit dieser Beschmutzung kommt dem Objekt kaum eine Bedeutung zu.
Wie hätte sich die hohe Erregung, die mit der Faszination gepaart ist, methodisch anders herabmindern lassen? Bi. müßte das Erlebnis wieder vergessen können. Es würde sogar genügen, daß ihm, bezogen auf den Viehdiebstahl, der Schelmencharakter des illegalen Fleischerwerbs wieder in den Vordergrund rückte, aber es blieb der Schuld-Akzent, der mit der grausamen Tötung verbunden war. Welche Kräfte emotionaler Art bei der gesunden Verdrängung im Spiele sind, zeigt uns Nietzsche. »›Das habe ich getan‹, sagt mein Gedächtnis. ›Das kann ich nicht getan haben‹ – sagt mein Stolz und bleibt unerbittlich. Endlich gibt das Gedächtnis nach.« Diese *Unerbittlichkeit* schwebt uns vor, wenn wir von der Faszination sprechen, nur liegt die Unerbittlichkeit jetzt, während der Krankheit, auf der anderen Seite. Unerbittlich wird dem Subjekt die Schuld präsentiert, so daß von einer Bagatellisierung oder gar einem Vergessen nicht die Rede sein kann. Der Stolz ist dem jammernden Mann geschwunden. Wenn der Stolz mit einer Haltung verbunden ist, so gilt dasselbe von der Verfassung der Depression. Wir wiesen auf die Metapher »Bedrücktheit« oder »Niedergeschlagenheit« oben schon hin. Als ob dieser Mann von einer Last niedergedrückt würde, so steht

er vor uns. Das vereinbart sich nicht mit der Haltung des Menschen, der stolz ist.
Interessieren könnte uns, wie die Faszination von den Dichtern metaphorisch dargestellt wird: J. P. Sartre verglich in seinem Drama *Die Fliegen* die Vorstellungen der Tat-Schuld mit lästigen Fleischfliegen, die von dem Subjekt nicht ablassen. Damit wird das Nicht-weichen-Wollen bezeichnet. Nietzsche schreibt: »Daß man gegen seine Handlungen keine Feigheit begeht! Daß man sie hinterdrein nicht im Stiche läßt!« Wir stellen fest, daß die auf die Schuld bezogenen *Schwellenerniedrigungen* offenbar somatisch fundiert sind, wenn in der Psychose Isitoq in die Erscheinung tritt, der das Subjekt niederdrückt. Bi. läßt seine Handlungen »hinterdrein im Stiche«, nachdem er jahrelang, was den Viehdiebstahl anbelangt, in einer Verfassung des Stolzes, d. h. in der Haltung einer ironischen Überlegenheit gewesen war.
Der Mensch ist offenbar eine tribunale Existenz von Anbeginn. Er steht immerfort in der Verantwortung. Die Psychose zeigt in der Vergröberung die archaischen Zuordnungen. Wir wissen, daß der Mensch in der Verfassung der Gesundheit taub werden kann, indem er die feine Stimme nicht oder nicht hell genug hört, die man die *Stimme des Gewissens* nennt. Lax sein, das bedeutet, über eine hohe Schwelle der Empfindlichkeit verfügen und nicht bemüht sein, die Ordnungen trotz der Schwellenerhöhung zu respektieren. Es gibt Menschen, die zeitlebens unter der Schwellenerhöhung stehen, das sind die Kriminellen, während andere vorübergehend, etwa im Zusammenhang mit einem Affekt (einem Haß oder einer geschlechtlichen Übererregung) vorübergehend taub werden. Auf die politisch bedingte Verrohung wiesen wir oben schon hin. Der skrupulantische Mensch ist überempfindlich, ohne daß von einer Depression die Rede sein müßte. Bei ihm ist die sogenannte Über-Gewissenhaftigkeit ein Merkmal des Charakters. So skrupulantisch sind sie und bleiben sie. Bei dem Kranken, über den die depressive Psychose hereinbricht, verschwindet die Haltung hohen Selbstbewußtseins. Es kommt

eine Angsterregung auf, die so oder so gefärbt sein kann. Merkwürdig, daß die Bäuerin in beiden Psychosen von denselben Schuldgedanken belästigt wird. Der Blick dieser Frau und der des Angestellten Bi. ist wie ein Scheinwerfer in die Vergangenheit gerichtet, und nun gibt das Gedächtnis im entgegengesetzten Sinne nach, indem es seine Selbstbelastungs-Archive aufsperrt. Der Pavian reagierte auch fasziniert, als er Anstoß nahm, aber das war die aktuelle Tat, die ihn in den Bann der Fixierung riß, während bei unseren Kranken die Faszination auf Erinnerungen und auf eigene Tat-Schuld bezogen ist, die Jahre oder Jahrzehnte zurückliegen. Mir kam es hier darauf an, über den Schuldkreis (ordo culpae) Aussagen zu machen. Es gibt *feste Zuordnungen* offenbar, und die Faszination ist dabei unverkennbar im Spiele.

Abschließende Erörterungen

Es ist mir in meinen Darlegungen darum zu tun, die *Zuordnungen* soweit als möglich in ihren primitivsten Vorgestalten oder Urformen zu sehen, darum wenden wir uns noch einmal der biologischen Forschung zu. Wir sagen damit nicht, daß der Mensch nichts als ein Tier sei, sondern folgen Pascal, der die Forderung stellte, man solle dem Menschen auch zeigen, wie sehr er dem Tier gleicht. In der Comparation wird sich das Typisch-Menschliche herausstellen lassen. Das Menschliche definieren, bedeutet doch wohl, daß wir es »abgrenzen« sollen, was schon in dem Wort »Definition« liegt. Die Täter-Faszination hoben wir in der Darstellung des Pavian-Verhaltens hervor, und auch das Verhalten der Alpha-Krähe ist faszinativ bedingt, indem ein Anstoß-nehmen erfolgt, aber es tritt dabei die Objekt-Faszination dominierend hervor. Um es negativ auszudrücken: Es ist diesem Vogel nicht gleichgültig, im Gegenteil, es erregt ihn und fixiert ihn an den »Täter«, als der tiefrangige Sozialpartner den Fleischbrocken davonträgt, aber er behält dabei den Partner und das Objekt im Auge, und wenn es zur Erde fällt, ergreift er es. Wir stellen eine Erscheinung fest, die man in der Sprache der Verhaltensforscher als *Anstoßnehmen* bezeichnet, und zwar ein Anstoß-nehmen an einem Gegensubjekt, das von der Norm abweicht, sei es im Aussehen oder im *Verhalten*. Dem Ornithologen F. Goethe verdanken wir die entscheidende Mitteilung, die sich auf das Anstoß-nehmen und die gerichtsartigen Begegnungen innerhalb der Sozietät bezieht (8). Es gibt in der norwegischen Umgangssprache noch heute den Ausdruck »Krähengericht« (= kraketing). Frau Dr. Lily Aall (Oslo) hatte die Freundlichkeit, mich auf die Stellen hinzuweisen, die sich bei norwegischen Dichter, z. B. Björnson, finden. Das Wort »kraketing« wird in einem übertragenen Sinn gebraucht. Frau Dr. Aall verdanke ich außerdem den Hinweis auf die biologischen Beobachtungen von Carl Schöyen (15): Die Möwen fallen auf einer vor der norwegischen Küste gelegenen Insel über eine Artgenossin her, die einen Flügel gebrochen hat. Der Vogel wird ihrem wütenden Behassen entrissen. Nachdem er gesundgepflegt worden ist und die Freiheit wieder erlangt hat, erhebt er sich in die Luft, aber er entgeht seinem Schicksal nicht. Ein Möwenschwarm fällt über ihn her. – Goethe berichtet, wie ein Farbfleck auf dem Gefieder zu demselben Anstoßnehmen führen kann. Diese gerichtsartigen Exekutiven hat man offenbar früher auch in Deutschland beobachtet, so daß die Metaphorik unserer Sprache auch bei uns darauf anspielt: Wir sprechen davon, daß die anderen »über einen herfallen und auf ihn loshacken«. Es bleibt zu erwägen, ob der uns aus der Rechtsgeschichte geläufige Begriff »vogelfrei« nicht in den gleichen Zusammenhang einzuordnen ist. Das Wort »Krähengericht« oder »Möwengericht« kennen wir nicht, aber die Zuordnung »herfallen über ihn« und »loshacken auf ihn« ist uns geläufig.

In der Publikation *Pars pro toto* (1) prägte ich einen Begriff, der mir seither gedient hat, den der »Identischen Exekutive«. Ich sehe in dem faszinierten Anstoß-nehmen am physisch-sensorisch faßbaren Makel und im faszinierten Anstoß-nehmen an einer moralischen Befleckung, sei es die eigene oder die anderer Menschen, dieselbe Exekutive am Werke. Gleichviel, wohin der Scheinwerfer der Faszination im Anstoß-nehmen gerichtet ist, sie wird getragen von einem sympathicotonisch-adrenergischen Leibesgeschehen affektiver Art. Es wird eine Verbindung zwischen dem Subjekt und einem Punkt, sei es ein wirklicher Flecken oder ein unmoralisches Geschehen, gestiftet, die komparierenden Charakters ist: Die Abweichung von der Norm erregt uns. Das *Merkmal* auf der anderen Seite, das von dem Scheinwerfer der Faszination gleichsam angestrahlt wird, hat eine »Valenz« (valere = fähig sein, vermögen) im Sinne E. S. Russells (10). Es »vermag« mich zu erregen, vorausgesetzt, daß ich erregbar bin. Um *Merkmale* handelt es sich. Daß ein Mensch einer schlimmen Tat fähig war, haftet ihm wie ein *Merkmal* an. Er ist »gekennzeichnet«. Hier, in diesem psychosomatisch fundierten Verhaftetsein, hinter dem sich ein Zwang verbirgt, liegt eine *Identität* vor. Der Begriff der *identischen Exekutive* hat außerdem einen anderen Sinn: Wenn man in Norwegen von einem Kraketing spricht, so spielt man auf das zoon politikon Krähe an. Man bringt zum Ausdruck, daß der Mensch ähnlicher Zuordnungen affektiver Art fähig ist. Hier stehen wir vor der Tatsache, daß es sich um einen *analogen Affekt* handelt. In der Instinktsphäre des Menschen und in der des zoon politikon Krähe oder Pavian oder Wolf ist die Erlebnisbereitschaft fundiert. So wie man von der Wut eines Hundes spricht, was auf die Wut-Affekte des Menschen anspielt, so darf man, wie uns scheint, von dem faszinierten Anstoß-nehmen beim zoon politikon Mensch und dem zoon politikon Krähe oder Pavian sprechen.

Eine Selbstanklage post eventum gibt es bei den Tieren, die in Sozietäten leben und aneinander Anstoß nehmen, gewiß nicht. »Über sich selber herfallen« und »auf sich loshacken«, das vermag nur der Mensch. Er allein ist einem *Gewissen* ausgeliefert, das wie eine Instanz des Anstoß-nehmens in ihm selber sitzt und ein subjektbezogenes, d. h. reflexives *Faszinationsverhalten* zeigt. Daß wir zwischen einer pathologisch-skrupulantischen Form dieser Überwachung und einer Selbstüberwachung gesunder Art zu unterscheiden haben, führten wir oben schon aus. Isitoq ist der Repräsentant des Anstoß-nehmens intrapsychisch-mnestischer Art. Der Schamane berichtet, daß er die *Stimme* dieses Hilfsgeists vernommen habe. Das Moment der *Stimme* ist uns von besonderer Wichtigkeit. Die mahnende Stimme kann sich bei uns auf eine bevorstehende Handlung beziehen, und auch im Falle einer *Unterlassung* kann sie sich melden. Daß die Rudelgenossen an einer Wölfin Anstoß nehmen, die ihre Welpen vernachlässigt oder gar tötet, ist unwahrscheinlich. Wenn wir Fragen des menschlichen Gewissens in den Blickpunkt rücken, so ergibt sich uns noch in einem anderen Sinn der Begriff der Identischen Exekutive. Man muß sagen, daß uns das Gewissen an eine Tat erinnert, gleichviel, ob wir sie getan haben, tun sollten oder tun möchten, und das ist die *Faszination* dieser Instanz. Das Gewissen fixiert uns und läßt und nicht aus dem Auge. Wir sind das Gegensubjekt dieser Instanz, an der die Überwachung geübt wird. Von unserem eigenen Gewissen werden wir in die Zange genommen, aber wir sind auch unsererseits fasziniert. Da wir letzten Endes nur dieses eine Nervensystem zur Verfügung haben, muß die Faszination der Gewissensinstanz und die Faszination, in die wir dadurch versetzt worden sind, eine *identische Exekutive* sein. Es wird, anders gesagt, von beiden Seiten her auf dem gleichen neurophysiologischen Instrument gespielt. So könnte auch in diesem Sinne von einer »identischen Exekutive« gesprochen werden.

Mit Karl Dienelt (4) sind wir der Meinung, daß das Daimonion des *Sokrates* unserem Gewissen gleichzusetzen ist. Es gab in der Antike außerdem eine gewissensartige Macht, die dadurch gekennzeichnet war, daß sie sich auf die vollzogene Tat bezog. Sokrates berichtete über eine Selbstwahrnehmung, wenn er sagte, daß er von Kindheit an diese »Stimme« kennt. Die andere Macht, die post eventum in die Erscheinung tritt und das Subjekt verfolgt, wäre dem Krähengericht zu vergleichen, dessen Anstoß-nehmen und Faszination in Erscheinung tritt, wenn der Makel oder das abnorme Verhalten sichtbar zutage liegt. Wie ein Krähenschwarm oder Möwenschwarm sind alsdann die *Erinnyen* hinter dem Täter her. Wir könnten uns denken, daß in frühen Darstellungen die Erinnyen tatsächlich als vogelartige, geflügelte Wesen auftraten, die über das Subjekt »herfielen« und auf es »loshackten«. Wenn Sartre von den großen Fleischfliegen sprach, die fasziniert um den Täter schwirren, angezogen von seiner Tat, und zwar einer Blut-Tat, so sind diese Fliegen fraglos auch erinnyenartige Wesen.

Wie wohl unsere Vorfahren sich diese Mächte vorgestellt haben? Wenn wir die Metaphern unserer Sprache ins Auge fassen, in denen sich die Metaphysik unserer Ahnen niedergeschlagen hat, so scheint es sich um tierartige Wesen gehandelt zu haben. Wir denken an die Metapher »Gewissensbiß«. Sagt man auch im Hebräischen oder Chinesischen, daß das Gewissen »beißt«? Es scheint, daß selbst in den germanischen Sprachen das »Beißen« nicht durchgängig als Metapher gegeben ist. Im Norwegischen lautet die Formel: das Gewissen (= samvittighet) »nagt«. So fern liegt uns auch in Deutschland diese Aussage nicht. Man kann sich vorstellen, daß es bei uns die dichterische Aussage von einer »nagenden Pein« geben könnte, die sich auf eine schlimme Tat bezieht. Die Erinnyen traten schwarmartig in die Erscheinung, das haben sie mit Sartres Fliegen gemein, aber auch unser Wort »Gewissen« deutet auf einen Plural hin, und das gilt ebenfalls von dem norwegischen »samvittighet« (»sam« ist uns aus unserem »zusammen« und »sammeln« bekannt). Ist das Gebissen-Werden auf erinnyenartige Wesen zu beziehen?

Wichtig wäre uns auch zu wissen, bei wievielen Völkern diese Macht mit einer Stimme resp. Sprache begabt ist. Im Norwegischen gibt es die Formel »Stimme des Gewissens« nicht, aber man sagt, es »redet«, und wir gebrauchen auch im Deutschen eine verbale Form, wenn wir sagen, daß es »sich meldet«. In der Volksschule lehrte man uns, daß das Gewissen die Stimme Gottes ist. Wenn sich Isitoq-Riesenauge als Wiß-

Partner bei dem Eskimo meldet, so kann man wohl sagen, daß auch bei diesem arktischen Volk das Gewissen »redet«. Zu unserer Überaschung stellen wir fest, daß in der deutschen Sprache »reden« und »beißen« das gleiche »binnenseelische« Verhalten bezeichnen. – Wenn es bei uns heißt, daß einem Menschen nach einer schlimmen Tat »das Gewissen schlägt«, so ist diese Wendung erratbar: Die Schuld beunruhigt das Subjekt, während ein »gutes Gewissen« bekanntlich einem »sanften Ruhekissen« vergleichbar ist. Die Unruhe nach der Missetat oder dem Unterlassen der Wohltat kann sich in einem rascheren und vernehmbaren Herzschlag bekunden. »Ihm schlug das Gewissen«, diese Wendung besagt wohl, daß ihm in der Gewissenspein das Herz schlug, womit vermutlich auf eine identische Exekutive angespielt wird.

Dienelt wehrt sich in seinem Aufsatz über das sokratische Daimonion gegen die Unterstellung, daß der Philosoph an Halluzinationen gelitten habe. Es wäre absurd, sich vorzustellen, daß erst seit Sokrates dieses Phänomen eines inneren Anstoß-nehmens bekannt ist. Ich nehme an, daß sich die Philosophen erst seitdem mit dieser Phone-Instanz im Menschen befaßt haben mögen, aber das Gewissen, gleichviel wie es die Völker benannten, dürfte es schon vor Sokrates gegeben haben. Die Stimme, von der er sprach, war vermutlich seit vielen Jahrtausenden dem Menschen zugeteilt, auch wenn man darüber eine Literatur nicht kannte. Wenn uns die alten Metaphysiken interessieren, die sich in den Sprachen niedergeschlagen haben, so müßten wir auf das deutsche Wort »redlich« eingehen. Die *Redlichkeit* ist eine Tugend, und zu unserer Überraschung hören wir, daß dieses Wort mit »reden« zusammenhängt. (»Redlich« lautet mhd. »redelich«, ahd. »redilih«, was mit dem Substantivum »redia« = Rechenschaft in Verbindung zu bringen ist.) »In der Verantwortung stehen«, das besagt, daß man »zur Rede gestellt« »antworten« muß. Diese Metaphern von Rede und Antwort, die wahrscheinlich zu unserem Inventar seit Urzeiten gehören, spielen auf die tribunale Existenz an. (Bei Kluge-Götze ist unter »redlich« zu lesen: »so, wie es sich gehört«, »wie man es verantworten kann«, was gleichbedeutend mit »rechtschaffen« und »ehrlich« ist.) Der Gewissens-Instanz in uns sind wir Rechenschaft schuldig, was auf ein Abrechnen gerichtsartigen Charakters hinweist.

Abschließend wollen wir auf die Tatsache der politischen Verrohung zurückkommen. Wir sagten, daß Bi. Fleisch-Konserven oder andere Nahrungsmittel hätte stehlen können, ohne daß ihn in der Psychose der »Gewissenswurm« heimgesucht hätte, wenn wir die alpendeutsche Metapher »Gewissenswurm« hier gebrauchen dürfen. Die Politik schafft hohe Schwellen der ethischen Empfindlichkeit. Vielleicht ist es gewagt, dafür eine Erklärung geben zu wollen: Gewissensmächte treten auch in den Alkoholhalluzinosen auf, und zwar als *Mannschaften*, die das Haus umstellen. In der Publikation »Das Belagerungserlebnis in den Alkoholhalluzinosen« (3) bin ich diesen Zuordnungen nachgegangen. Die Wiß-Partner, die wir mit den Erinnyen in einen Zusammenhang bringen, wühlen nach der Art des eskimoischen Isitoq in der Vergangenheit des Subjekts und publizieren die Sünden. Wenn man bedenkt, daß der Kranke es selbst ist, dem sich das verborgene Sündenregister öffnet und daß er sich mittels der halluzinierten Stimmen selbst die Leviten liest, so darf von einer *dramatisierten Selbstbegegnung* oder *Selbstbelagerung* die Rede sein. Zugleich muß man sagen, daß in dieser Halluzinose eine *Publik-Beichte* erfolgt. Der Trinker nimmt die *Blamage* in Kauf, daß vor seinem Haus gleichsam eine Charivari-Bande aufmarschiert ist, die seine Verfehlungen ausposaunt. Wir sehen darin ein Faszinations-Verhalten, daß der *Relaxation* dient. Wesentlich ist dabei, daß der Stolz dieses Trinkers gebrochen ist und daß die hohen Spannungen seiner Erregung über das Bekenntnis herabgesetzt werden. Ich habe in der Befassung mit unseren Alkoholhalluzinanten die Erkenntnis gewonnen, daß von einer psychotherapeutischen Pointe resp. von einer Katharsis die Rede sein kann. Wir stellen fest, daß das Subjekt seiner Mannschaft, die gewöhnlich männerbündlerischen Charakters ist, *isoliert* ausgeliefert ist. Diese *Isolierung* heben wir nachdrücklich hervor.

Als Bi. den Geldschein unterschlug, war er bei dieser Tat isoliert, und nun meldet sich sein Gewissen, als die ethische Schwellenerniedrigung in seiner Psychose erfolgt. Bei dem Viehdiebstahl dagegen war er in der Gesellschaft der anderen, also inmitten der Mannschaft. Das war das Schnippchen, das sie der Besatzungsmacht schlugen, so daß Partei gegen Partei stand. Die Tötung des Kalbs stellte den Mann in eine andere Front, und obwohl er auch da eine Mannschaft im Hintergrund hatte, lud er Schuld auf sich, nämlich Blut- oder Tötungs-Schuld gegenüber dem »unschuldigen Tier«. Das war keine politische Tat, während der erste Akt, die Entführung des Kalbs, unter diesem Gesichtspunkt zu sehen war. Wenn Mannschaft gegen Mannschaft steht, ist man gleichsam ethisch gepanzert. Damit kommen wir zu der Erkenntnis, die vor uns G. Le Bon in seiner *Psychologie der Massen* (9) aussprach: Wenn das Subjekt vor diesem Hintergrund handelt, hat es gleichsam den Freibrief erlangt. So entfällt, wie uns scheint, das Anstoß-nehmen seitens der ethischen Mächte, die Mannschafts-Charakter in der Alkoholhalluzinose tragen. Die Polis resp. der Stamm steht alsdann auf ihrer Seite, denn das Anstoß-nehmen seitens der Fremden oder der politischen Widersacher zählt nicht. Die Wiß-Partner (= conscientes) in der Alkoholhalluzinose bringen, darin gleichen sie den Erinnyen, die verborgene Tat an das Licht, hier aber hat das Subjekt, das gemeinsam mit seinen Freunden in einer Partisanen-Rolle gehandelt hat, gegen die feindliche *Gruppe* gestanden. Es gibt eine Ethik der singulären Entscheidung, während das Subjekt als Exponent einer Masse die ethische Schwellenerhöhung zeigt, die nicht einmal in der allgemeinen Tendenz zur Schwellenerniedrigung während der depressiven Psychose herabgesetzt werden kann. Im pluralischen Handeln ist das Subjekt gegen die ethischen Zweifel weitgehend gefeit, und noch nach der Tat bleibt es unerschüttert.

V. E. v. Gebsattel schreibt in seinem Buch *Christentum und*

Humanismus (6) daß man versuchen sollte, den Menschen von seinen Grenzen her zu begreifen. »Nur von dort her ist er in seiner Eigentlichkeit und in seiner Verborgenheit zu bestimmen.« In dem Bestreben, Urphänomenen oder zum mindesten archaischen Zuordnungen psychosomatischer Art zu begegnen, haben wir uns mit den unteren Grenzen, nämlich den Grenzen zum zoon politikon Tier, befassen müssen. Wir sind zu dem Schluß gekommen, daß es sich bei dem Bekenntnis-Zwang, der sich in der depressiven Psychose sowohl wie in der exogenen Psychose der Alkoholhalluzinose aufzeigen läßt, um eine *selbsttätige* Regulation wahrscheinlich handelt, die den hohen Erregungsstand der psychotischen Verfassung, der sich u. a. in der Schlaflosigkeit des Kranken bekundet, herabmindern kann. Die *Faszination*, in der wir ein neurophysiologisch bedingtes Phänomen sehen, führt zu der endlosen Wiederholung, d. h. zu einem *Leerlauf der Gedankengänge*, indem sie eine bestimmte Thematik schmerzlicher Art unentwegt festhält und wiederholt. Die *Koppelung von Bekenntniszwang (Beichte) und Wiederholungszwang halten wir für entscheidend bedeutungsvoll.* Die Verfassung der Faszination, die das seelische Leiden des Kranken zu konservieren scheint, wird in ihrer Unerbittlichkeit zum *Motor eines Heilungsversuchs,* in dem die Mühle der Wiederholungen den hohen Spannungsstatus herabspielt. Die oben erwähnte Alternative zwischen Faszination und Verdrängung (Vergessen, Bagatellisierung, Akzentverschiebung) findet damit ihre Lösung. Wir waren bemüht, von vielen Seiten her einen Zugang zu dem Problem des Schuld-Erlebens zu finden, aber wir sind uns bewußt, daß es nur ein Versuch war. »Noch ist nämlich die Zeit nicht reif, weder für eine philosophische noch für eine medizinische Anthropologie im eigentlichen Sinne des Wortes«, so heißt es im Vorwort zu V. E. v. Gebsattels »Prolegomena einer medizinischen Anthropologie« (7).

Literatur

1 Rudolf Bilz: Pars pro toto, Leipzig 1940
2 – Tiertöter-Skrupulantismus, Jahrb. Psychol. Psychother. III, 1955
3 – Das Belagerungserlebnis in den Alkoholhalluzinosen, Nervenarzt XXVII
4 Karl Dienelt: Das Daimonion des Sokrates und die Existenzanalyse V. Frankls. Jahrb. Psychol. Psychother. II
5 Leo Frobenius: Kulturgeschichte Afrikas, Zürich 1933. Phaidon-Verlag
6 V. E. v. Gebsattel: Christentum und Humanismus, Stuttgart 1947
7 – Prolegomena einer medizinischen Anthropologie, Berlin/Göttingen/Heidelberg 1954
8 F. Goethe: Über das »Anstoß-nehmen« bei Vögeln, Z. Tierpsychol. III
9 G. Le Bon: Die Psychologie der Massen, Stuttgart 1950
10 E. S. Russell: Valenz und Aufmerksamkeit im tierischen Verhalten, Schweiz. Zschr. Psychol. III
11 Knut Rasmussen: Thulefahrt, Frankfurt/Main 1934
12 J. P. Sartre: Die Fliegen, Hamburg 1949
13 K. Scherman: Arktischer Frühling, München 1957
14 Kurt Schneider: Die Aufdeckung des Daseins durch die cyclothyme Depression, Nervenarzt XXI
15 Carl Schöyen: Fuglefjell, Oslo 1931
16 Mündliche und schriftliche Mitteilungen von Dr. Lily Weiser-Aall (Oslo) und Dr. Rudolf Schenkel (Basel)

27. Die Intention zur motorischen Verkürzung und zur Elevation der Extremitäten im Angst-Erleben

(1956)

Dem Kirchenvater Augustinus verdanken wir den Hinweis auf die »Erbkoordination« (K. Lorenz [1]) einer Angst, den er in die Formel faßte: *Timor est fuga.* Die Flucht als Effekt ist eine der typischen Möglichkeiten, wie sich Angst entäußern kann. Es gibt mancherlei Angst und Angstverhalten. In der Fluchtangst bzw. Angstflucht vollziehen sich Koordinationen, die erst im Laufe etlicher Monate ausreifen, denn das neugeborene Kind in seiner vorpyramidalen Verfassung vermag nicht zu fliehen, d. h. nicht davonzurennen. Bei jeder Angst, gleichviel, welche Verlaufseffekte sie zeigt, d. h. welche der Garnituren von Erbkoordinationen in die Erscheinung tritt, ist eine adrenergische Verfassung (= Stimmung) hohen Intensitätsgrades im Spiele. Daß es auch eine Angst gibt, deren Chemismus in das Vagotone umschlägt, soll uns hier nicht interessieren. Ich verweise auf die grundlegenden Forschungen W. B. Cannons (2). Wir werden uns mit einer vertikal verlaufenden Angst beschäftigen müssen, die nach oben tendiert. Man könnte erwägen, ob eine Übersprungbewegung im Sinne N. Tinbergens (3) vorliegt, wenn etwa zunächst die Erbkoordinationen des horizontal verlaufenden Flucht in die Erscheinung treten, die alsdann plötzlich von einer anderen Garnitur von Bewegungen abgelöst werden.

Ich halte mich an eine empirische Beobachtung, gemäß dem Grundsatz, daß die Anschauung das Fundament der Erkenntnis ist: Als in Stalingrad das Schicksal einer Armee auf dem Spiele stand – und vielleicht mehr als nur das Schicksal einer Armee –, wurde in Berlin ein Ministerialbeamter von einem überaus heftigen Angstzustand heimgesucht. Zunächst hatte dieser Mann die Erbkoordination des Davonlaufens gezeigt, im Jargon zu sprechen, »es« hatte ihn in seiner inneren Ruhe »umhergetrieben«. Er war schließlich auf das Land gefahren und hatte in seiner Unrast eine längere Fußwanderung angetreten. Es war ein planloses Marschieren gewesen, das ihm jedoch die Angst nicht wegnehmen konnte, denn die »Merkmale« waren damit nicht auzulöschen. Es bestand eine Faszination, die sich auf die militärische Katastrophe bezog. Auf dem Höhepunkt der Krise konnte der Mann sein Haus nicht mehr verlassen. Ich hatte den Kranken in meiner nervenärztlich-psychotherapeutischen Sprechstunde früher bereits gesehen. Er war wegen einer hartnäckigen Schlaflosigkeit gelegentlich bei mir gewesen, und es hatten außerdem zwangsneurotische Störungen bestanden. Er war eine von Haus aus timide Natur, und sein forsches Auftreten war nur die überkompensierende Maske, die er seinem Amt schuldig war. Ich fand bei meinem Hausbesuch den Mann an seinem Schreibtisch vor. Er hielt die Beine angezogen, so daß sie den Fußboden nicht berührten, und verharrte seit langem, wie er mir sagte, in dieser Beugespannung. Ein Zwangsimpuls war über ihn gekommen, der die Verkürzung der unteren Extremitäten verlangte. Streckte der Mann die Beine aus oder versuchte er den Fußboden zu betreten, so steigerte sich die Angst in das Maßlose. Die Armhaltung hatte auf den Intensitätsgrad der Angst keinen so entscheidenden Einfluß. Immerhin zeichnete sich auch bezüglich der Arme eine Zwangshaltung ab, die darin bestand, daß er die oberen Extremitäten ausstrecken mußte, um sich an den Kanten des Schreibtischs festzuhalten. Diese Intention ließ sich unterdrücken, ohne daß sich die Angst wesentlich steigerte. Der Akzent lag nicht so sehr auf dem Festhalten, sondern vielmehr auf der Beugeverkürzung der Beine.

Der Mann wurde später, als er wieder in die Behandlung kommen konnte, gefragt, ob er ähnliche Haltungs- oder Bewegungsstörungen früher gelegentlich gezeigt hätte. Er gab an, daß er in seiner Kindheit jahrelang unter einer heftigen

Gewitterangst gelitten hatte. In der vermeintlichen Gefahr, daß er vom Blitz erschlagen würde, habe er immer mit angezogenen Beinen im Bett gelegen. Die Arme habe er, wenn er während eines nächtlichen Gewitters im Bett von der Angst heimgesucht wurde, leicht erhoben und mit geballten Fäusten angezogen, gegen das Gesicht hin. Ich ließ mir von ihm diese Schreckhaltung bzw. Angsthaltung vormachen, die an die vorpyramidalen Synergismen eines neugeborenen Kindes erinnerte. Ähnlich hatte er im Verlaufe der Stalingrad-Katastrophe als Erwachsener in seinem Bett gelegen. Die Flucht in das Bett war, strenggenommen, ein Verstoß gegen die Zwangsimpulse, denn es wäre das Ideal gewesen, daß er Tag und Nacht aufrecht saß und dabei die Fixation der Beine in der Beugehaltung zeigte. Wenn er als Kind mit angezogenen Beinen im Bett lag oder während des Gewitters mit im Hüft- und Kniegelenk gebeugten Beinen auf dem Stuhl saß, so hatte er sich gedacht: Der Blitz schlägt dort ein, wo sich ihm Zacken oder Spitzen entgegenstrecken, darum ist es ein Vorteil, eine möglichst kugelige Gestalt anzunehmen. Jetzt dagegen, während der Katastrophe von Stalingrad, konnte er keinerlei Rationalisierung seiner merkwürdigen Attitüde erbringen.

Die späteren Aussprachen zeigten mir, daß es sich um Zwangsphänomene in dreierlei Hinsicht gehandelt hatte, denen er während der kritischen Tage von Stalingrad ausgeliefert war: das Verkürzen der Beine und das Vorstrecken und Erheben der Arme, wobei auf dem Verkürzungs-Synergismus der Beine der Akzent lag, wurde von einem Zwang befohlen. Es war außerdem verlangt worden, daß er alle Uhren anhielt, so daß gleichsam die Zeit zum Stillstand gekommen sei. Außerdem hatte er einem Gedanken nachhängen müssen, den er als absurd ablehnte, da er kritisch genug geblieben war, trotz seiner panischen Angst, dem er sich aber hingab, weil ihn die Idee ein wenig beruhigte. Auch das war eine der Notwendigkeiten, ein Wort, das wir faute de mieux gebrauchen, denn es wurde seine Not nur etwas gemindert, nicht aber »gewendet«, wenn er seinen Impulsen folgte, in denen wir *Selbstregulationen* sehen: Er hatte in der Verfassung der ihn behelligenden Faszination denken müssen, es ließe sich die Katastrophe vielleicht noch zum Siege wenden, wenn er nur den Fußboden nicht berühre. Es hänge von ihm ab, als ob eine mystische Partizipation zwischen dem Subjekt und der eingeschlossenen Armee bestünde. Man konnte tatsächlich sagen, daß insofern eine Teilhabe oder sogar eine Identifizierung bestand, als die Krise der Front zu einer Krise dieses Mannes führte, und die Zwangsimpulse, in denen wir Selbstregulationen sehen, waren Ausdruck der Krise, in die dieser Mann geraten war. Sein eigenes Schicksal hing vom Ausgang dieser Schlacht ab. Logisch war ihm klar, daß der Erfolg von den stärksten Bataillonen abhängt, nicht etwa auch davon, daß in Berlin ein preußischer Beamter dasitzt, der die Füße angezogen halten muß, so daß sie den Fußboden nicht berühren. Wissen, daß dieses Verhalten unsinnig ist, und dennoch sich dem Zwang ausliefern müssen, ist eine Demütigung. Der absurde Verkürzungssynergismus war offensichtlich Ausdruck der Angst.

Wir verwechseln die Intentionen, denen der Kranke motorisch ausgeliefert war, nicht mit den Folgen der Schäden, die auf die Pyramidenbahnen bezogen sind. H. Oppenheim (4; 5) hatte in der dritten Auflage seines Lehrbuchs der Nervenkrankheiten ein reflektorisches Geschehen beschrieben, das in der folgenden Zuordnung bestand: Wenn er Kinder vor sich hatte, die das Bild der Diplegia spastica darboten, so fuhren ihnen die Gliedmaßen zusammen, wenn er mit dem Perkussionshammer auf die Tischplatte aufschlug, während sich unmittelbar nach der Verkürzung die Arme vorstreckten. Ich mußte, als ich den Mann vor seinem Schreibtisch sitzen sah, auch an den Moroschen (6) Umklammerungsreflex denken, den Säuglinge im ersten Trimenon ihres extrauterinen Daseins zeigen. Der Reflex wäre der erste Akt, und das Festhalten am Hals der Mutter wäre die Folge, die den Charakter einer Sicherung aufweist. Die Hand des Säuglings ist eine Festhaltehand, und selbst mittels der gespreizten Beine und der supinierten Füße hält er sich fest. Wenn wir von den »Verkürzungssynergismen« des Berliner Beamten sprechen, so sagen wir lediglich, daß die Ähnlichkeit nicht zu verkennen war. – Der Ministerialbeamte schämte sich, daß er dieses absonderliche Verhalten an seinem Schreibtisch praktizieren mußte. Er dachte, daß er jedoch im Hinblick auf den Endsieg gern die Blamage auf sich nehmen wollte, in den Augen seiner Familienangehörigen als lächerliche Gestalt dazusitzen. Er brachte ein Opfer, und er nahm eine Demütigung hin, indem er die Beine in der Beugespannung fixiert hielt. Was ich die doppelte Buchführung nennen möchte, kennzeichnet den zwangsneurotischen Mann, während der hysterische Zitterer – auch diese Reaktion hätte man sich vorstellen können – eindeutig er selbst ist und sein Symptom eher verstärken möchte, als es verbergen. Er nimmt die Mechanismen als eine Kennzeichnung willkommen hin und versucht damit einen Gewinn zu erzielen, der sein subjektiver Gewinn ist, während der Beamte, von dem hier die Rede ist, der eingeschlossenen Armee, so unsinnig ihm auch die Idee vorkam, möglicherweise diente. Die Tatsache der sog. doppelten Buchführung könnte man in die folgende Aussage übersetzen: *Die corticale Vorherrschaft, die wir Gesundheit nennen, wurde zugunsten der vorpyramidalen Synergismen gebrochen.* Die corticale Herrschaft war auch insofern gefährdet, als der Mann die mit der Verkürzung verbundene absurde, magisch anmutende Idee hinnehmen mußte, denn es ist widersinnig, daß das Nichtberühren der Erde für den Sieg erforderlich sei. Er durchschaute den Sinn dieses Impulses nicht, aber er befolgte die Vorschrift. Die Angst hatte ihn zu den Konzessionen gezwungen. Auch das Stillstellen aller Uhren, die ihm zur Verfügung standen, hielt seinem kritischen Denken nicht stand, aber die Aktion gegen das Fortschreiten der Zeit wirkte kalmierend, und wenn es auch nur ein Tropfen war, der auf den heißen Stein fiel. Vielleicht kann man generell sagen, daß alle Zwangskranken eine Einbuße der corticalen Vorherrschaft hinnehmen. Ein Sacrificium intellectus wird von ihnen, die durchweg intelligente Leute sind, gefordert, so blamabel sie selbst es empfinden mögen. Der subcorticale Verkürzungssynergismus, der uns an den vorpyramidalen Zustand des Säuglings erinnern könnte, muß freilich nicht in jedem Falle im Spiele sein. Zwangsgedanken nachhängen und Zwangsimpulsen folgen müssen, bedeutet wahrscheinlich generell dem subcorticalen System eine Machtstellung zubilligen. Bei den Hysterikern sind es die willkommenen Mechanismen, die in Analogie zu organisch fundierten vergleichbaren Mechanismen »schamlos« verlaufen, hier aber sind es nicht Mechanismen, die automatisch abschnurren, sondern lediglich Intentionen, denen das Subjekt trotz seines logisch fundierten Protestes erliegt.

Im Gespräch mit dem Afrikanisten E. L. Rapp in Mainz erfuhr ich, daß es bei den Akanvölkern an der Goldküste (Westafrika) Tradition war, daß der Häuptling während der Schlacht inmitten seiner Truppen in einer bootsartigen Sänfte getragen werden mußte. Mit den Füßen den Erdboden zu berühren, wäre verhängnisvoll gewesen. Er trug zwar ein Schwert, während man ihn wie ein Palladium über das Schlachtfeld trug, aber dieses Schwert war eine Zeremonialwaffe, die zum Töten weder bestimmt noch geeignet war. Man wird an die Bundeslade der alten Israeliten erinnert, die sie auf ihren Kriegszügen mitführten, aber hier war es ein hilfloser Mensch, der in dem sog. Palanquin lag oder saß und der mit den Füßen keinen Kontakt zur Erde hatte und keinen Kontakt finden durfte. Man wird selbstverständlich nicht sagen, diese Eingeborenen hätten vom Moroschen Umklammerungsreflex gehört, und ihr Häuptling gliche dem Kind, das sich gleichsam am Hals des übermächtigen Wesens festhält. Wichtig wäre es, von diesen Stämmen zu wissen, ob sie sich einen Gott vorstellen, der »oben« ist. Es scheint uns, daß der Satz »Gott ist oben« zu den Moroschen Zuordnungen im Verhältnis der Korrespondenz steht. Auch der Berliner Ministerialbeamte hatte von diesem Reflex der Säuglinge vermutlich nie ein Wort gehört, trotzdem erlebte er den Zwangsimpuls, sich so zu verhalten, als müßte er sich festhalten mit Händen und Füßen. Als dieser Beamte in seiner Kindheit während des Gewitters die gleiche Haltung eingenommen hatte, war es ihm plausibel gewesen, daß das zweckmäßig sei, weil der Blitz »nicht angezogen« wird, wenn man zu einem kugeligen Gebilde erstarrt. Das war sicherlich eine Rationalisierung post festum, gleichsam der Balsam für die Wunde, die der Zwang seinem Selbstwertbewußtsein geschlagen hatte. Die Sinngebung des Sinnlosen wurde vollzogen. Was er für die Ursache hielt, war lediglich die nachträgliche, ihm einleuchtende Begründung, denn sie leuchtete ihm ein, entsprechend seiner Vorstellung von der Gefährlichkeit der Blitze, während wir diese Rationalisierung nicht akzeptieren können. Mit anderen Worten: Was die Eingeborenen selbst sagen, was sie selbst als Begründung angeben, weshalb ihr Häuptling mit den Füßen die Erde nicht betreten darf, während die Schlacht im Gange ist, kann postfestale Rationalisierung sein. Wir wollen am »Leitfaden des Leibes«, um eine Formulierung Friedrich Nietzsches zu gebrauchen, den Zusammenhängen nahezukommen versuchen, denn wir nehmen an, daß der »Leib« Ordnungen unterworfen ist, die sich durchsetzen müssen, wenn die und die Situationen gegeben sind. Der Situation *außen* entspricht die Gestimmtheit *innen*, und in unseren Fällen dürfte es sich um adrenergische Gestimmtheiten im Sinne W. B. Cannons handeln. Die innere Stimmungsgrundlage, die zugleich physiologischer und psychologisch-emotionaler Art ist, scheint nicht weniger wichtig zu sein als die äußere Situation. Man könnte soweit gehen zu sagen, daß die innere Verfassung die Innenseite der sog. äußeren Situation ist. Zugleich aber ist die psychologisch-emotionale und in *einem* neurophysiologische Stimmung oder Gestimmtheit die Matrix der ihr zugeordneten Motorik. Über die Situationen sind wir »motorisch hineingemischt« in die Welt. Wir pflichten F. J. J. Buytendijk (7) bei, der die Situation als ein wesentliches Element lebendigen Existierens auffaßt. *Timor est fuga,* und ebenso gilt der Satz: *Timor est contractio et adhaesio.* Die höheren Intensitätsgrade der Angstgestimmtheit, die eine adrenergische Verfassung ist, verlangten von dem Beamten die Verkürzung, während er zunächst mit den Füßen den Boden berührte und in der Horizontalen seinen lokomotorischen Erbkoordinationen ausgeliefert gewesen war. Jetzt plötzlich, und das könnte man den »Übersprung« nennen, ist die erste Garnitur von Erbkoordinaten außer Kurs gesetzt und blockiert, und zwar emotional blockiert. In einer sinnlosen Flucht hatten bis zu dem Umschlag in die Verkürzungsverfassung die lokomotorischen Koordinationen der Fortbewegung das Subjekt durch die Straßen der Stadt und durch die Wälder in der Umgebung getragen. Daß er gestern noch laufen mußte in seiner inneren Gestimmtheit, die man Angst und Sorge und Unruhe oder Unrast nennt, das beruhte auf Zwangsimpulsen, und nun galten plötzlich Intentionen, die einer anderen Garnitur von Bewegungen, nämlich den Festhalte- und Verkürzungsmechanismen, zum Durchbruch verhalfen. Was gestern noch geboten war, erschien plötzlich in einem ganz anderen Lichte und war von Übel. Wenn man sich einer Ausdrucksweise bedienen dürfte, die zum ethnologischen Sprachgebrauch gehört, so könnte man sagen: Gestern noch mußte das Subjekt auf der Erde marschieren, um seine Unrast loszuwerden, und heute ist der Boden, der den menschlichen Fuß aufnimmt, um ihm den Gegenhalt zur Fortbewegung zu bieten, plötzlich »tabu«.

Wenn wir die adrenergische Verfassung in den Blickpunkt des Interesses rücken, so muß unsere Aussage lauten: Es war ein Schreckerlebnis, das Moro den Säuglingen zuteil werden ließ, wenn er plötzlich mit der flachen Hand auf den Tisch schlug, auf dem das Subjekt in Rückenlage ruhte. Das Erschrecken gehört zu den adrenergischen Gestimmtheiten, und zwar ist es die plötzliche, unerwartete Angst, die man als Erschrecken bezeichnet. (Merkmwürdigerweise gebraucht man im Deutschen das Wort reflexiv: man »erschreckt sich«. Man sagt aber ebenso: er fürchtet »sich« oder er ängstigt »sich«. Er macht »sich« Sorgen!) Es ist darüber gestritten worden, ob man sagen darf, Moro habe das Kind erschreckt bzw. er habe mit der Hand auf die Tischplatte geschlagen, worüber »sich« das Kind erschreckte, indem seine Ärmchen hochfuhren und sich »in einer der Umklammerung ähnlichen Bewegung« vor der eigenen Brust einander näherten. Die Neurologen sind nicht davon angetan, mit psychologischen Tatsachen zu operieren. Immerhin spricht man von der »Psychomotorik«, was also bedeutet, daß das emotionale Erleben des Subjekts eine motorische Seite gleichzeitig hat. Wir sagen nicht, die Fluchtbewegungen seien ein »Ausdruck« der Angst, sondern sie sind die Angst: sunt fuga! Die Verkürzung der unteren Extremitäten und die Tendenz zum Festhalten sind ihrerseits auch »eine« Angst. Jetzt kam die ausweglose Angst auf, die das Subjekt in die Regression zwingt, so daß es sich infantilistisch benimmt, als wäre es in einer vorpyramidalen Verfassung. Wenn das Subjekt die Festhaltehände ausstreckt und die Beine, einer Intention folgend, so stellt, als ob es hochklettern oder sich mit den Beinen oder supinierten Füßen festhalten wollte, so bezeugt es damit, wie kindlich ohnmächtig es ist, angewiesen auf die »höhere« Macht, zu der es emporstrebt. Wenn es am Hals seiner Mutter hängt, so ist es geborgen, da ist ihm das Laufen wieder abhanden gekommen. Die Ausreifung dieser Funktionen gilt nun nicht mehr, und der bereits erworbene Schatz von reifen Koordinationen wird annulliert. Wenn wir in den Zoologischen Gärten beobachten können, daß die jungen Affen ihren Müttern am Hals hängen oder sich in das Fell eingefilzt haben, so werden wir von einem *Biologischen Radikal* sprechen. Wir sehen im Moroschen Umklammerungsreflex oder in dem sog. acustico-motorischen Reflex, den H. Oppenheim (1903) beschrieb, lediglich eine Homologie, so wie es eine Homologie ist, daß das junge Affenkind an den Brustwarzen seiner Mutter saugt, oder daß es mit einer Lunge ausgerüstet ist wie ein Menschenbaby und atmet, oder daß es einen Blutkreislauf hat, und was es alles an übereinstimmenden vergleichbaren Organen und vergleichbaren vitalen Rollen gibt. Auch bei Oppenheims acustico-motorischem Reflex dürfte mehr als nur der »Reflex« im Spiele sein. Er schlug mit dem Perkussionshammer auf den Tisch, um die Koordinationen auszulösen, die offenbar als Geschehnisbereitschaften bereitlagen. Immer wird auch die Gestimmtheit des Subjekts im Spiele sein, denn auch wenn wir als gesunde Erwachsene erschrecken, »fahren wir zusammen«, und wir können, im extremsten Falle, sogar den Streckertonus der Beine verlieren und zur Erde fallen. Emotionale Verfassung und Reflex schließen sich nicht aus, im Gegenteil, die adrenergische Verfassung erhöht unter Umständen sogar die Lebhaftigkeit eines Reflexes, was jedermann weiß, der einen Kranken im kalten Zimmer neurologisch untersucht. Homburger (8) (S. 358) berichtet, wie Oppenheim zunächst den Gedanken ausgesprochen hatte, daß es sich um ein Schreckgeschehen handle, wenn die Kinder plötzlich zusammenfuhren und dann die Arme vorstreckten, als er mit dem Hammer auf den Tisch schlug. »Er erkannte aber bald, wie aus seiner Arbeit über die Diplegia spastica hervorgeht, daß es sich nicht um die mit ›Erschrecken‹ bezeichnete Affektreaktion, sondern um einen selbständigen subcorticalen Reflex handelte, den er als acustico-motorischen Reflex bezeichnete.« Wir sind darüber erstaunt, daß selbst August Homburger das Aut-Aut anerkennt, als ob man sagen könnte, entweder sei ein lebendiges Geschehen einschließlich seiner ihm zukommenden Motorik »psychisch« begründet oder »neurologisch« fundiert. Man kann nicht ausschließlich »psychisch« erschrecken, sondern es dürfte immer das ganze komplizierte System von Zuordnungen neurophysiologischer Art einschließlich der Cannonschen Mechanismen im Spiel sein, das den Effekt des »Zusammenfahrens« oder eines plötzlichen Ballens der Fäuste bewirkt. Man hört nicht selten, daß einer im Akte eines Erschreckens die Fäuste ballt, was man möglicherweise als ein Festhalten deuten könnte. Selbstverständlich schließt diese Interpretation nicht aus, daß das Subjekt, angenommen, es würde plötzlich im Wald von einem Wegelagerer überfallen, alsdann mit derselben Faust um sich schlägt, sie als Waffe gebrauchend.

Die menschliche Hand ist zu mancherlei Metamorphosen fähig, und wir sind jeweils in Rollen und Gegenrollen engagiert. So könnte man sagen, die Zwangsimpulse, die von dem Beamten zunächst das Weglaufen verlangten, bis das Lokomotorium plötzlich außer Kurs gesetzt worden war, »engagierten« ihn, indem sie ihm die andere Garnitur eines Verhaltens aufdrängten, die nämlich, die als die biographisch ältere noch in der Latenz seines Leibes bereitlag.

Wenn ich ein drittes Beispiel vortrage, das man als Parallele bzw. als Bestätigung der bisherigen Ausführungen ansehen darf, so wird man die folgenden Merkmale verlangen: 1. muß das Subjekt in eine Situation gestellt sein, die bedrohlichen Charakters ist; 2. muß der äußeren Situation die innere Verfassung entsprechen, d. h. das Subjekt muß im Zusammenhang mit dem Affekt der Angst oder Sorge in einer Notfallreaktion sein; 3. erwarten wir, daß es sich um den hohen Intensitätsgrad der Erregung handelt, der zu den als Regressionen oder Atavismen anmutenden Festhalte- bzw. Verkürzungsmechanismen führt; 4. muß die Evidenz der Teilhabe erlebt werden, d. h.: das Subjekt muß in dem Bewußtsein seiner Verantwortung die motorischen Intentionen vollziehen, als ob von seinem Verhalten der Ausgang der gefährlichen Situation abhängig sei; 5. erwarten wir, daß sich das Subjekt den Bewandtniszusammenhängen nicht entziehen kann, d. h. daß es fasziniert ist; 6. wäre an die Möglichkeit zu denken, daß in einem weiteren Fall vielleicht der Akzent auf den Festhaltehänden und dem Vorstrecken der Arme liegt, denn wir sagten, daß der Ministerialbeamte wohl dem gesamten Moroschen Funktionsbild ausgeliefert war, daß aber bei ihm die Verkürzung der Beine besonders prävalierte. Wie das zu erklären wäre, weiß ich nicht. Wenn es aber eine Dissoziation des Akzentgewichtes gibt, so könnte man sich vorstellen, daß der Akzent auch auf die Motorik der oberen Extremitäten fallen könnte. Es ist tatsächlich so, daß es sich wieder um eine blutige Auseinandersetzung zwischen zwei Völkern handelt, und es ist wieder ein Mensch im Spiele, der die Verantwortung trägt, indem »es ihn engagiert«. Josua ist der Feldherr in der Schlacht, die zwischen den Israeliten und den Amalekitern entbrannt ist. Man könnte denken, daß dem Feldherrn allein die Verantwortung zukommt, wenn die Waffen sprechen, nicht aber einem Nichtkombattanten. Das zynische Wort eines rationalistischen, aufklärerischen Königs galt damals noch nicht, nämlich der Ausspruch Friedrichs II., daß es Gott mit dem besten Feldherrn hält, dem die stärksten Bataillone unterstellt sind. Grob gesagt: Gott als der Schlachtenlenker läßt sich von der aufgewendeten Kraft und Geschicklichkeit der Führung bestechen, während ihm die Frage Recht oder Unrecht nichts gilt. Gott wäre zu übersetzen mit dem Begriff »Erfolg«. Wir lesen 2. Mos. 17, wie Moses katalysatorisch im Spiele war, als die Schlacht begann, zu der er den Feldherrn Josua aufgefordert hatte. Noch vor der Eröffnung der Feindseligkeiten gab er seine Position (= Rolle) an: »Ich will mich auf die Höhe des Hügels stellen mit dem Gottesstabe in der Hand.« So stand Moses mit erhobenen Armen, und solange er sie emporhielt, stand die Sache Israels gut, sanken sie ihm jedoch ab, siegte Amalek. Aaron und Hur waren bei Moses, um ihm Beistand zu leisten. Es war »Beistand« in des Wortes ureigentlichem Sinne, indem sie »bei« ihm »standen« und seine Arme nach oben hielten, wenn Moses die Kraft versagte. Es wird berichtet, wie Moses später auf einem Stein saß, während Aaron und Hur seine Arme stützten, »der eine auf der einen, der andere auf der anderen Seite. So blieben seine Arme fest, bis die Sonne unterging. Und Josua warf die Amalekiter und ihr Kriegsvolk nieder mit der Schärfe des Schwertes«.

Ich lasse die Frage offen, als ob es sich immer um blutige Auseinandersetzungen handeln muß, wenn sich das Verkürzungs- und Festhaltemotorium ausprägt. Wir wollen es allerdings mit diesen drei Beispielen bewenden lassen. Es interessiert uns das folgende Zusammenwirken: In adrenergischen Verfassungen sind auch die Krieger, aber dieser eine Mensch wird dem anderen Schema unterworfen, das von ihm eine nicht-kämpferische Rolle verlangt, im Gegenteil, das ihn sich festhalten läßt an dem übermächtigen Wesen. So wird er gleichsam zum Mittler zwischen seinem Volk und der Gottheit. Die Quintessenz wäre in die folgende Formulierung zu fassen: Es muß gekämpft werden, es kann auch die Flucht gelegentlich strategisch angebracht sein, wenn eine militärische Situation verfahren ist, aber einer hat die ganz andere Garnitur von Erbkoordinationen zu zeigen, dazu verpflichtet »es« ihn, Koordinationen, die sich auf die mächtige Mutter beziehen, bei der man geborgen ist. Ihr obliegt die letzte Entscheidung, und die Funktion, die dieser Mensch darbietet, ist als *die priesterliche Funktion* zu bezeichnen. Demnach wäre der Häuptling bei dem Stämmen an der Goldküste und ebenso unser Ministerialbeamter in einer »priesterlichen Rolle« gewesen, die eine kindliche »Frömmigkeit« zum Ausdruck brachte. Man könnte sein Leiden auch als stellvertretendes Leiden bezeichnen. Wir sagten bereits, daß das Subjekt zu der Attitüde gezwungen sein kann, ohne daß ihm bewußt ist, was es physiognomisch zum Ausdruck bringt. Wir glauben, daß wir mit der priesterlichen Gestimmtheit und Haltung auf die biologische Urszene Mutter und Kind hinweisen durften. Es gibt Ursituationen und »Identische Exekutiven«, die sich bezeugen, auch wenn die Ursituation nur als Analogie im Spiele ist. Beten heißt, »sein Herz zu Gott erheben«, und auch wenn der Beamte nicht an Gott dachte, als er die Gebetshaltung zeigte, so war er motorisch doch in der Haltung des betenden Mannes und emotional in der entsprechenden Stimmung, denn er brachte zum Ausdruck, daß er ohnmächtig sei und Geborgenheit suche. Ich stelle die Frage, ob nicht die Gebetshaltung der Antike, d. h. das Vorstrecken der Arme mit supinierten Händen, in den Kreis der uns interessierenden psycho-physischen Zuordnungen gehört, und ob nicht der Verlust des Streckertonus der Beine, der in dem Verkürzungssynergismus zum Ausdruck kommt, seinen Ausdruck auch im Hinknien finden könnte.

Literatur

1 K. Lorenz: Über die Bildung des Instinktbegriffes, Naturws. 21 (1937)
2 W. B. Cannon: Bodily changes in pain, hunger, fear and rage, New York 1929
3 N. Tinbergen: Die Übersprungbewegung, Z. Tierpsych. 4 (1940)
4 H. Oppenheim: Lehrbuch der Nervenkrankheiten, 3. Aufl. 1902
5 H. Oppenheim: Über einige bisher wenig beachtete Reflexbewegungen bei der Diplegia spastica infantilis, Mschr. Psychiatr. 14 (1903), 241
6 E. Moro: Das erste Trimenon, Münch. med. Wschr. 1918, 42
7 F. J. J. Buytendijk: Vorwort zum 1. Bd. der Zeitschrift »Situation«, Utrecht-Antwerpen 1954
8 A. Homburger: Die Stellung des Moroschen Umklammerungsreflexes in der Entwicklung der menschlichen Motorik, Z. Neur. 76 (1921)
9 E. L. Rapp (Mainz): Mündliche Mitteilung

28. Von den Schmerzen der Tiere

Eine vergleichende Untersuchung
über das Schmerz-Erleben und Schmerz-Verhalten
bei Tieren und Menschen
(1962)

Es ist ein heikles Unterfangen, sich über den Schmerz der Tiere äußern zu wollen, denn das Tier kann uns, im Gegensatz zum Menschen, nicht sagen, daß und wie und wo es Schmerzen erleidet. Man behilft sich mittels der Verhaltens-Übereinstimmung (= Analogie), d. h. wenn sich ein Hund einen Dorn in den Fuß getreten hat und alsdann hinkt, so werden wir, weil wir uns in der nämlichen Situation genauso verhalten, die Aussage machen, daß das Tier wegen der *Schmerzen* den Fuß »schont«. Ich ziehe den Rückschluß aus dem *Verhalten.*
Man unterscheidet mancherlei Schmerzen bei Mensch und Tier, z. B. Wund- und Entzündungs-Schmerzen. Tiere und Menschen können auch unter Eingeweide-Spasmen zu leiden haben, so daß sie stöhnen und sich »krümmen vor Schmerz«. Ein Hund, den die Kinder mit Marzipan gefüttert hatten, wand sich am Boden, bis sich die Spasmen lösten, was sich im Abgang von Winden bezeugte. Auch den Gelenkschmerz oder z. B. den Hämorrhoidalschmerz gibt es bei den Tieren. Ich kannte einen Hund, der an Hämorrhoiden litt und der bei jeder Defäktion laut jaulte. Bei den Tieren kann man auch dem Geburtsschmerz begegnen.
Das schmerzbedingte Hinken oder der Schmerzenslaut oder das Sich-Krümmen im Schmerz bewerten wir als *Ausdruck*, der uns den Rückschluß gestattet. – Wenn ich hier vom Schmerz der Tiere spreche, so schwebt mir allerdings nicht der *Krankheits-Schmerz* vor, sondern der *partnerbezogene Schmerz,* d. h. der Schmerz, der dem Subjekt seitens eines Umweltpartners »zugefügt« wird. Das ist der Schmerz peri-

pherer Art, der z. B. durch Gebissenwerden oder etwa einen Hufschlag zustandekommt, und zwar im Rahmen einer *szenischen Auseinandersetzung.* Ob das Tier auch Schmerzen erleiden kann, ohne daß man es ihm anmerkt? Wenn Hunde mit ihrem Kopf gegen eine scharfe Tischkante stoßen, sei es im Spiel oder bei dem Versuch, Nahrung aus der Luft aufzuschnappen, so lassen sie gewöhnlich keinerlei Ausdruck der Schmerzen erkennen. Es ist denkbar, daß sie darin den Sportlern gleichen, die bei ihren sie erregenden Leistungen Schmerzen nicht spüren, und man wird auch an die Soldaten denken, die bei einem Sturmangriff die Schußverletzung nur als einen dumpfen Schlag spüren oder erst durch die Wärme des fließenden Blutes auf die Wunde aufmerksam werden. Beim partnerbezogenen Schmerz dagegen, wenn z. B. jemand einem Hund oder einer Katze versehentlich auf die Schwanzspitze tritt, heulen diese auf.
Die Tatsache, daß ein Hund mit dem Kopf gegen eine Tischplatte stößt, ohne einen Schmerzenslaut auszustoßen, scheint in der folgenden Gesetzlichkeit begründet zu sein: »Situation« resp. »Szene« im Sinne des biologisch-anthropologischen Sprachgebrauchs ist mehr als nur räumliche Konstellation; wesentlich ist dabei, daß das Subjekt eine Bedeutungsverleihung (Uexküll) erlebt. Paradigma: Wenn mir jemand in die Achselhöhle faßt oder meine Fußsohlen sanft berührt, was man als »Kitzeln« bezeichnet, so »muß ich lachen«. Wenn ich die gleiche Manipulation an mir selber vornehme, stellt sich dieser Lach-Zwang nicht ein. Das Bedeutungs-Erlebnis, daß ein anderer die Veranlassung gibt, während ich augenblicklich in der Situation einer Ausweglosigkeit bin, führt zu dem Gelächter. So könnte man sich vorstellen, daß der Hund nicht reagiert, wenn er, ohne daß ein feindlich-gefährlicher Partner im Spiel ist, mit dem Kopf gegen die Tischkante stößt. J. v. Uexküll hätte, als er seinerzeit seine Lehre von der Bedeutungsverleihung begründete, auf das Paradigma vom Kitzelreiz und dem mit ihm verbundenen Lachen zurückgreifen können. –

Daß das Tier überhaupt Schmerzen erleben kann, hat man nicht immer angenommen. Es gibt Aussagen aus alter Zeit, die dem Tier-Subjekt das Schmerz-Erleben absprechen. Da das Tier, wie man sagte, keine Seele hat, könne es auch keine Schmerzen erleiden. Es handelte sich um Erörterungen von theologischer Seite. Man scheute sich im Zeitalter des Barock an gewissen Fürstenhöfen nicht, Tierquälereien zur menschlichen Belustigung vorzunehmen, die wir heute als Ungeheuerlichkeiten empfinden. Ich möchte an die Katzen- und Hundeorgeln erinnern, d. h. an die Tatsache, daß man in Kästen fixierte Tiere in bestimmter Weise quälte, so daß sie Schmerzenslaute von sich gaben, die man in zeitlicher Sukzession nach der Art von Melodien aus den Tieren hervorbrachte. Ich bin überzeugt, daß es noch heute Menschen gäbe, die sich über derlei »Musik« amüsieren könnten. Die Tierschutz-Idee hat sich erst spät resp. noch längst nicht endgültig durchgesetzt.

Wenn mir, und dasselbe gilt vom Tier, ein Schmerz angetan oder zugefügt werden kann, so liegt es nahe, von einem Affekt zu sprechen: »Adfectus sum«, ich bin »angetan«. In der Betrachtungsweise der Physiologen steht der Schmerz mit der Angst und der Wut, also ausgesprochenen *Affekten,* in einer Reihe. *Schmerz, Angst* und *Wut* bringt man seit Cannon (1) mit dem Begriff des »Notfalls« (= emergency) in Verbindung. Notfall-Reaktionen sieht man außerdem im Hungern und im Frieren.

Wenn ein Hund auf der Straße von einem Automobil überfahren worden ist, so soll man ihn nicht ohne weiteres anfassen und wegtragen, weil das gefährlich ist. Das Tier, das Schmerzen erleidet, beißt. Hier bezeugt sich der Partner-Bezug, obgleich ich es nicht war, der dem Tier die Schmerzen zufügte. Wenn ich als Arzt meinem Hund das Fell nähen will, das ihm beim Kampf mit einem anderen Hund zerrissen wurde, so schnappt er nach meiner Hand, obgleich wir sonst bestens befreundet sind. Ich füge ihm Schmerzen zu, und dafür beißt er mich. Erkennen wir in diesem Verhalten das

Biologische Radikal, das in der menschlichen Rache-Ordnung »Auge um Auge, Zahn um Zahn« sichtbar wird?
Man könnte an ein physikalisches Gleichnis erinnert werden: Energieformen können sich in andere Formen verwandeln. Mit Hilfe des Blattgrüns setzt sich das Licht der Sonne, d. h. eine Strahlungs-Energie, in chemische Energie, nämlich in Zucker um, und so verwandelt sich, wenn ich dazu die Analogie bilden darf, der Schmerz in die *Aggressions-Wut*. Umgekehrt wird eine Verletzung, die während einer kämpferischen Auseinandersetzung zustandekommt, wie bemerkt, nicht als schmerzhaft empfunden. Angriffs-Erregung und Schmerz-Erleben schließen sich aus, so daß, um bei dem Gleichnis der energetischen Umsetzung zu bleiben, zunächst die eine der beiden Energie-Formen dominiert, die nämlich, in der sich der Schmerz des Hundes umsetzen will, wenn ich seine Hautverletzung chirurgisch behandle. Jetzt, nach dem Kampf, nachdem sich das Tier wieder beruhigt hat, wird es aufs neue zornig, wenn ich ihm neue Verletzungen und damit Schmerzen zufüge. Ob das Tier während des Kämpfens Schmerzen überhaupt erlebt hat, steht dahin, jetzt aber, in der Wundbehandlung bin ich es, der ihm Schmerzen zufügt. Die Tatsache, daß das Schmerz-Erleben nachläßt, wenn sich *Aggressionen* manifestieren, ist seit langem bekannt. Charles Darwin (2) beschreibt, wie in der englischen Marine, als es dortselbst die Prügelstrafe noch gab, die Matrosen während der körperlichen Züchtigung ihre Zähne in eine Bleiplatte eingruben. Sie bissen zwar nicht wie ein Hund um sich, aber sie bissen »vor sich hin«, während das Tau-Ende auf sie niedersauste. Ich darf darauf hinweisen, daß wir aus unserer Sprache gleichfalls die Zuordnung von Schmerz und Beißen kennen, und zwar in der formelhaften Wendung »den Schmerz verbeißen« und »die Zähne zusammenbeißen«. – Es muß bemerkt werden, daß die dentale Aggression nur als ein Element aus dem Angriffs-Ensemble aufgefaßt werden muß, denn es können auch die Hände sein, die sich im Erleiden der Schmerzen »destruktiv« verhalten: Es gibt Menschen, die im

Verlauf einer schmerzhaften Zahnbehandlung die Situation einer Ausweglosigkeit zwar nicht so beenden, daß sie den Mann angreifen, der ihnen Schmerz zufügt, obgleich Impulse dieser Art aufkommen können, immerhin aber zerreißen sie ihr Taschentuch. – Ganz generell gilt die Gleichung Schmerz = Feind.

Es ist bemerkenswert, daß letzten Endes alle *Notfall-Reaktionen,* den Begriff im Sinne Cannons verstanden, auf den Schmerz *zentriert* sind: Der Hunger »tut weh«, ebenso auch das Frieren. Die Angst ist mit dem Schmerz verbunden insofern, als es eine schmerzbezogene Angst gibt, nämlich die »Angst vor dem Schmerz«. Wenn ich meinen Arm mit der geballten Faust erhebe und einem Menschen drohe, so deute ich damit Faustschläge an, die ihm widerfahren werden, wenn er von seinem Tun nicht abläßt. Die Drohung appelliert an die Angst, die auf die zu erwartenden Schmerzen bezogen ist. Wenn unsere Natur unter dem Prinzip der Feind-Vermeidung steht, wie uns H. Hediger (3) lehrt, so liegt es nahe, die gleichsinnige Formulierung von dem »Prinzip der Schmerz-Vermeidung« zu gebrauchen, womit auf die *Angst* vor dem Schmerz-Erleiden angespielt wird. »Safety first«, das scheint als Grundsatz zu gelten. – Wir empfinden es als pervers, wenn ein Mensch den Schmerz herbeisehnt. Man nennt Menschen, die schmerzsüchtig sind, Masochisten.

Es wurde gesagt, daß man einen auf der Straße liegenden schwerverletzten Hund nicht ohne weiteres anfassen soll, weil er beißen wird im Erleiden von Schmerzen. Aber auch ein Tier, das nicht berührt wird, kann im Erleiden von Schmerzen aggressiv reagieren: Ich halte Spitzhörnchen (Tupaia spec.), die ich im Sommer auch frei umherspringen lasse, außerhalb der Käfige im Garten. Die Spitzhörnchen sitzen gern auf erhöhten Plätzen, als ob sie dort Wachtposten bezogen hätten. Sie sind ausgesprochen alert. Einer dieser Wachtposten befindet sich in der Nähe einer der Haustüren. Wenn man diese Tür öffnet, springt das Tupaia gewöhnlich auf die obere Kante. Einmal, als ich beim Schließen nicht achtgegeben hatte, quetschte ich das Tupaia mit einem seiner Händchen ein. Es schrie laut und sprang auf den Platz zurück, wo es vorher gesessen hatte, und zwar mit einem ihm engbefreundeten zweiten. So wie es in Affengesellschaften Tiere gibt, die sich gut leiden mögen und gern zusammen sind, kann man auch unter den Spitzhörnchen dieser Art »enge Freundschaften« beobachten. Das Tupaia, das vermutlich heftige Schmerzen erlitt, riß das Mäulchen weit auf und klagte, zugleich aber fiel es über das andere, befreundete Tuapa her und schnappte nach ihm. Daß der Schmerzen erleidende Mensch den Mund weit aufreißt, kann möglicherweise zugleich, neben der Klage, auf eine dentale Aggressivität hinweisen, paläoanthropologisch gesehen. Man wird, wenn man beobachtet, wie das Tupaia die befreundete Artgenossin überfällt, an die beiden Riesen in dem Grimmschen Märchen vom »Tapferen Schneiderlein« (KHM 20) erinnert: Während sie unter einem Baum schlafen, läßt der Schneider Steinbrocken auf sie herabfallen, so daß sie aggressiv werden und einander töten.

Es stand eindeutig fest, daß die schmerzhafte Quetschung der Hand nicht auf das Konto des befreundeten anderen Tupaia kam, d. h. für den beobachtenden Menschen war es eindeutig, während das Subjekt seinen Affekt auf die Artgenossin übertrug. Wenn man für dieses Verhalten eine Bezeichnung erfinden sollte, könnte man von einer »Ableitung« sprechen, was auf den Blitzableiter zurückweist. Die gestaute Aggressions-Energie sucht einen Ausweg. Es liegt ein Biologisches Radikal insofern vor, als wir uns ähnlich verhalten, und zwar sogar im Erleiden seelischer Schmerzen: Der Büro-Angestellte, der mit seiner Abrechnung nicht ins reine kommt, wird sich in seiner zornigen Verlegenheit nicht nur hinter dem Ohr kratzen oder Flüche ausstoßen, d. h. verbale Entäußerungen gebrauchen, sondern vielleicht sogar über den Büro-Lehrling herfallen.

Die Sprache der Nation gleicht einem Archiv, in dem sich die Meinungen der Vorfahren nachweisen lassen. Es scheint, daß der archaische Mensch generell unter der Gleichung Schmerz = Feind stand, d. h. der Affekt-Ableitung ausgeliefert war, so daß auch Eingeweide-Schmerzen z. B. als feindbezogen hingestellt wurden. Es liegt eine *Personifizierung* vor, wenn man von den Schmerz-*Anfällen* spricht, denn der Ausdruck »anfallen« weist auf Feinde hin, wobei es sich auch um dämonische Gestalten handeln kann. Schmerzen können auch »bohren« oder »reißen« oder gar als »lanzinierende Schmerzen« in Erscheinung treten. Wir haben schon Darstellungen der Zahnschmerzen gesehen, die uns kleine, mit Bohrwerkzeugen versehene Teufelchen zeigten. Es wird auf Waffen angespielt, wenn vom »Lanzinieren« oder »Stechen« die Rede ist. Werkzeuge dieser Art setzen feindliche Kräfte voraus, etwa feindliche *brachiale* Gewalt. Es ist vermutlich ein später Erwerb im Spiele, wenn festgestellt wird, daß die Gallen-Kolik »meine« Kolik ist oder der Zahnschmerz »mein« Zahnschmerz. Ich sehe in diesem »Mein« die Überformung einer archaischen Urform: Man bekennt sich zu seinem Schmerz. – Niemals aber wird ein Mensch sagen, daß die Ohrfeige, die er soeben empfing, »seine« Ohrfeige ist. Im Gegenteil, es kann sein, daß er sie »nicht einstecken« will, sondern »zurückgibt«. Wenn schon ein Possessiv-Pronomen gebraucht wird, dann ist es »seine« Brutalität und »sein« Schlag, die mir Schmerz »zufügen«. Hier wird das Moment des Additiven sichtbar, denn »zufügen« bedeutet »hinzufügen«, »geben«, so daß dieser Schlag, der mein Gesicht trifft, als etwas Objekthaft-Gegenständliches empfunden wird. Es liegt – wie oben bemerkt – im Schmerz-Erleiden der Tiere die reflektorische Tendenz, den Schmerz zurückzugeben, und so darf man auch sagen, daß derselbe Mechanismus der Erwiderung sichtbar wird, wenn ein Mensch die Ohrfeige nicht ohne weiteres »einsteckt«, sondern »zurückgibt«. – »Annahme verweigert!« Daß dieser Duell-Charakter, die Schmerzen und die damit verbundene Entehrung nicht anzunehmen, sondern zurückzugeben, nicht als Ausdruck einer wahrhaft christlichen Gesinnung zu werten ist, darf als bekannt vorausgesetzt werden. Man erinnere sich der Worte Christi, die auf das Hinnehmen der Ohrfeige bezogen sind.

Die Verhaltensforschung kennt – und dasselbe gilt von der Psychopathologie der Psychosen – *zweierlei* Feinde: Der eine Feind ist der Fremd-Feind, der andere der *intra*sozietäre Antagonist. Ich möchte zunächst von den intrasozietären Feinden sprechen, die z. B. in Erscheinung treten, wenn sich ein Subjekt innerhalb einer Gemeinschaft »unbotmäßig« verhält: In einer Schulklasse, die ebenso wie ein Hühnerhof einer *vitalen Rangordnung* untersteht, können die Mitschüler über den herfallen und ihn verprügeln, der ihr *Anstoßnehmen* erregt. Der Begriff des Anstoßnehmens, den wir dem Ornithologen F. Goethe (4) verdanken, bezieht sich auf eine gestörte Ordnung, und wenn es nur die gestörte Uniformität wäre. Mit anderen Worten: Wenn der Ornithologe eine bestimmte Möwe mit einer Farbe »auszeichnet«, so daß sie, verglichen mit ihren Sozietäts-Genossinnen, aus der Reihe tanzt, so fallen die anderen über sie her. Auch die Rang-Kämpfe innerhalb der Sozietät vollziehen sich über die Schmerz-Anwendung. Man kann sich nicht vorstellen, wie sich eine Rang-Ordnung auskristallisieren sollte, wenn es den Schmerz oder die Angst vor dem Schmerz-Erleiden nicht gäbe. – Es ist bekannt, daß es in den tierlichen Sozietäten Vorrechte gibt, etwa das Kontroll-Privileg (5). Auch am Freßplatz oder beim Beziehen der Schlafplätze zeichnet sich eine Struktur ab, die mit dem Terminus »Privileg« (Vorrecht) zu bezeichnen ist. Wenn ich die Badeschüssel mit frischem Wasser fülle, so dürfen sich nicht alle meine Rabenvögel gleichzeitig baden, sondern Alpha gebührt der Vortritt, während alsdann die tiefrangigen Genossen das Wasser »ausbaden«.
Angenommen, Epsilon wollte als erster in die Schüssel steigen, so wird Alpha ihm mit seiner Waffe, nämlich dem Schnabel, Hiebe versetzen, von denen man annehmen darf, daß sie als *schmerzhaft* empfunden werden. Epsilon wird »zu Zucht und Ordnung« angehalten, so daß man annehmen könnte, daß die Worte »Zucht« und »Züchtigung« urtümlich zusammengehören.
Es ist über den »Sinn der Schmerzen« – wofern man von

einem Sinn überhaupt sprechen darf, des öfteren nachgedacht worden. Eins der Ergebnisse lautet, daß der Schmerz der »Hüter der Gesundheit« ist, indem er dem Menschen z. B. einen entzündlichen Vorgang anzeigt: *tumor* (Schwellung), *rubor* (Rötung), *calor* (Wärme) und *dolor* (Schmerz) gehören zusammen. Vom partnerbezogenen Schmerz, soweit er auf die Rang-Hierarchie bezogen ist, könnte man sagen, daß er die »Gesundheit« der sozietären Ordnung zu garantieren hat. Man wird sagen dürfen, daß es mancherlei Schmerzen und mancherlei Sinn-Bezüge gibt, wofern man die Frage nach dem Sinn überhaupt stellen darf.

Nebenbei sei bemerkt, daß die Rang-Ordnung nie völlig starr ist, sondern eine Dynamik aufweist, so daß der Rebell Schmerzen hinnimmt und Schmerzen denen zufügt, die er von ihrem Rang-Platz verjagt, so daß das Avancement sowohl wie die Degradierung unter Schmerzen oder zum mindesten unter Drohungen erfolgen. – Wesentlich ist in diesem Zusammenhang, daß der unterworfene Artgenosse dem »Chef« trotz der Unterordnung nicht mit einem Ressentiment gegenübersteht. Es gibt eine boshafte Redewendung, die ihr Zustandekommen aus dieser Tatsache herleitet: Man sagt, daß das Subjekt den »Knüppel leckt, der es geschlagen hat«. Menschen, die brutaler Züchtigung ausgesetzt sind, ohne daß es für sie einen Ausweg gibt, pflegen in ihrer Situation der Ausweglosigkeit die schmeichlerische Gesinnung zu bezeugen. Es scheint, daß das Ordnungsgefüge, das auf dem »Prinzip des geleckten Knüppels« beruht, als uranfänglich zu gelten hat. Aus den menschlichen Sozietäten ist die Tatsache bekannt, daß Eltern, die wegen Kindesmißhandlung vor Gericht gestellt wurden, von diesen Kindern nicht, wie man annehmen sollte, in jedem Falle gehaßt und verabscheut werden. Die Richter sind nicht selten über das Ausmaß liebevoller Verbundenheit erstaunt, die auf seiten der Kinder festgestellt werden kann.

Ich habe auf einer Italienreise in einer Wirtschaft den folgenden Wandspruch gelesen: »Chi Ti Vuol Bene Ti Unge (schmeichelt dir) – Chi Ti Vuol Mal Ti Punge (sticht dich).«

Die Gesinnung, die sich hinter dieser Lebensweisheit verbirgt, scheint aus Zeiten zu stammen, die wir uns nicht mehr herbeiwünschen wollen. Soll ich aus Gründen der Opportunität jemand schmeicheln? Und wer sollte das sein? Etwa mein Alpha-Chef? Was ist das für eine Alternative, die Schmeicheln und Stechen (Unge und Punge) einander gegenüberstellt? Es scheint, daß das der Geist des Mittelalters und der Feudal-Herrschaft ist, abgesehen davon, daß diese Lebensweisheit auch in den Pavian-Gesellschaften praktiziert wird.
Wir hörten, daß es Fremd-Feinde und intrasozietäre Antagonisten gibt. Wenn ich mich den Fremd-Feinden zuwenden will, muß ich den singulären oder Einzel-Feind vom kollektiv auftretenden Feind unterscheiden. Ich gebe ein Beispiel: Wenn ich in einen Hühnerhof ein fremdes Huhn setze, so fallen die »Eingeborenen« über das ortsfremde Tier her. Hier handelt es sich nicht um eine Uniform etwa, denn der Angriff erfolgt, auch wenn der Neuankömmling in seinem Äußeren in jeder Weise der Norm entspricht, d. h. völlig untadelig ist, sondern darum, daß die »Invasion« nicht ertragen wird. Wenn man dieses Huhn als das Gast-Huhn bezeichnen wollte, so müßte man die Feststellung treffen, daß bei den Hühnern der Feind (hostis) und der Gast (hospes) ein und derselbe Antagonist sind. Sprachlich ist bekanntlich *hostis* und *hospes* im letzten Grunde dasselbe, so daß man annehmen darf, daß die Gastfreundschaft der Menschen erst als ein später Erwerb zu bezeichnen wäre. Wie dem auch sei, dieser singuläre »Feind« wird offensichtlich als »Störenfried« (= Friedensstörer) empfunden. Das ist das Gesetz der Platzbehauptung in der Verfassung (Stimmung) archaischer Wildheit, während die Gastfreundschaft für die Kultur spricht, und zwar insofern, als damit ein biologisch-archaisches Radikal überformt wird. Hier kann von einer Überkompensation, ja sogar von einer »überschließenden Gegenregulation« gesprochen werden. Es ergibt sich, daß »fremd« und »feindlich« alsdann nicht mehr koinzidieren, sondern daß das Fremde nur den Akzent des Seltsamen aufweist, was wir bei der Befassung mit dem

französischen Wort »étranger« feststellen können. Die gastfreundschaftliche Verfassung setzt voraus, daß sich das präpanische (= mißtrauische) Wesen des Menschen inzwischen gewandelt hat.
Wenn sich Gruppen der Territorialverteidiger und invasionsbereiter Fremd-Feinde gegenüberstehen, spricht man vom Kriegszustand. Auch aus dem Dasein der Tiere, der Ameisen beispielsweise, wird von sog. Kriegszügen berichtet: Da gehen die Aggressionen über das Schmerz-Zufügen hinaus. Man »überzieht« die anderen »mit Krieg«, wie es in unseren lateinischen Übungs-Übersetzungen früher hieß. Die Feinde töten einander, so, wie die Menschen einander in den Kriegszuständen von selbst oder auf Kommando nach dem Leben trachten. Ursache der kriegsartigen Auseinandersetzungen ist bei den Tieren nicht selten das Territorium, das der einen Gruppe bisher Nahrung gab, während die zweite Gruppe dortselbst Fuß fassen will. Es muß nicht in jedem Falle so sein, daß sich die Antagonisten mittels ihrer Waffen, etwa der Zähne, angreifen und töten, denn es gibt Tierarten, die es in dieser Situation, wenn man so sagen darf, beim kalten Krieg bewenden lassen: Gibbons z. B. stehen sich bei Grenzstreitigkeiten heulend gegenüber, so daß wir, wie im menschlichen Parlamentarismus, lediglich die Korrespondenz zwischen Kehlkopf und Ohr feststellen können. Das Äußerste, was man sich bei dieser Art eines Kämpfens vorstellen kann, ist eine Heiserkeit, die auf die Überforderung der lautgebenden Apparate zurückzuführen wäre. Es wird auch von den griechischen Helden berichtet, wie sie sich verbal-akustisch ereiferten und beschimpften, aber sie wurden auch »handgemein«, d. h. daß wir nicht zu den Lebewesen gehören, bei denen die Feindseligkeiten lediglich mit Hilfe des Schnatterns und Kreischens abgemacht werden. Es scheint, daß der Mensch ein paläoanthropologisches Erbe in sich trägt, das in diesen Situationen auf das Blutvergießen hintendiert. Wenn man bedenkt, daß der Hostis-Feind zum Hospes-Freund werden konnte, so sollte man die Hoffnung nicht aufgeben, daß

der brutale aggressive Zug ebenso einer Überformung und Annullierung fähig ist, wenn sich die kollektiv einander begegnenden Fremd-Feinde gegenüberstehen. Ich weiß nicht, ob es stimmt – glaubhaft ist es nicht –, aber es hielt sich im Ersten Weltkrieg in Flandern das Gerücht, es sei an einer bestimmten Stelle hinter der Front zu einem Fußballspiel zwischen den Tommys und den Deutschen gekommen, vielleicht auch, es wäre beinahe dazu gekommen. Frappierend an dieser Sache war, daß man dabei immer wieder den Namen des Dorfes nannte, bei dem sich die englischen und die deutschen Soldaten getroffen hätten: Messines. Wahrscheinlich aber war es nur eine Fata Morgana der Wünsche, die sich in die Ruinen des Dorfes Messines verlagert hatte.

Im Hinblick auf den Krieg, in dem wir einen paläoanthropologischen Urstand sehen, der bisher der endgültigen Überformung widerstrebte, darf man zu der Aussage kommen, daß der moralische Fortschritt des Menschengeschlechts noch viel zu wünschen übrig läßt. Da erweist es sich, wie wir der alten paläoanthropologischen Ordnung noch immer ausgeliefert sind. Es gibt progressive Tendenzen ohne Frage, so daß der Mensch als das Wesen erscheint, das zwischen progressiven und regressiven Tendenzen gleichsam eingekeilt ist. Ich gebe ein Beispiel, das uns eine Regression aufzeigen soll, die man vielleicht als hoffnungsvoll bezeichnen könnte: Zwei Gruppen von Schulmädchen stehen sich schnatternd gegenüber. Die eine besteht rechthaberisch auf einem Satz, während die antagonistische Gruppe ihrerseits im Chor das Gegenteil behauptet, etwa: »Nein, das ist nicht wahr, das hat er (der Lehrer) nicht gesagt!« Die zunehmende Lautstärke der verbalen Auseinandersetzung ändert nichts an der Tatsache, daß in diesem Schnatter-Konzert Aussage gegen Aussage steht. Wenn es sich um zwei männliche Gruppen handelte, so wäre es denkbar, daß vielleicht einer der Kampfhähne vorspringt und einen Schreier der Gegenpartei brachial angreift, was das Signal zu einer allgemeinen Prügelei sein kann. Bei den beiden Mädchengruppen dagegen wurde eine andere Weichenstellung sichtbar: Es kam nicht zu dem antik-griechischen Endeffekt, daß sie wütend im Anschluß an das Keifen übereinander herfielen, sondern es war die Regression auf eine vorsprachliche Stufe festzustellen. Die kreischenden Mädchen verzichteten in der sich steigernden Erregung auf die verbalphonetische Ausformung. Sie streckten die Köpfe vor und führten mit den Armen rudernde Bewegungen aus, während sie mehr oder weniger unartikulierte Laute kreischend von sich gaben, was sich etwa wie ein »Mengmeng« anhörte. Zu einer brachialen Auseinandersetzung kam es nur insofern, als die Arme in Leerlauf-Bewegungen durch die Luft wirbelten, ohne daß sich die Mädchen wortwörtlich »in die Haare gerieten«. Es mutet beinahe als tröstlich an, daß hier nach Art der Gibbons oder der Heulaffen der Streit unblutig, wenn auch unter erheblichem Stimmaufwand ausgetragen wurde.

Daß seit Jahrhunderten immer wieder Propheten aufgestanden sind, die für die Abrüstung und den ewigen Frieden eintreten, man denke an Immanuel Kant, zeigt uns, daß wir diesen kämpferischen Zusammenstößen und Möglichkeiten nicht reflektorisch-zwingend, d. h. *blind* ausgeliefert sind. Frieden zu halten, auch wenn es mit Opfern hinsichtlich des Prestiges verbunden ist, fällt unter die Variation der Möglichkeiten. Ein Angriffs-Krieg, der zugleich andere Nationen einschüchtert und zu einer unterwürfigen Haltung zwingt, war in der Geschichte der Nationen – von deren Historikern her gesehen – nicht selten eine »ehrenvolle« Sache, im besonderen dann, wenn dieser Angriffskrieg mit dem Sieg endete. Ganz generell kann man sagen, daß alle Cannonschen emergency-Reaktionen im Rückzug begriffen sind: Hungern und Frieren sind in den sog. Wohlfahrts-Staaten, d. h. bei einer Reihe von Völkern, fast völlig abgeschafft worden, was freilich nicht besagt, daß es nicht heute noch der Entwicklung bedürftige Nationen gibt, bei denen der Hunger Todesopfer fordert. Immerhin, der Gedanke einer *Solidarität* ist nicht zu leugnen. Hier zeigt sich das Morgenrot einer zukünftigen Humanität, die nicht an die Haut-Pigmente gebunden ist. – Die Notfall-

Reaktionen der Angst erwähnte ich im Zusammenhang mit Zucht und Züchtigung. Im besonderen die politische Drohung mit der gepanzerten Faust ist in weiten Kreisen verpönt, was mit dem Trend zu einer völkerversöhnenden allgemeinen Pazifizierung in Verbindung zu bringen ist. Die Drohung, d. h. das Knurren und Zähnefletschen, das für die Tiere noch gilt und für die Menschen auch einmal gegolten hat, erscheint jetzt mit dem Odium der Barbarei behaftet. Immerhin kennen wir noch eine Reihe von Nationen, die das Rasseln ihrer Panzer-Fahrzeuge und den Marschtritt ihrer Infanterie-Kolonnen in den Straßen ihrer Hauptstädte erschallen lassen. Um die Jahrhundertwende schickte man Flotteneinheiten an die Küsten der Nationen, die man einschüchtern wollte. Das war der berüchtigte Viktorianisch-Wilhelminische Stil. Die Staatsregierungen, die sich in diesem Imponiergehaben und Drohen gefallen, versetzen sich damit selbst in die Rolle des gefährlichen Ungeheuers.

Es scheint, daß neben dem Drohen und Kriegführen vor allem der *Hunger* von jeher als der Erb- und Erzfeind des Menschengeschlechts gegolten hat. Unter den sog. Gottesgeißeln stand das Hungern und Verhungern mit an der ersten Stelle. Die Utopien unserer Vorfahren – ich denke vor allem an die Geschichte vom Schlaraffenland – stellen den Menschen in einem Nahrungs-Überfluß dar. Man spürt eine *Selbstironie*, wie mir scheint, wenn im Schlaraffenland sogar die Arbeit abgeschafft werden konnte. Dort haben sie den Null- Stundentag eingeführt, und zwar in der Verbindung mit einem hohen Lebensstandard. »Wer nicht arbeitet, soll auch nicht essen«, dieser Kernsatz menschlicher Existenz gilt in diesen utopischen Bereichen nun schon nicht mehr. – Im Schlaraffenland genügt es, das Maul aufzusperren, und schon fliegen die gebratenen Tauben hinein. Modern gesprochen: Es genügt, daß man einen Büchsenöffner zur Hand hat, um eine Mahlzeit auf den Tisch stellen zu können. – Unsere Vorfahren, die paläolithischen Jäger, die das domestizierte Tier noch nicht zur Verfügung hatten, mußten sich abplagen mit der

Jagd, und alsdann mußten sie den Vogel rupfen und braten, was uns nunmehr, nachdem die Fleischkonserve und der Büchsenöffner das Feld beherrschen, erspart bleibt.
Wie die *emergency-Reaktion der Schmerzen* weitgehend abgeschafft werden konnte, lehrt uns die Geschichte der Medizin. Ich denke an die analgetisch wirkenden Mittel, die heute jedermann geläufig sind. Wer erträgt noch heftige Zahnschmerzen, ohne sich einer Tablette zu bedienen? Ich möchte auch an die Narkose-Methoden erinnern. An den Universitäten wurden und werden in diesen Tagen Lehrstühle für Anästhesiologie begründet. Sogar die Geburten erfolgen mancherorts schmerzfrei, so daß der andere Fluch seine Wirkung verloren hat, der mit der Austreibung aus dem Garten Eden verbunden war: »Du sollst mit Schmerzen Kinder gebären«. – Die Frauen, die wir heute »Hebammen« nennen, hießen früher mancherorts »Wehemütter«, und der Kreißsaal im Krankenhaus, wo die kreißenden Frauen ihre Kinder gebären, ist, wenn wir dem Wort »kreißen« nachgehen, in seiner ursprünglichen Bedeutung der »Kreisch«-Saal gewesen.
Gleichviel welche der *Notfall-Reaktionen* im Sinne Cannons wir auch in den Blickpunkt historischer Betrachtung rücken, auf der ganzen Linie ist die *Befreiung* im Vormarsch, nämlich die *Befreiung vom Hungern und Frieren,* und ebenso stellen wir die Bestrebungen fest, die auf die *Aggressions- und Angst-Verhütung* gerichtet sind, oder die Bemühungen unserer Wissenschaft, dem *Schmerz* das Handwerk zu legen. – Inzwischen treiben wir Psychische Hygiene, wozu es gehört, daß man den paläoanthropologischen Stimmungen Rechnung trägt, d. h. daß man den Aggressions-Impulsen und den Bereitschaften, Schmerzen oder zum mindesten Strapazen auf sich zu nehmen, Möglichkeiten der Verwirklichung gibt. Wenn man Sport treibt, so bringt man damit zum Ausdruck, daß der Mensch »es nicht lassen kann«, sich mit seinesgleichen kämpferisch zu messen, daß er davonlaufen muß, sei es als jagender oder als gejagter, daß er springen und werfen muß und was es alles an Disziplinen dieser Art gibt. Das ganze paläoanthro-

pologische Repertoire wird durchexerziert. Hier allerdings erweisen wir uns als die Herren der Situationen, was freilich nicht ausschließt, daß auf einem Fußballplatz gelegentlich einmal – was als unsportlich gilt – der Schiedsrichter verprügelt wird. Im allgemeinen jedoch kann man sagen, daß der Mensch als homo ludens (Huizinga) sein Genügen findet. Auch das Hungern und Frieren wurde selbst da, wo es erfolgreich bekämpft worden war, wieder praktiziert, und zwar aus Gründen der Hygiene. Wir beschwören die alten Geister, weil offenbar der Mensch nicht nur auf das satte Wohlleben angelegt ist. Man bringt im Sport dem kämpferischen Impuls den *Tribut,* selbst wenn damit Schmerzen verbunden sind (Boxen, Ringen). Wir hungern und frieren wieder, weil sich herausgestellt hat, daß diese *Notfall-Reaktionen* unserer Gesundheit dienen. Dem Pfarrer Sebastian Kneipp (6) verdanken wir heilsame Methoden des Hungerns und Frierens, und nun nehmen wir die emergency-Reaktionen auf uns, wenn wir in entsprechenden Sanatorien die Prozeduren erfahren. Jetzt hungere ich, weil es mir mein Arzt verordnet, aber ich hungere und friere nur innerhalb gewisser Grenzen. Es zwingt mich keine äußere Gewalt dazu. Ich bin frei in der Entscheidung, die den Zeitpunkt betrifft, und dasselbe gilt von den kämpferischen Formen des Sports: Ich muß nicht kämpfen, wenn *ich nicht* kämpfen *will.* Daß ich mich »draushalten« kann, ganz wie es mir beliebt, oder daß ich – man denke an die Menschenmassen bei den Fußball-Veranstaltungen – nur als Zuschauer den Kitzel der Sensation hinzunehmen bereit bin, ist der allererste Erfolg einer *Befreiung.* Was vordem bei unseren Vorfahren »Ernst« war, ist nun zum »Spiel« geworden.

Daß Tiere *Schmerzen* erleiden, wird heute nicht mehr bezweifelt, aber es gibt Menschen, die den Tieren die Fähigkeit des *Leidens* absprechen, das wir als *seelisches Leiden* bezeichnen. Unsere Frage lautet, ob das Tier, sei es das Haus- oder Wildtier, auch Schmerzen erleiden kann, die rein im emotionalen (= seelischen) Bereich liegen. Wer Umgang mit

Tieren hat, wird zugeben, daß sie Erlebnisse haben können, die wir als den *Trennungs*-Schmerz bezeichnen: Wer einer Katzenmutter die Säuglinge wegnimmt, wird feststellen, wie das Tier stundenlang oder tagelang offensichtlich leidet, indem es ein Such-Verhalten zeigt. Es gibt auch die emotionale Erscheinung des *Heimwehs*, wenn Haustiere an einen anderen Ort verpflanzt werden, d. h. wenn ich z. B. innerhalb der Stadt umziehe und meine Katzen mitnehme. – Wir müssen uns vor der Vermenschlichung der tierlichen Emotionalität hüten, aber es gibt Beobachtungen, die eindeutig dafür sprechen, daß Tiere auch unter Umzugs-Depressionen zu leiden vermögen. Man muß sogar die Feststellung machen, daß es innerhalb einer Spezies besonders sensible Tiere gibt.
Ich habe in meinem Haushalt eine Katze und zwei kastrierte Kater, die vorwiegend von der Hausangestellten betreut werden. Wenn sie verreist ist, so merkt man den beiden Kastraten eine Unruhe oder Störung nicht oder kaum an, während die Katze alsdann die Nahrungsaufnahme verweigert. Stundenlang sitzt sie unter einer Birke unweit des Hauses, den Blick zur Straße gewandt, von woher das Mädchen zu erwarten wäre. Einmal, als die Hausangestellte im Urlaub war, blieb die Katze zwei volle Tage und die dazwischenliegende Nacht verschwunden, während sie sich sonst, wenn die ungestörte Ordnung besteht, treu an das Haus hält und sogar einen auffallend kleinen Aktionsradius hat. – Als ich vor Jahren zwei Waldohreulen (Asio otus otus) aufgezogen hatte, von denen die eine, als die Vögel ungefähr erwachsen waren, durch einen Unfall ums Leben kam, nahm die am Leben gebliebene Artgenossin keine Nahrung mehr zu sich und verendete binnen weniger Tage.
Es ist gewagt, vom Affekt der *Trauer* zu sprechen, weil wir der Meinung sind, daß nur der Mensch dieser Verfassung fähig ist, aber es gibt offensichtlich emotionale Verfassungen und Verhaltensweisen der Tiere, die situativ bedingt sind, so wie die menschliche Trauer ebenfalls eine entsprechende Situation zur Voraussetzung hat. Auch in anderen Punkten, etwa in

dem der Bewegungsarmut oder in der Anorexie, könnten Momente einer Übereinstimmung gesehen werden. – Es wäre eine Reihe von Beispielen anzuführen, die die Mitteilungen über depressive Verfassungen bei Tieren bestätigen, im besonderen im Zusammenhang mit einem Trennungs-Erlebnis. Ich nehme an, daß die Kenntnis solcher Zusammenhänge weitverbreitet ist.

Nicht nur der Mensch, auch das Tier ist fähig, ein emotionales (= seelisches) Leid zu ertragen oder daran sogar zugrundezugehen. Ich behaupte nicht, daß die Waldohreule »vor Kummer« oder »in der Verzweiflung« gestorben sei, das wäre eine zu grobe Vermenschlichung. Man müßte um Substantiva (= Substantivierungen von Relationen im Sinne von William McDougall [7]) bemüht sein, um die Relationen (= Erlebens- und Verhaltensweisen in spezifischen Situationen) bezeichnen zu können, welche man als Vorformen oder Analog- resp. Homolog-Formen interpretieren muß. Wenn unsere paläoanthropologische Ur-Natur transparent wird, gewinnen unsere Gesinnungen, Erlebnisse und unser Verhalten ganz neue Farben. Es wird niemand bestreiten können, daß den Dingen damit neue Lichter aufgesteckt sind. Abgeblaßte Begriffe werden plötzlich blutvoll-lebendig wie das lebendige Leben selbst. Ich erinnere etwa, um bei dem Problem der Ausweglosigkeit zu bleiben, an das Reim-Paar »ungere-pungere«: Was sich die sog. Camarilla an den Königshöfen an Schmeicheleien und zugleich an Infamien zuschulden kommen ließ, ist paläoanthropologischer Herkunft. So ist der rangtiefe Pavian in die Ausweglosigkeit seiner Sozietät gleichsam eingekeilt. Die Gruppe zu verlassen, wäre sein sicherer Untergang, denn im Zusammenhalt liegt die Lebensmöglichkeit dieser Tiere begründet. Den »Ausweg« gibt es nicht. So bleibt die Möglichkeit offen, sich die Oberen günstig zu stimmen, was so geschieht, daß man ihnen das Hinterteil offeriert. Man verhält sich, als ob man ein Weibchen wäre, das bereit ist, dem Penis den nötigen Reibungswiderstand entgegenzubringen. Das sog. Popo-Zuwenden dürfte als Paarungs-

Aufforderung zu deuten sein, die nun allerdings symbolisch gebraucht wird. Vulgär gesagt: Was man als »Schmus« bezeichnet, um für »Schmeichelei« den minderwertigeren Ausdruck zu gebrauchen, hat letzten Endes in der Angst seinen Ursprung, aber zugleich ist das Subjekt bereit, an der Entthronung des Pascha und seiner Clique mitzuwirken, wenn seine Stunde gekommen ist, womit wir wieder bei der Hof-Camarilla angelangt sind. Jetzt verstehen wir auch, daß die sog. unverbrüchliche Treue an den Fürstenhöfen alter Zeit einen so hohen Kurswert aufwies.
Die Situationen der Ausweglosigkeit dürften insgesamt für die Tiere qualvolle Situationen sein. Nicht nur die mancherlei Ur-Situationen der Ausweglosigkeit, sondern auch die mancherlei Reaktions-Mechanismen sind uns interessant: Der amerikanische Physiologe C. P. Richter warf wilde Ratten in einen mit Wasser gefüllten Glaszylinder, aus denen es kein Entkommen gab. Sie strampelten vergeblich, d. h. die Wirkmale ihrer Motorik vermochten es nicht, die Merkmale der grauenvollen Gegenwart auszulöschen. Das Subjekt blieb seinem Feind ausgeliefert, so sehr es sich auch bemühte. Binnen kurzem ertranken diese wilden Ratten. Richter (9) brachte uns mittels seines grausamen Experiments eine Erkenntnis, die wir praktisch schon immer hatten. Ich wußte seit vielen Jahren, daß wilde Eichhörnchen, die von den Jungen im Walde gefangen werden, bald darauf sterben können. Wilde Tiere, was generell gilt, sind durch eine gewisse Vagus-Mächtigkeit (8) ausgezeichnet, so daß nicht die Laboratoriums-Ratten, sondern die wilden Ratten dem Vagus-Tod ausgeliefert sind. Es wurde von Richter eindeutig bewiesen, daß der plötzliche Tod ein *Vagus*-Tod ist.
Gleichviel, wie wir oder ob wir das emotionale Moment der *Verzweiflung* und der *Hoffnungslosigkeit* mittels der Substantivierung erfassen, es konnte empirisch gezeigt werden, wie wilde, d. h. *vagusmächtige* mißtrauisch-scheue Ratten im Zusammenhang mit einer Situation der Ausweglosigkeit ziemlich rasch ertrinken, d. h. in ihrer Situation der Ausweg-

losigkeit einen verzweifelten Ausweg fanden, *den Weg in das physiologische Nichts.* Es war sogar zu beobachten, daß es wilde Ratten gab, die bereits in der menschlichen Hand, die sie zu dem Glaszylinder tragen wollte, plötzlich starben, wobei es sich gleichfalls um einen vagusbedingten *Herztod* handelte. Auch darin, daß sich das Tier wehrlos und ohne die Möglichkeit einer Flucht in den Händen eines Menschen befand, ist die *Situation der Ausweglosigkeit* zu erkennen. Man kann es nachempfinden, daß Dante die Hölle als einen *Ort der Ausweglosigkeit* dargestellt hat, über dessen Eingangstür geschrieben stand: *Lasziate ogni speranza.* – Da gibt es kein Entweichen mehr, und was das Entsetzliche ist: Da gibt es nicht einmal das Nichts, in das sich die Ratten flüchten, wenn sie ihrem Erzfeind exponiert sind. – Endlos exponiert zu sein, ohne sich verstecken oder sonstwie retten zu können, in dieser Situation unsterblich zu sein, das ist die – »ewige Verdammnis«. – Richter konnte die wilden Ratten gleichsam psychotherapeutisch behandeln: Wenn er ihnen Gelegenheit gab, sich im Laufe von Vorversuchen aus dem Glaszylinder zu retten, d. h. dem Weg der in das Nichts gerichteten Flucht zu entgehen, stellte sich bei der Wiederholung des Experiments heraus, daß diese Ratten jetzt wie zahme Laboratoriumsratten viele Stunden hindurch um ihr Leben schwammen. Sie hatten Ausweg-Erfahrungen erworben, als ob man die Hoffnung erlernen könnte, und das erhielt sie am Leben. Hoffnung haben heißt, im menschlichen Dasein Ausweg-Aussichten haben, so daß sich eine Exposition ertragen läßt. Der Vagustod stellte sich bei den Ratten nicht ein, wenn Ausweg-Erfahrungen zusätzlich im Spiele waren. – Wörtlich heißt es bei Richter: »Wilde Ratten, die auf diese Art trainiert wurden, schwammen genau so lang wie domestizierte Ratten oder länger.«

W. B. Cannon (10) meinte, daß der sog. *Voodoo-Tod* mit einer Übererregung des parasympathischen Nervensystems im Zusammenhang stehe. Man versteht unter dem Voodoo-Tod das plötzliche Sterben von sog. Primitiven, wie es u. a.

Basedow (11) von australischen Eingeborenen beschrieben hat. Ich erinnere mich, daß in den zwanziger Jahren der Heidelberger Gynäkologe Menge in seiner Vorlesung von einem jungen Mädchen sprach, das im Beginn einer gynäkologischen Untersuchung plötzlich starb. Es hatte sich zunächst gewehrt, d. h. es wollte sich nicht untersuchen lassen, hatte sich dann aber dem Machtwort der Mutter gefügt, die die gynäkologische Untersuchung verlangte. Als der Arzt das Genitale berührte, erfolgte der Tod, den man damals als Schock-Tod bezeichnete. – C. P. Richter (9) weist darauf hin, daß zwischen dem plötzlichen Tod bei Menschen und Tieren eine gewisse Parallelität zu bestehen scheint, im besonderen, wenn man bedenkt, daß einerseits bei den wilden Ratten im Gegensatz zu den zahmen Laboratoriumsratten der plötzliche Tod häufig beobachtet wird, während andererseits bei den sog. Naturvölkern der Voodoo-Tod häufiger vorkommt als bei den zivilisierten Nationen. Der sog. psychogene Tod, wie er beim Asthma bronchiale beobachtet werden kann und den Arthur Jores (12; 13) und u. a. Bernhard Knick (14) beschrieben haben, dürfte gleichfalls in den Rahmen dieser Betrachtung fallen. Es kommt auch dieser Vagus-Präponderanz eine naturbedingt-reflektorische Selbstmord-Tendenz zu.

Auf den paläoanthropologischen Charakter des Asthma bronchiale weist die Tatsache hin, daß es zu den ganz alten Krankheiten gehört, die es sogar bei den Buschmännern gibt. Nicht alle unsere europäischen Erkrankungen kommen auch in Afrika vor. Der südafrikanische Arzt Laurens van der Post (15), der sich als Buschmannforscher einen Namen gemacht hat, berichtet, wie einer der Buschmänner, der in ein Gefängnis geworfen worden war, in dieser Situation mit einem heftigen Asthma bronchiale reagierte. Es gibt außerdem den sog. psychogenen Tod in der Gefängnis-Situation, ohne daß die asthmatische Erkrankung im Spiele ist, so daß man sagen kann, es sei die Situation, die das Subjekt tötet, ohne daß von der asthmatischen Herzschädigung die Rede sein muß. L. van der Post berichtet, daß ein Buschmann von der Polizei in das Gefängnis gesteckt worden war, weil er einen Vogel getötet hatte, der unter Naturschutz stand. Der Buschmann litt fürchterlich, »weil er es nicht ertragen konnte, eingesperrt und seiner Bewegungsfreiheit beraubt zu sein. Als man ihn fragte, was ihm fehle, konnte er nur sagen, er sehne sich danach, den Sonnenuntergang über der Kalahari zu sehen. Der arme Kerl starb, ohne krank gewesen zu sein.«

Unter Verzicht auf alle Einzelheiten sei über eine Asthmatiker-Krankengeschichte eigener nervenärztlicher Erfahrung berichtet, bei der das Moment im Vordergrund stand, das ich durch die Substantive »Ausweglosigkeit«, »Hoffnungslosigkeit« und »Verzweiflung« zu kennzeichnen versuchte. Es handelte sich um einen auf die Wohnung des Subjekts bezogenen Rechtsstreit: Der Asthmatiker, ein Rheinschiffer, verlor seine Wohnung durch einen Bombenangriff. Seine Schwiegereltern hatten ihn und seine Familie in ihr Haus aufgenommen. Der Sohn des Hauses galt als vermißt, war aber zu aller Überraschung 1949 aus Kriegsgefangenschaft heimgekehrt und erhob Anspruch auf die nämliche Wohnung. Im Zusammenhang mit dem Rechtsstreit hatte sich der ungewöhnlich heftige, rechthaberische Kranke, der auf Kompromisse nicht eingehen wollte, in die *Situation einer Ausweglosigkeit*, gleichzusetzen mit Stimmung einer Selbstmord- Bereitschaft, hineinmanövriert.

Zusammenfassung

Es wurde versucht, Aussagen über die aus dem Verhalten zu erschließenden Schmerzen der Tiere zu machen, wobei auf die Tatsache hingewiesen wurde, daß es mancherlei Schmerzen gibt. Wir interessierten uns für die *partnerbezogenen* Schmerzen, die dem Subjekt durch die Waffen des Gegenspielers zugefügt werden, und für die Zusammenhänge und Situationen dieser Verletzungen. Es wurde auch die Frage erörtert, ob Tiere des *emotionalen Leidens,* d. h. der Verfassungen fähig sind, die wir beim Menschen als die sog. seelischen Schmerzen bezeichnen. Schmerzen dieser Art können gleichfalls auf Partner bezogen sein, wobei wir den sog. Trennungs-Schmerz anführten, der den Charakter der Trauer aufweist. Diese emotionalen Notstände können andererseits mit örtlichen Veränderungen zusammenhängen, wobei z. B. das Heimweh oder die Tatsache des »Vergrämens« anzuführen wären. Von großer Bedeutung schien die Situation der Ausweglosigkeit zu sein, in der ich eins der *Urphänomene* sah, die es im Dasein der Tiere und Menschen gibt. – Von Fall zu Fall sollte gezeigt werden, daß die *empirischen Situationen*, die das Schmerz- oder das Leidverhalten der Tiere zur Folge haben, vom Menschen so erlebt werden, daß er darüber Aussagen machen kann. Dabei wurden wir uns einig, daß es nicht genau dieselben *Substantivierungen* sein können, die die vergleichbaren *Situationen* bezeichnen. Die auf die Tiere gemünzten primitivsten Bezeichnungen sind in den auf den Menschen bezogenen »anspruchsvolleren« Kennzeichnungen implicite gegeben. Während die Tiere immer *dasselbe Repertoire* von Verhaltensweisen erkennen lassen – mit Ausnahme der Tiere, die sich domestizieren und damit auch in ihrem Verhalten bis zu einem gewissen Grade *wandeln* ließen –, zeichneten sich in den schmerz- und leidbezogenen Erlebnis- und Verhaltensweisen des Menschen *geschichtliche Wandlungen* ab, die auf die *Ausmerze der Wildheits-Merkmale* hintendierten, zu denen die Schmerzabwendungen gehören, und darüber hinaus die Eindämmung aller Cannonschen emergency-Situationen. Da sollen weder Hunger und Frieren, noch Angst und Einschüchterung und Gewalttätigkeit wie in der Urzeit des Menschengeschlechts das Feld behaupten. Nicht einmal als Strafmittel soll es den *physischen* Schmerz mehr geben, so, wie der »heiße«, d. h. blutige Krieg in den internationalen Auseinandersetzungen nicht mehr als das Mittel einer Neuordnung gelten dürfte. Das Höchstmaß der Strafe ist bei einer Reihe von Völkern, die nach der Prügelstrafe am Ende auch die Todesstrafe abgeschafft haben, die Isolierung des

Rechtsbrechers, und zwar in einer *Situation der Ausweglosigkeit*, die lebenslänglich kein Ende findet. Es erscheint als die schwerwiegendste Strafe die bis zum Tode nicht endende ausweglose Exposition.

Literatur

1 W. B. Cannon: Bodily changes in pain, hunger, fear and rage, New York 1929

2 Charles Darwin: Der Ausdruck der Gemütsbewegungen bei dem Menschen und bei den Tieren. Aus dem Englischen übersetzt von J. Victor Carus, Stuttgart 1872

3 H. Hediger: Universitas 14 (1959)

4 F. Goethe: Zschr. Tierpsychologie 3 (1940)

5 R. Schenkel: Behaviour I, 2 (1947)

6 S. Kneipp: Meine Wasserkur. Neu herausgeg. u. bearb. von Dr. med. Christian Fey, München 1954

7 W. McDougall: Aufbaukräfte der Seele (Deutsche Fassung, herausgegeben von Erich Rothacker), Leipzig 1937

8 A. S. Clark: Comparative Physiology of the Heart, London, Cambridge 1927

9 C. P. Richter: Psychosomatic Medicine XIX, 3 (1957)

10 W. B. Cannon: Am. Anthropol. 44 (1942)

11 H. Basedow: The Australian Aboriginal, Adelaide (Australien) 1925

12 A. A. Jores: Medizin. Welt 1951

13 A. Jores und R. Droste: Ärztl. Wschr. 1956

14 B. Knick: Zschr. f. d. ges. inn. Med. 1954

15 L. van der Post: Die verlorene Welt der Kalahari, 3. Aufl., Berlin 1966

VI. Situationen der Geborgenheit und der Ausweglosigkeit

29. Pole der Geborgenheit
    Eine paläoanthropologische Untersuchung über raumbezogene Erlebnis- und Verhaltensbereitschaften
    (1957)
30. Ausweglosigkeit
    Erleben und Verhalten des Subjekts in den Situationen der Ausweglosigkeit
    (1969)

Die beiden Publikationen liegen zwölf Jahre auseinander. Während die Situationen der Geborgenheit als angstmindernd resp. angstaufhebend gelten, muß man von den Situationen der Ausweglosigkeit sagen, daß sie als angstauslösend wirken. Es muß festgestellt werden, daß Ausweglosigkeit nicht ohne weiteres mit Ausweglosigkeit gleichzusetzen ist. Hier bereits hat die Differenzierung einzusetzen. Auch Geborgenheit ist nicht gleichzusetzen mit Geborgenheit. Strenggenommen müßte man sogar, um dem Mißverständnis entgegenzuwirken, unterschiedliche Namen für die einzelnen Situationen haben.

Früher, als man noch meinte, es gäbe schlechthin »die« Angst, vielleicht nur ein Mehr oder Weniger, aber im wesentlichen sei doch wohl Angst und Angst dasselbe, war man absurderweise bemüht, Angst und Furcht streng zu unterscheiden. Ich gehe darauf nicht ein. Bemerken möchte ich lediglich, daß die Volkssprache daran keine Mitschuld trifft: Man sprach und spricht von der »Gewitter-Angst« oder der »Angst vor wilden Tieren« – so, wie man von der »Gottesfurcht« spricht und sprach. Die Haarspaltereien blieben den Philosophen vorbehalten. Wenn man an Tagungen teilnahm, auf denen das Angst-Thema angesagt war, mußte man gewöhnlich die Feststellung machen, daß gern ein Parade-Autor beschworen wurde: Kierkegaard. Neue Entdeckungen machte man nicht, und wenn sie inzwischen gemacht worden waren, kannte man sie nicht. Über eine Sache reden und außerdem etwas dazulernen wollen, ist nicht die Regel.

Interessant wäre es gewesen, bei Symposien dieser Art die Vortragenden zu testen. Jeder von ihnen hätte sagen sollen, was er für den konträren Affekt, d. h. für das Gegenteil von Angst hält: Da hätte z. B., vorausgesetzt, daß man in der Hitler-Zeit über die Angst gesprochen hätte, die Aussage gelautet, daß Mut und Tapferkeit das Gegenteil sind, denn *die* Angst ist Ausdruck der »Feigheit«. In den ersten Jahren nach dem Krieg war auffallend häufig von der »Nestwärme« und »Geborgenheit« die Rede. So widerspiegelte sich die politische Situation, auch »Zeitgeist« genannt. Man hatte den Eindruck, daß die Nestwärme-Experten auf ihre unmaterialischen Aussagen stolz waren: Ganz im Hintergrund rumorte wohl dabei noch immer der Mut als das Gegenteil der Angst. Wieder andere entdeckten, daß die Hoffnung das Gegenteil der Angst sei. »Die Angst und die Hoffnungen unserer Zeit«, war ein beliebtes Tagungsthema. Gab es nicht auch eine vierte Aussage? Man hätte sie tatsächlich machen können: Aus den Vereinigten Staaten kam die Nachricht, daß enorme Angst, und zwar Angst in der Ausweglosigkeit, zum Tod führen kann, der sich physiologisch als Vagus-Tod erweisen läßt. So hätte man sagen können, daß es ein Entschlummern gibt, das man als angstkonträr zu bezeichnen hätte, so, wie man bereits im Krieg hätte bemerken können, daß es im Luftschutzkeller ein plötzliches Einschlafen gab, wenn oben im Häuserviertel die Bomben fielen. Alles das hätte man längst wissen können: Die Kriegsgefangenen, die der Meinung waren, daß sie die Heimat nie wiedersehen würden, starben in der Ausweglosigkeit ihres Lagers. Wieder und wieder konnte man das von den nach Kriegsende heimkehrenden Gefangenen hören. Man mußte den Eindruck gewinnen, daß die wissenschaftlichen Angst-Experten an ihren Schreibtischen nur immer wieder den Artikel »Angst« in den verschiedenen Handbüchern studierten. Diese »Ragouts aus vieler Schmaus« (Goethe) wurden immer aufs neue aufgetischt. Einer der führenden Psychiater erklärte auf einer Tagung, es werde immer über die Dunkel-Angst resp. Keller-Angst der Kinder gesprochen, aber das könne doch wohl nicht so ganz stimmen. Er habe unlängst ein kleines Mädchen gesehen, das sich im Gegenteil stark für den Keller interessierte und seine Mutter bat, es immer wieder mitzunehmen, wenn sie den Keller aufsuchte. Dieser Mann hatte nie etwas davon gehört, daß es eine angstkonträre, und sogar angstmindernde Faszination gibt, und daß auf dem Boden dieses Affektes angstmindernde Spiele zustandekommen. Es gibt, was inzwischen nicht mehr ganz unbekannt ist, eine heilsame Angst, die vom Subjekt gesucht wird. Übrigens hatte schon Kierkegaard von einer »süßen Beängstigung« gesprochen. Selbst die Forschung kann von einer Faszination geleitet werden, die in Wahrheit eine larvierte Angst ist. Es wäre schlimm um uns bestellt, wenn alle Menschen nichts anderes als die Geborgenheit suchten, um alsdann, wenn sie sie gefunden, nur noch ihrer Langeweile zu leben.

Man wird die Tendenz zur Simplifizierung und traditionellen Schablonisierung der Angst-Phänomene, die allenthalben festgestellt werden kann, zu dem menschlichen Verdrängungsschutz in Beziehung setzen müssen. Die Faszination und die Lust an der Differenzierung, der, wie es scheint, ein selbstheilerischer Akzent innewohnt, ist weit seltener festzustellen. Es ist mir mehrmals im Verlauf der zurückliegenden Jahre folgendes Erlebnis zuteil geworden: Es kommt ein Doktorand oder ein Student, der »über die Angst arbeitet«, vielleicht im Zusammenhang mit einem Referat, das er in einem Seminar halten soll, um Einzelheiten zu seinem Thema zu erfahren. Wenn ich mich dann daranmache, ihm Einsichten zu vermitteln, sagt er plötzlich, jetzt wisse er, wie er sich ausdrücken müsse. Wenn ich ihm sage, daß er doch nicht so bescheiden sein solle, denn darüber wäre noch mehr oder überhaupt das Wesentliche erst zu sagen, antwortet er: »Nein, danke, so genau wollte ich das gar nicht wissen.« Ein Chemiker, der sich mit der Aussage zurückzieht, er wolle »das alles so genau gar nicht wissen«, würde als ein Tropf gelten. Bei den Fragen, die sich auf die menschliche Angst beziehen, handelt es sich immer zugleich auch um das innere Gleichgewicht und eine gewisse Erkenntnis-Zumutbarkeit des Subjekts. Hierbei ist eine innere Vulnerabilität im Spiele, die man nicht unterschätzen sollte. Wenn man im Stile des Philosophen Sokrates Hebammentätigkeit leisten will, wird man bedenken müssen, daß es, in der Sprache der Geburtshelfer zu sprechen, »abnorme Lagen« gibt, und vielleicht sogar mehr, als man gemeinhin annimmt.

29. Pole der Geborgenheit

Eine paläoanthropologische Untersuchung über raumbezogene Erlebnis- und Verhaltensbereitschaften

(1957)

»Alles, was im Subjekt ist, ist im Objekt und noch etwas mehr«, heißt es bei Goethe. »Alles, was im Objekt ist, ist im Subjekt und noch etwas mehr.« Dieser Satz besagt: Es ergibt sich auch auf der anderen Seite die Differenz. Wollte man die Aussage Goethes graphisch darstellen, so könnte man zwei exzentrische Kreise zeichnen, die sich überschneiden. Der Kreisabschnitt (Segment), der von den Gekrümmten gebildet wird, ist sozusagen Substanz von beider Substanz. Die Idee der »*gemeinsamen Substanz*« soll sich wie der rote Faden durch die folgenden Ausführungen hindurchziehen.

Das Subjekt verliert sich an das Objekt, indem es in ihm enthalten ist, und es ist dem Objekt ausgeliefert, indem das Objekt wie ein Parasit in ihm selbst ist. So sind wir, wie Goethe sich ausdrückt, »auf doppelte Weise verloren oder geborgen«. Nicht isoliert sein und nicht einmal isoliert sein können, diese Feststellung ist entscheidend bedeutsam. Dem englischen Biologen E. S. Russell (12) blieb es vorbehalten, von den »Valenzen« der Objekte zu sprechen (valere = fähig sein, vermögen). Das Objekt »vermag« auf das Subjekt einzuwirken. Das uns geläufige Gleichnis von Schlüssel und Schloß bietet sich uns in diesem Zusammenhang an. (K. Lewin hatte von dem »Aufforderungscharakter« der Dinge gesprochen.) Wir beschränken uns auf das korrespondierende Herüber und Hinüber von Subjekt und Objekt, soweit es sich um die subjektive *Evidenz der Geborgenheit* und die entsprechenden Erlebnis- und Verhaltensbereitschaften des Menschen handelt.

Ich werde in den vorliegenden Auseinandersetzungen über das Subjekt und seine Gegenpole der Geborgenheit den

Begriff im Sinne J. v. Uexkülls gebrauchen, d. h. daß die Objekte zur Ordnung der Umwelt gehören. Zunächst aber wäre zu bemerken, daß ich den Begriff des Objekts, wie er bisher gebraucht wurde, aufspalten möchte in den des Gegensubjekts und den eines dinglichen Objekts. Unter den Generalnenner »Objekt« wollen wir u. a. die immobilen Raum-Gegebenheiten fassen, was aber nicht besagt, daß sie in jedem Falle bewegungslos vor dem Subjekt stehen müßten. Wenn man ein Raum-Segment als die Bühne unserer Erlebnisse und Handlungen ansehen dürfte, so gehörten zu den »Objekten« die statisch-durativen Erscheinungen, die man zum »Aufbau« der Bühne zu rechnen hätte, auf der das Scenarium der Begegnungen mit den lebendigen Gegensubjekten spielt. Objekte (= Raum-Gegebenheiten) in diesem Sinne sind das Haus, die Stadt, der Weg, der Berg, der Abgrund, der einzeln stehende Baum, der Wald usw. Gegensubjekte sind, wie schon bemerkt, die lebendigen Partner, die ihrerseits reagieren und handeln können, wobei wir allerdings zugeben müssen, daß Raum-Gegebenheiten als personifiziert oder bestifiziert erlebt werden können: Der Abgrund »droht«, er »gähnt«, er »will uns verschlingen«. Die Grenzen sind nicht scharf zu ziehen, weil wir im Repertoire unserer Bereitschaften die Personifizierung nicht selten gebrauchen. Auch innerhalb der Gegensubjekte, die Menschen und Tiere umfassen, ist nicht immer eine scharfe Grenze zu ziehen, indem wir zur Anthropomorphisierung der Tiere neigen. Das ist uns offenbar angeboren, uns so zu verhalten resp. uns so unwissenschaftlich verhalten zu können.

Im Raum (Hohlraum der Welt) spielt sich das Scenarium unseres Daseins ab. Die Bühne stellt den Boden dar für die lebendigen Auseinandersetzungen mit den Gegensubjekten und den Objekten, zu denen wir auch die Prothesen (Handwerkzeuge) und unsere Nahrung rechnen. (Das getötete Tier wird zum Objekt, so wie der Apfel auf der Raumgegebenheit Baum ein Objekt ist.) Unser Interesse soll bei den folgenden Erörterungen auf die Objekte gerichtet sein, die man als

Raum-Gegebenheiten immobiler Art bezeichnen kann, aber wir werden erkennen, daß auch bestimmten Gegensubjekten die Bedeutung des bergenden Gegenpols zukommen kann. Wir analysieren am besten zunächst eine Erlebnisabfolge mitsamt ihrem Scenarium, die einem Subjekt widerfuhr. Es kommt mir darauf an, in jedem Falle empirisch zu verfahren. Wir können uns dabei nicht nur auf den natürlichen Raum beziehen, sondern auch auf den dem natürlichen nachgebildeten geistigen Raum, in dem sich unsere nächtlichen Träume abspielen, die eine innere Außenwelt repräsentieren: Einem Studenten, der in einer schweren Reifungskrise steht, träumt, er befinde sich in einer der russischen Steppen (Pat. war in Rußland kriegsgefangen gewesen). Er wird von einer Büffelherde verfolgt. Wie soll er den wütenden Tieren entkommen? Die Angst (Fluchtangst) ist groß. Gewöhnlich enden Träume dieser Art mit dem Wunder einer Entrückung: Das Subjekt erwacht und atmet auf. In unserem Falle behält die Regie des Traums die Fäden in ihrer Hand. d. h. sie sorgt dafür, daß das schlafende Subjekt nicht ausbrechen kann. Statt der Entrükkung aus dem geistig-imaginären in den physikalisch-realen Raum geschieht, wenn man so sagen darf, ein anderes Wunder: das Subjekt sieht vor sich einen einzeln stehenden Raum, der ihm die *Valenz* des Erkletterns bietet. Der Student folgt dieser Aufforderung und entkommt den Tieren. Vorerst auf jeden Fall ist er *geborgen.* Die Büffel waren in der Rolle der Gegensubjekte, der Baum war die Raum-Gegebenheit, die dem Subjekt in der Verfassung äußerster Not zu seinem Heile erstellt wird.[1]

Wenn wir diesen Traum analysieren, und zwar nicht inhaltlich, sondern hinsichtlich seiner Dynamik, so ergibt sich: Jedermann hat es schon erlebt, daß er im Traum nicht zu

1 Wie dem einzeln stehenden Baum oder einer Gruppe von Bäumen im Dasein der wildlebenden Paviane Bedeutung zukommt, lehrt uns die Tatsache, daß diese Tiere an Wasserstellen nur trinken, wenn ihnen die Möglichkeit einer »Flucht auf den Baum« gegeben ist. Wir werden später das Thema berühren, daß der Mensch in einer relativen Baumlosigkeit lebt, im Gegensatz zu den Wald-Schimpansen (Adrian Kortlandt).

fliehen vermochte. (Man hat dieses Unvermögen mechanisch erklären wollen: die Bettdecke, die uns auf den Füßen liegt, hindere uns am Ausschreiten. Darum komme man auf der Angstflucht im Traum nicht voran. Daß man aggressiv vorangehen kann, und zwar trotz dieser Decke, vor allem aber, daß man auch dann nicht zügig davonlaufen kann, wenn man im Mittagsschlaf ohne Decke auf dem Sofa liegend verfolgt wird, spricht gegen diese allzu simple Erklärung.) Wie kommt es, daß man im Traum nicht mit Siebenmeilenstiefeln davonlaufen kann? Warum sollte man seine Verfolger nicht mühelos abhängen können? Denkmöglich wäre diese subjektdienliche Lösung doch. Wir erklären das Zustandekommen des Baumes aus zwei Determinanten: a) Es gibt eine *Regie des Traumes,* die, so gut es geht, darüber wacht, daß die im wesentlichen vagoton-trophotrope Verfassung des Schlafens erhalten bleibt, was freilich nicht immer gelingt, denn wir spielten auf die »Entrückung« an, die das Subjekt in den *Raum unserer Umwelt* plötzlich versetzt. (Ich könnte Beispiele nennen, die uns zeigen, wie die adrenergische Verfassung [Angstaffekte] im Traum gewissermaßen auf kleiner Flamme gehalten werden kann, so daß der Schlaf nicht unterbrochen wird. Ein solches Mittel ist z. B. in der Doppelgänger-Erstellung zu sehen: Das Subjekt soll geköpft werden, aber als sich die Angst steigert, was ein Aufwachen zur Folge hätte, wird der Träumende Zuschauer einer Hinrichtungsszene. Man enthauptet einen Menschen, aber nicht ihn, der in der Rolle des Zuschauers dem »Akt in effigie« beiwohnt.) Der alleinstehende *Baum* als Bühnen-Requisit innerhalb des Traums dient demnach als Mitigans oder Korrigens in der *Verfassung einer Ausweglosigkeit* (Endgültigkeit). b) Es gibt, wie wir noch zeigen werden, eine in uns liegende Motorik, die man als die der *vertikalen Fluchtangst* bezeichnen kann. Sie tendiert nach einem oberen Pol der Geborgenheit. Die Siebenmeilenstiefel, so würden wir sagen, können darum die Weite nicht überwinden, weil uns die Beine versagen. Das vertikale Moment im Angsterleben trug dazu bei, daß der Baum als Paßform erschien, die der Kletter-Intention zugeordnet ist. Eine Raum-Gegebenheit einerseits, nämlich das Objekt Baum, und die physische, d. h. neurophysiologische Disposition (= Bereitschaft) entsprechen einander. In der endlosen Steppe, die zunächst Bäume nicht zeigte, wird der Baum erstellt, als die Not am höchsten ist. So könnte man sagen, daß man »am Leitfaden des Leibes«, um Nietzsches Terminus zu gebrauchen, zum andern die Erstellung des einzeln stehenden Baumes erraten könnte. Was in der Wirklichkeit unserer leibhaft realen Umwelt nicht möglich ist, kann die Regie des Traumes inszenieren, nämlich den der Situation gemäßen Gegenhalt zu den Kletterhänden und Kletterfüßen, über die bereits berichtet wurde (Essay V/27). Soviel über die subjektdienliche Raumverwandlung im Angsttraum.

Nach diesen einleitenden Erörterungen wenden wir uns dem Hauptteil zu: Das erste Thema befaßt sich mit dem oberen Pol oder Ort der Geborgenheit. Es ist eine auffallende Tatsache, daß der Mensch mit einer ausgesprochenen Festhalte-Hand auf die Welt kommt. Als ob es eine seiner ersten Aufgaben sei, sich irgendwo festzuhalten. Die Hand taugt zunächst nicht dazu, Nahrung oder irgendwelche kleinen Gegenstände zu ergreifen und zum Munde zu führen, diese Fähigkeit fällt ihr erst später zu. Wenn das Kind von einer Fliege belästigt wird, so ist es nicht in der Lage, das Tier mittels der Hände wegzuscheuchen. Wir wollen nicht aufzählen, was alles diese Säuglingshand nicht vermag, aber eins kann sie: Festhalten, und zwar so fest, daß sie die Last des Körpers zu halten vermag. (Ich habe als Student in der Vorlesung des Pädiaters Clemens v. Pirquet in Wien das folgende erstaunliche Experiment gesehen: Er schob einer Frühgeburt einen dünnen Rohrstock in die Hand, und die Finger hielten den Stock so fest, daß das Kind mit beiden Händen an diesem Stock hing und wie ein Äffchen an dem Gegenstand hängend durch den Hörsaal getragen werden konnte. Die Beine hielt das Kind dabei maximal gebeugt, und auch die Ärmchen zeigten einen ausgesprochenen Beugetonus.) Wir glauben sagen zu dürfen, daß auch die Schlafhaltung des neugeborenen Kindes diese *Festhalte-Hand* zum Ausdruck bringt. Wir könnten dabei an ein Affenkind erinnert werden, das im Fell oder am Hals seiner Mutter hängt. Es sei in diesem Zusammenhang auch auf den sog. Moroschen Umklammerungsreflex hingewiesen: Das Kind, und zwar ein Säugling innerhalb der ersten postpartalen Wochen, wird auf den Rücken gelegt. Wenn man plötzlich mit der flachen Hand gegen die Tischplatte schlägt, »schrickt« oder »fährt« das Subjekt »zusammen«. Moro selbst beschreibt dieses reflektorische Verhalten mit den folgenden Worten: »Die Arme, in denen im frühen Säuglingsalter ein ausgesprochener Beugetonus vorherrscht, werden im Ellbogen mehr oder minder vollständig gestreckt und gleichzeitig gespreizt. Im gleichen Zuge dieser symmetrisch erfolgenden Bewegung nähern sich die Arme wieder in gestreckter Haltung im Bogen einander in der Mittellinie.« Moro (10) beschreibt die Hände bei diesem Umklammerungsverhalten des Säuglings: »Die Finger sind während der geschilderten Bewegung gespreizt und in einer Mittelstellung zwischen Streckung und Beugung. Auch in den Beinen erfolgt bei voll sich entwickelndem Reflex eine Streckung und Beugung und vorübergehende Abduktion.« Arme und Beine zeigen Bewegungen, die an das Umklammern erinnern, d. h. mit dem Schreckerlebnis erfolgt eine Intention sich festzuhalten, und wir stellen uns vor, daß sich diese Arme am Hals der Mutter festhalten würden, wenn ihnen der entsprechende Gegenhalt geboten würde. Die Füße sind am Schluß supiniert, »während die Zehen gebeugt werden, die große Zehe bisweilen abgespreizt wird.« Das alles ist Festhalte-Motorik, die der Sicherung des Subjekts dient. Das Kind findet am Hals der Mutter seine Geborgenheit. (Bei dem jungen Mann, der in seiner zunächst horizontal verlaufenden Fluchtangst im Traum plötzlich einen Kletterbaum vor sich sah, war der Baum ein *Objekt*, während die Mutter, die auch zum Erklettern reizt, als *Gegensubjekt* zu bezeichnen wäre.)

Auf dem Psychiaterkongreß in Hamburg (September 1955)

habe ich eine Krankengeschichte vorgetragen, die sich auf einen Berliner Ministerialbeamten bezog, den die Schreckensnachrichten von Stalingrad mit einer panischen Angst erfüllten (vgl. V/27). Ich fand ihn zu Hause an seinem Schreibtisch in einer Haltung vor, die mich an die sog. Robinsonsche Festhalte-Hand und an den Effekt des Moroschen Umklammerungsreflexes erinnern mußte: Der Mann saß mit angezogenen Beinen da und klammerte sich mit den Händen an den Kanten des Schreibtischs fest. Er gab an, daß er diese Attitüde einnehmen müßte, weil dieses Verhalten seine unerträgliche Angst beschwichtigte. Er war bei völlig klarem Bewußtsein und erklärte, so beschämend ihm auch seine Situation vorkomme und so gerne er diese absurde Haltung vermieden hätte, in der *Ausweglosigkeit* seiner Angst sei plötzlich der »Zwang« über ihn gekommen, sich in dieser Weise am Schreibtisch festzuhalten. Nur mit Mühe gelang es, ihn in das Bett zu bringen, wo er alsdann nach Säuglingsart lag, d. h. mit gebeugten Gliedmaßen. Angst und Evidenz der Geborgenheit oder gar der Geborgenheit in der Liebe sind polare Gegensätze, und wie es eine Flucht in der Horizontalen gibt, wenn wir daran denken, wie etwa ein Hase vor dem Hund davonläuft, so gibt es offenbar auch eine »vertikale Flucht«. Wenn ein Affenkind von seiner Mutter »abgestiegen« ist und wenn ich Mutter und Kind durch ein starkes Geräusch erschrecke, so wird das Kleine unverzüglich Zuflucht in der »bergenden Liebe der Mutter« suchen. Der Morosche Umklammerungsreflex findet sich beim Menschensäugling nur innerhalb der drei ersten Lebensmonate. Offenbar aber können sich diese Synergismen auch noch bei einem erwachsenen Menschen ausprägen. Wenn wir das Verhalten des Ministerialbeamten »deuten« dürften, so würden wir sagen: Er steht in der Gefahr, vor dem Abgrund, der sich in Stalingrad auftut, verschlungen zu werden. Es bekundet sich in diesen Bewegungen des erwachsenen Mannes gewissermaßen das nach Geborgenheit und Liebe tendierende Kind. (Ich kannte den Kranken seit längerer Zeit. Er litt an zwangsneurotischen Störungen und einer hartnäckigen Schlaflosigkeit. Er stand bereits vor dieser Katastrophe in meiner nervenärztlichen Behandlung.) Man könnte, wenn man sich die Haltung dieses Menschen vergegenwärtigt, an eine Zeile aus Goethes »Ganymed« erinnert werden: »Hinauf! Hinauf strebt's ... Aufwärts an deinen Busen, alliebender Vater!«

Es kam mir darauf an zu zeigen, daß es »oben«, wenn man so sagen darf, einen »Pol der Geborgenheit« gibt, der sich offensichtlich in unserer Motorik bezeugt. Die Geborgenheit in der Liebe ist »oben«, wenn es sich um die Mutter als das Gegensubjekt der Kletter-Intentionen handelt. »Am Leitfaden des Leibes« (Nietzsche) wurden wir zu dieser Erkenntnis hingeführt. Ich habe seinerzeit in Hamburg erwogen, ob die Gebetshaltungen gewisser Völker nicht diese Intention auch bekunden. Ich denke im besonderen an die Gebetsgesten, die sich in einem Erheben der Arme bekunden, was nicht besagen muß, daß das volle Morosche Funktionsbild dabei zum Ausdruck kommen müsse. (Die Verkürzung der Gliedmaßen muß nicht notwendig mit dem Erheben der Arme verbunden sein, wobei wir an die synergistische Verkürzung der Beine denken, die sich im Hinknien oder gar im Hinwerfen auf die Erde bekunden kann. Es findet sich in Thomas Ohms Monographie über *Die Gebetsgebärden der Völker und das Christentum* (11) die Abbildung des sog. Betenden Germanen [Bronzestatuette in der Pariser Nat.-Bibliothek], die einen Mann zeigt, der nach oben blickt und die Arme hoch erhoben hält, während das rechte Bein auf dem Boden kniet.) Unser Interesse soll nicht auf die Gebetshaltung gerichtet sein, so anziehend auch das Thema ist, sondern auf ein Phänomen, das mit der synergistischen Verkürzung unserer Gliedmaßen im Angsterleben resp. im Streben nach dem oberen Pol einer Geborgenheit gleichfalls zusammenhängt. Was dem Berliner Beamten oder dem Subjekt im Traum widerfuhr, kann sich auch so bekunden, daß ein Mensch bei einem Schreckerlebnis den Streckertonus der Beine verliert oder zu verlieren droht. Das besagt, daß seine Standfestigkeit erschüttert werden kann, und wenn es nur für wenige Augenblicke wäre. (Diese motorische Zuordnung hat sich sogar in einer volkstümlichen Redensart fixiert. Es kann einer sagen, er habe gedacht, als er die und die erschreckende Nachricht erhielt, er »schlüge lang hin«.) Es gibt außerdem eine Erscheinung, die sich in der mangelnden Standfestigkeit bekundet und die vielen Menschen zustoßen kann, ohne daß man sagen müßte, daß sie besonders ängstlich seien. Nur die eine Aussage kann man machen: Bei ihnen prolabieren die Kletter-Synergismen besonders leicht. Auch da handelt es sich um eine maximale Angst in der Verfassung einer *Ausweglosigkeit.* Das *Bedeutungserlebnis* ist entscheidend, und hier wie bei dem Beamten oder bei dem im Traumerleben fliehenden jungen Mann handelt es sich um die äußerste Bedrohung ihrer Existenz: Ich denke an den *Höhenschwindel.* Am Abgrund geht dem Subjekt »der feste Boden« verloren. J. Zutt sagt in seiner Publikation »Über Daseinsordnungen« (19), man verstehe unter »Schwindel» »physische Zustände, die den Verlust der Standsicherheit mit sich bringen«. Ich teile eine empirische Beobachtung mit: Auf einer Hochgebirgswanderung in der Schweiz traf ich mit einer Reihe von Leuten zusammen, die für eine Hochtour in keiner Weise ausgerüstet waren, aber sich von ihrem Ziel nicht abbringen lassen wollten. Zwei dieser Reisegenossen litten an Höhenschwindel. Sie bereuten es längst, nicht zu Hause geblieben zu sein, aber umkehren war so gefährlich wie weitergehen, nachdem sie wiederholt inzwischen »in recht gefährliche Situationen gekommen« waren. Ich hatte den Eindruck, daß ihre Angst mit dem *Verkürzungssyndrom* und der *Festhalte-Hand* gekoppelt war. Gewöhnlich rutschten sie nach Art ganz kleiner Kinder, wenn unser Weg an einem steilen Absturz vorüberführte, weil sie ihren Beinen nicht mehr vertrauen konnten. Wie bei dem Beamten in Berlin war anscheinend die Attitüde der Verkürzung die ultima ratio. Streckenweise gingen sie »auf allen Vieren«, besonders dann, wenn der Weg aufwärts führte, während das Rutschen mehr für horizontal verlaufende Ränder und für die abwärtsgehenden Pfade geeignet war. Ihre Beine trugen sie nicht mehr. Der Boden unter ihren Füßen war fraglos so fest wie der unter unseren Füßen, aber sie standen unter dem Eindruck, als ob der Boden, der ihren Füßen optisch und propriorezeptorisch zugeordnet erlebt wird, gleichwie die Füße selbst unsicher geworden sei. (V. v. Weizsäcker [18] beschreibt ähnliche Phänomene in seiner Lehre vom »Gestaltkreis«. Er gebraucht, um die Erscheinungen in ihrer schillernden Korrelation zu bezeichnen, die Wendung: »Bin ich's? Bist du's?«) Wiederholt stellte ich fest, wie sich ihre Hände, auch wenn es praktisch nicht erforderlich war, im Gras festkrampften. Ich zitiere aus Zutts Publikation (19), die sich mit dem Höhenschwindel befaßt, einige Sätze: »Es ist also die Angst, die den Schwindelnden befällt. Auch Goethe, der den Höhenschwindel beim Besteigen des Straßburger Münsterturms erfuhr, spricht von ›dergleichen Angst und Qual‹. Der von der Schwindelangst Befallene geht seiner Standsicherheit verlustig, er vermag nicht sich aufrecht zu halten, die Angst zwingt ihn, sich hinzukauern oder zu legen, sich am Boden festzuhalten oder zu entfliehen.« Bei der Wanderung, die ich beschrieb, war eine Flucht in der Horizontalen allerdings nicht möglich, nur der »obere Pol der Geborgenheit« blieb ihnen. Zutt führt aus, wie der feste Boden sich wandelt, indem er der »tragenden Kraft« verlustig geht und selber »zum Abgründigen« wird. Es heißt dann weiter in der Publikation: »Zur Introspektion begabte Schwindelige bemerken dieses Unsicherwerden der Standfläche deutlich. Die meisten Schwindligen fühlen außerdem eigentümliche Sensationen in den Beinen. Es ist dies eine interessante psychosomatische Tatsache.«

Ich möchte ein Moment hervorheben, das, wie mir scheint, nicht übersehen werden sollte, wenn vom Höhenschwindel die Rede ist: Es gibt ein Phänomen, das man mit der Formel »imperativische Valenz der Vorstellungen« (= Ideorealisation [Hellpach] resp. ideomotorische Exekutive [E. Rothakker]) bezeichnen könnte. Die Idee ist wie ein Programm, das einen Vollzug verlangt. (Wenn ich den Begriff »Spirale« definieren soll, so werde ich mich dabei ertappen, wie ich mit der Hand spiralige Bewegungen ausführe, und wenn man mir eine kostbare chinesische Vase in die Hand gibt, so wird die Gefahr, daß ich sie fallen lasse, weit größer sein oder zum mindesten mir als weit größer erscheinen, als hätte ich eine billige Steingut-Vase in meinen Händen.) Der Abgrund hat einen Sog, er verlangt, daß der Schwindelige in die Tiefe hinabspringt. Auch dem Erlebnis der eigenen Körperschwere mag hier am »Absturz des Berges«, wo dem Subjekt vor dem eigenen »Absturz« bange ist, eine Bedeutung zukommen. Auch die Schwerkraft tendiert nach unten, während andererseits subjektiv am Abgrund auch ein Elevations-Impuls erlebt werden kann, wenn der Schwindelige etwa große Vögel über die Weite hinfliegen sieht. Zutt weist auf die merkwürdigen Metaphern hin, die wir in unserer Sprache mit dem Abgrund verbinden: er tut sich auf, er gähnt, er droht mich zu verschlingen. (Da erscheint der Abgrund in der Personifikation, um nicht zu sagen der Bestifikation, d. h. als verschlingendes Ungeheuer.) Eben dieses »Drohen« könnte man auf die imperativische Macht beziehen, und wieder stehen wir vor der Frage: »Bin ich's? Bist du's?« Goethe sagte, daß das Objekt, d. h. in unserem Falle die Raum-Gegebenheit »Abgrund«, im Subjekt ist, und umgekehrt ist das Subjekt im Abgrund, denn nach Goethe ist das Objekt im Subjekt und das Subjekt im Objekt, so daß »Mein« und »Dein« bei diesem gegenseitigen Ineinandersein schwer auseinanderzuhalten sind. In Analogie zu dem Goethewort von Auge und Sonne könnte man sagen: der Mensch wurde »abgrundhaft«. Es scheint uns, daß die Angst, von der Tiefe »verschlungen« zu werden, so panisch-ausweglos ist, daß sich die uns bekannten Verkürzungssynergismen einstellen, was zu dem folgenden circulus vitiosus führt: Jetzt am lockenden resp. drohenden Abgrund, müßte ich doppelt fest auf meinen Beinen stehen, aber da versagen sie mir. Der Streckertonus kommt mir abhanden, und ich bin hilflos wie ein gehunfähiges, im

Rutsch- und Quadrupedenstadium lebendes Kind. Die Geborgenheit kann nur noch oben liegen, so wie sie für den Beamten oben lag, obgleich dieser Mann bewußt der Kirche nicht zugetan war und auch nicht wußte, daß er gewissermaßen eine *Gebetshaltung* einnahm.

O. F. Bollnow stellt in seiner Schrift »Der erlebte Raum« (3) ein Verzeichnis von Themen auf. Wir mußten in der Befassung mit dem oberen Ort (= Pol) zwei Raumthemen berühren: das des »Festen Bodens« und das der »Vertikalachse und Horizontalebene«. Das Moment des Vertikalen war mittels der *Verkürzungssynergismen* gegeben, die nach oben tendieren. Wir stehen unter der Evidenz, daß die Angst im Erleben des Höhenschwindels die Verkürzungsangst ist, was besagt, daß die gestreckten Beine ihren Streckertonus nicht halten können. Es gibt mancherlei Verlaufseffekte und motorische Ausdrucksformen der Angst. Der Beamte sowohl wie die Schwindligen stehen vor einem »Abgrund«. Die Metaphern unserer Sprache spielen auf diese Urszene an, wie uns das Beispiel des Mannes zeigt, dem es klar wird, daß er im Falle eines verlorenen Krieges selber verloren ist. Die Katastrophe wird ihn verschlingen. Eine andere Angst, das erwähnte ich oben schon, ist die Fluchtangst, die in der Horizontalen spielt. Die Murmeltiere im Hochgebirge stoßen bei unserer Annäherung Warnlaute aus, um alsdann in der Erde zu verschwinden. Ihre Flucht trägt sie zu ihrem Heim, das ist der Gegenpol ihrer Geborgenheit. Subjekt und bergendes Heim sind einander zugeordnet. Man könnte an das Gleichnis eines elastischen Bandes erinnert werden, wenn man wahrnimmt, wie das Tier an die Erdhöhle gleichsam gebunden ist. Wenn dem Subjekt Gefahr droht, schnurren die Bänder gleichsam zusammen. Das Subjekt kann in der Isolierung nicht leben. Es lebt gewissermaßen in einem Kraftfeld zwischen den beiden Polen. Dem Thema Heim und Heimat sowie dem Thema des bekannten Weges hat J. v. Uexküll in einer Publikation seine Aufmerksamkeit zugewandt, die er zusammen mit Sarris herausbrachte, betitelt »Das Duftfeld des Hundes (Hund und

Eckstein)« (16). In seinen Streifzügen (17) bezieht er sich auf Thompson Setons *Wahb* (15), wenn er darstellt, wie der nordamerikanische Grislybär sein Territorium mit Kot- und Urinmarken abgrenzt und außerdem fremde Bären vor seinem Hoheitsgebiet (= Heimat) abschreckt, indem er sich mit dem Rücken und der maximal dorsal flektierten Schnauze gegen einen einsam stehenden Baum scheuert, so daß sich ein Bas-Relief seiner Gestalt ergibt. In dem vorliegenden Falle könnte man versucht sein, den mit dem Abbild und den Körpersekreten belebten Raum als »lebend« zu bezeichnen: er wurde von dem Subjekt gewissermaßen im Sinne einer Doppelgängerei belebt, als ob nun zwei Bären im Spiele wären, ein umfassender großer Abschreckungs-Bär, dessen Duftfeld andere Bären gleichsam »anspricht«, und in der Umwelt dieses großen Bären (= Territorium) bewegt sich der »eigentliche« wehrhafte Bär. Wir erinnern uns dabei an unsere Aussagen über das Segment, das zustande kam, als sich zwei exzentrische Kreise schnitten: Der Bär gibt wirklich von seiner Substanz auf die Substanz der Erde ein Teil seiner selbst, womit er den Possessiv-Charakter »mein Territorium«, »meine Heimat« bekundet. (Es gibt gar keinen Bären, der sozusagen der abstrakte Bär genannt werden könnte, denn jeder seßhafte Bär kann nur in der Zuordnung zu seinem Duft-Territorium vorgestellt werden. Da lebt er in seinem Segment, das er sich gleichsam ausgestanzt hat, und man könnte sagen, daß das von ihm bewohnte Herrschaftsgebiet, wo er singulär regiert, seine nach außen gestülpte Darm-Blasen-Innenwelt darstellt, denn die viszerale Binnenwelt tingiert die äußere Umwelt resp. macht sie zu seiner auch für andere Bären wahrnehmbaren Umwelt, die nicht nur sein Abbild, sondern auch seinen Geruch dominierend zum Ausdruck bringt. Das lokative Moment muß uns ganz besonders interessieren. Dieser dominierende Bär ist der Herrscher »von« diesem Bereich. Das Thema des »Von« wird uns später noch einmal entgegentreten.) Dem Schweizer Verhaltensforscher H. Hediger verdanken wir eine zusammenfassende Darstellung »Über die

Bedeutung von Miktion und Defäkation bei den Wildtieren« (4).

Ich habe diese Zuordnungen, die uns Subjekt und Raum und im besonderen Subjekt und »Segment« als den besonderen oder abgesonderten Raum als Ganzheit erkennen lassen, darum hervorgehoben, weil Erlebnisbereitschaften dieser Art, die sich auf Macht und bemächtigten Raum beziehen, auch dem Menschen zukommen, womit wir freilich nicht sagen wollen, daß der Mensch »nichts als ein Tier« sei. Über unsere animalische Basis sind auch wir dem Raum und den Raum-Gegebenheiten zugeordnet, d. h. daß wir über unseren Leib und entsprechende Bedeutungserlebnisse an diesen Ordnungen teilhaben können. Ich gebe ein Detail aus einer Krankengeschichte wieder, die sich auf einen verschroben anmutenden Psychopathen bezieht, der zunächst wegen matrimonieller Schwierigkeiten in meine Behandlung gekommen war: Als sich das Subjekt bei einer Behörde, die Stellen ausgeschrieben hatte, persönlich vorstellen sollte, war er mit einem Frühzug in der Stadt angekommen, die ihm bisher nicht näher bekannt war. Da ihm noch viel Zeit blieb bis zu der angesetzten Stunde, in der er sich als Bewerber melden sollte, unternahm er in seiner Unruhe einen größeren Spaziergang, der ihn auf einen Berg oberhalb der in einem Talkessel liegenden Stadt führte. Auf dieser morgendlichen Wanderung überkam ihn ein Stuhldrang, dem er stattgab. Dieser Akt war mit einem *Bedeutungserleben* verbunden, während er ihn vollzog. Man kann nicht sagen, daß er die Defäkation auf dem Berg vollzog, weil er dieses Erlebnis haben wollte, sondern das Erlebnis einer Macht und Bemächtigung stellte sich ihm in actu ein. Kraftgefühle kamen über ihn. Als er in die Stadt hinabstieg, stand er unter der Evidenz, daß er seinen zukünftigen Chefs mit einer inneren Sicherheit entgegentreten könnte, als ob er im Rang gestiegen sei. Auf dem ganzen Weg blieb er emotional-faszinativ an das Erlebnis auf dem Berg gebunden. Der Mann war überzeugt, wie er später berichtete, daß sein sicheres Auftreten bei der Vorstellung mit dem »Wächter«

zusammengehangen habe, den er auf dem Berg hinterließ. Die Begegnung mit den maßgebenden Beamten der Behörde spielte sich nun gewissermaßen in dem »Segment« des Subjekts ab, das von seiner Substanz tingiert war. Man könnte einwenden, daß es sich um das Erlebnis eines einzigen Psychopathen handelte, den wir als »verschroben« bezeichneten und der in seinem Auftreten ausgesprochen unsicher wirkte. Ich leugne das nicht, aber auch die pathologischen Erlebnisse und Verhaltensweisen kommen nicht von ungefähr zustande. Um die animalische resp. paläoanthropologische Ubiquität der Erscheinungen ist es mir zu tun. (Man könnte das Arrangement des Mannes auch als »magisch« bezeichnen, doch meiden wir diesen Terminus, weil er zu Mißverständnissen führen kann.)

Um darzutun, daß es sich bei dem Problem des tingierten Segments um ubiquitär-menschliche Erlebnis- und Verhaltensbereitschaften handelt, führe ich außerdem einen Beleg aus der ethnologischen Literatur an: Günter Tessmann berichtet in seiner Pangwe-Monographie (14: Bd. II, S. 258), daß dieses Volk im allgemeinen als recht schamhaft bezeichnet werden kann. Er schildert Situationen, aus denen hervorgeht, wie sie eine Defäkation auf einem Streifzug als peinlich empfanden und auf eine merkwürdige Art umschrieben, was er zunächst völlig mißverstand. Wir lesen alsdann: »Weitere Beweise für die Schamhaftigkeit in bezug auf die natürlichen Bedürfnisse der Pangwe sind die Anwendung einer Klystierspritze, die in unmittelbarem Zusammenhang mit dem Auswurf resp. After steht, als Abschreckungsmedizin gegen Felddiebstähle.« Der kotbezogene Gegenstand wird sie abschrekken, was uns auch an den Grisly-Bären erinnern könnte, der über seinen Kot und Urin Eindringlinge zurückschreckt. Das Subjekt schafft sich damit eine Evidenz der Geborgenheit. Wir führen ein zweites Beispiel an, das uns zeigen soll, wie der menschliche Kot dem Subjekt Macht resp. Evidenz der Macht verleiht: Ludwig Kohl-Larsen (6) berichtet in dem sog. Issansu-Märchen (Ostafrika), wie ein Mann ein Mädchen heiratet, und als die Schwester der Frau zu Besuch gekommen ist, diese heimlich tötet. Aus den Fußsehnen machte er ein Saiteninstrument, das später zu tönen begann und der Schwester berichtete, was geschehen war. Der Mann war gerade auf der Jagd, als die Ehefrau das Geheimnis über die Saiten des Instruments erfuhr. Sie wurde sehr zornig und beschloß, ihren Mann zu verlassen. Bevor sie wegging, »hat sie neben der Tür etwas hingemacht (Stuhlgang). Dann ist sie hinter das Haus gegangen und hat ebenfalls etwas hinterlassen. Dann ist sie zur gleichen Verrichtung an die Seite des Hauses gegangen, auch an der Innentür des Hauses hat sie Stuhl gelassen. Dann ist sie auf das Haus gestiegen und hat wieder etwas hinterlassen.« So könnte man sagen, sie habe sich in ihrem Zorn noch und noch verdoppelt, bevor sie selber zu ihrem Vater ging. Als der Mann heimkehrte, fragte er sich, wo seine Frau hingegangen sei, aber er vernahm ihre Stimme, obgleich die Frau selber gar nicht mehr da war. »Als er genau hinhört, sieht er keine Frau, sondern sieht nur, daß sie etwas Stuhl und Urin hinterlassen hat.« Der Reihe nach hat er nun Begegnungen mit der Multiplikations-Doppelgängerin seiner Frau, und schließlich heißt es: »Von überall her antworten die Stimmen, wo sie etwas hinterlassen hat.« – Ich gehe nicht darauf ein, wie nun Zauber und Gegenzauber erfolgen und wie die Frau den Mann schließlich tötet. Es hieß oben, daß man vielleicht von einem »lebenden Raum« sprechen könnte; und wenn es oben hieß, daß der Bär mittels seines Duftfeldes die anderen gewissermaßen »anspricht«, weil Kot und Urin des Subjekts Valenzen zukommen, so sprechen nun Kot und Urin in dem Issansu-Märchen hörbar wirklich den Todfeind dieser Frau an. Es sind feindliche Bezüge in jedem Fall, ob wir an den Bären denken oder an den Behördenangestellten, bei dem es sich auch um eine Machtbekundung handelte, und dasselbe gilt von den Pangwe, die den Dieb abschrecken, oder von der Frau in dem Issansu-Märchen. Die Zuordnung Kot:Macht ist nicht zu verkennen. (Es interessiert uns von der Biologie her, daß das Exkrement gewissermaßen stellvertretenden Charakter zeigt, indem ihm im Sinne E. S. Russels (12) Valenzen oder Aufforderungsimpulse zukommen. Die Artgenossen werden »angesprochen«.) – Es wäre nicht unbedingt nötig gewesen, daß wir Belege aus dem Denken und Verhalten sog. Primitiver herangezogen. Das *Handwörterbuch des Deutschen Aberglaubens* (Bd. V, Artikel »Kot«) vermittelt uns eine Fülle von Beispielen, wie der grumus merdae als »Wächter« erscheint und wie dem Kot eine apotropäische Bedeutung zukam und da und dort heute noch zukommt. Hier liegen Traditionen vor, die uns die Zuordnungen Kot:Macht:Gefahrenabwehr bezeugen. Wenn das Subjekt über den Kot einen Zuwachs an Kraft gewinnt, so ist damit die Evidenz der Geborgenheit gestärkt worden.

Ich sah in der Mutter den Gegenpol der Geborgenheit, der sich in der Verhaltens-Motorik des Kindes bekundet, und auch das Haus erschien mir als ein Ort der Geborgenheit. Die Ethnologin Frau Dr. L. Aall (Oslo) berichtete mir, daß sie während der Zeit, in der die Deutschen das Land besetzt hielten, auf einem kleinen Dorf wohnte, wo die Bauern nicht selten an sie herantraten, weil sie mit den Fragebogen nicht zurecht kamen. (Die Besatzungsmacht wollte wissen, über wieviel Grund und Boden der Bauer verfügt, was angebaut wird, wieviel Vieh vorhanden ist usw.) Häufig haperte es bereits oben am Kopf des Bogens, wo der Name des Bauern zu stehen hatte. Was sollte er dort einsetzen? Jedermann wußte, daß dieser Mann *Ryen* heiß, alle nannten ihn so, und er selber hatte niemals gesagt, daß das sein Namen nicht ist. Also hatte er hier einzusetzen: *Ryen*. Der Bauer kratzte sich verlegen, denn das sei eben die Frage, ob er nicht *»Nielsen«* schreiben sollte. Sein Vater habe »sich *Nielsen* geschrieben«. Da kam nun heraus, daß die Papiere des Mannes auf *»Nielsen«* lauteten, während *»Ryen«* der Name des Hauses war. Die Frage war, ob das lokative Moment dominieren sollte, nämlich die Zuordnung Subjekt:Haus, dann hieße er *»Ryen«*, wenn man aber die Tatsache der Blutsverwandtschaft, d. h. der Abstammungs-Zuordnung Vater:Sohn akzentuieren sollte, dann hieß er *»Nielsen«*, denn der Vater hatte »sich *Nielsen* geschrieben«. (Die Zuordnung Subjekt:Haus, der wir im Lateinischen in den Substantiven dominus-domus begegnen, interessiert uns, und sie wird auch in anderen Sprachen bezeichnet: Der Hausherr [Hausvater] ist im Griechischen der des-potes, im Sanskrit ist es der damas-pati. – Hausnamen gibt es da und dort auch noch heute in Deutschland. Die Redensart »er schrieb sich« kann man bei uns von Landbewohnern noch hören, auch wenn es in diesem Dorf selber Hausnamen nicht mehr gibt. Die Wendung »er schrieb sich« verlangt gewissermaßen das Wörtchen »nur« oder »bloß«, also den Akzent einer Entwertung.) »Eigentlich« hieß dieser Bauer doch wohl *Ryen,* er war, was sich fast wie ein Adelsprädikat anhört: der Bauer *Jakob* »von« *Ryen.*

Wir stellen uns vor, daß ich einen Bauernhof betrete, und daß ich dortselbst einen Mann auf mich zukommen sehe. Es ist der »Sohn des Hauses«. Wenn ich einen Ortskundigen fragen würde, ob das der Bauer sei, so könnte die Antwort lauten, das sei er »nicht selber«. Wenn er aus dem Haus heraustritt, so kann sein Erscheinen mit den Worten angekündigt werden: dort ist er. Es liegt ein noch stärkerer Akzent der Eigentlichkeit vor, wenn die Aussage lautet: dort ist »er selbst«. Die Aussage kann auch lauten: Das ist er »persönlich«. (»Er selbst, kein anderer«, damit wird die Einmaligkeit und Unverwechselbarkeit betont.) Die Hausangestellte ist nicht »die Hausangestellte selbst«, sondern »einfach« die Hausangestellte oder gar »nur eine Hausangestellte«. Der Bauer als Hausherr (= dominus) ist mittels des Fürwortes »selbst« hervorgehoben. Dabei muß »Haus« nicht nur das Gebäude sein, sondern unter »Haus« kann man alles verstehen, was in diesem Gebäude in einer sog. Hausgemeinschaft lebt. (Wir erinnern an das Wort: »Ich und mein Haus wollen dem Herrn dienen.«) Wir sind versucht, dem Wort »selber« oder »selbst« nachzugehen, denn es kennzeichnet den Hausherrn, indem es seine auf das Haus bezogene Singularität hervorhebt. »Er selbst« ist nur einmal auf diesem Hof, während er viele Söhne und Töchter haben kann, denen auf keinen Fall der lokative Akzent »selbst« zusteht. Wie verhält es sich mit dem »Selbst« in anderen Sprachen? Wir nehmen die Suaheli-Grammatik zur Hand und stellen fest: Das Fürwort »selbst« wird durch »nafsi« (= Seele) umschrieben, man kann auch »moyo« (= Herz) setzen, aber man kann statt dessen auch »-enyewe« gebrauchen. (»Seele« und »Herz« mit dem Fürwort-Charakter »Selbst« kennen wir auch in unserer Sprache. Wir erinnern an die Berliner Redensart, daß einer »die Seele von det Janze« ist, was bedeutet: der Chef, der Initiator, der Verantwortliche. Die »Seele« wird offenbar als das Zentrale empfunden. Auch das »Herz« kann bei uns den Akzent des »Haupt«-sächlichen tragen. Wir erinnern an den Romantitel *Das Herz aller Dinge.*) Was hat es mit dem -enyewe auf sich? Sollte das gar der *Hausherr* sein? Tatsächlich heißt im Suaheli der Hausherr »mwenyewe«. Ich gebe eine Szene wieder: Es hat sich vor dem Dorf ein Unglück ereignet. Die Leute reden. Der eine will das, der andere dieses wissen. Ein Soldat (askari) ist dabei gewesen. Er hat es mit seinen eigenen Augen gesehen, wie es sich zutrug. Und nun ergreift er das Wort: askari-enyewe, der Soldat-Hauswirt spricht. Dieser »Askari selbst« kann völlig besitzlos sein. Er muß niemals ein Haus besessen haben, aber in diesem hier und jetzt zur Dikussion stehenden Bewandtniszusammenhang ist er sozusagen »zu Hause«, da kann er »persönlich« das entscheidende Wort sagen: *der Soldat selbst,* weil er als Augenzeuge empirisch-real dabei war.

Wir stellen fest, daß es eine Rangordnung der Organe gibt. Im Deutschen ist es das »Haupt«, das an der Spitze dieser Hierarchie steht, sofern es sich um den Herrn einer *Mannschaft* handelt. (Es gibt mancherlei Herren, außer dem Hausherrn kennen wir den Gefolgsherrn oder auch den Gerichtsherrn. Niemals ist bei uns der Hausherr als »Hauptmann« bezeichnet worden. Hauptmann ist das Haupt einer Mannschaft.) Das Haus kann wie ein Organ in die Erscheinung treten, es kommt ihm Rang zu und es verleiht Rang. (Im Deutschen würden wir sagen, daß dieser Askari der »Haupt«- oder

»Kronzeuge« war!) Wir lassen die Frage offen, ob das Haus oder, allgemeiner gesagt, *das lokative Moment im »Selbst«* in den Sprachen aller Völker in Erscheinung tritt. Nur auf das Chinesische möchten wir hinweisen: Wenn man einen Satz in diese Sprache zu übersetzen hat, bei dem das »Ich selbst« oder »Er selbst« den ihm gebührenden Rang der Authentizität erlangen soll, so wählt man ein Wort, das stimmhaft gesprochen etwa »dse« lautet (in den europäischen Schreibweisen geschrieben als »dsi« resp. als »tzu«). Nach dem Mathewsschen Wörterbuch (9) bedeutet dieses »tzu«: *self, private, personal.* Es kommt ihm außerdem die Bedeutung *from* zu. Mit dem »From« (= »von«, »aus«) wird auf die *Zuständigkeit* des Subjekts angespielt, und wir stellen fest: das ist das erwartete lokative Moment. Wo bleibt nun, so könnte unsere Frage lauten, das Körperorgan, das wir in diesem Bewandtniszusammenhang außerdem erwarten? Die Antwort lautet: das chinesische Schriftzeichen, das dem gesprochenen Wort »dse« (= self, private, personal, from) entspricht, zeigt eine überraschende Ähnlichkeit mit dem Zeichen für Auge. Nur in einem Häkchen unterscheiden sich Auge und Selbst. (Man darf sich hier allerdings über die Ähnlichkeit nicht täuschen lassen, denn es gibt eine Reihe von chinesischen Zeichen, die im Laufe der Jahrhunderte Konvergenzbewegungen zeigen, ohne daß sie ursprünglich verwandt waren. Mathews erwähnt das Auge nicht, sondern weist auf das Zeichen für »Nase« hin. Man wird den zuständigen Fachleuten die Frage überlassen müssen, welches Körperorgan hinter dem Zeichen für »selbst« steht, aber daß es überhaupt ähnlich wie im Suaheli, ein Leibesorgan ist, das in diesem Zusammenhang erscheint, ist bemerkenswert.)

Ich hob das Moment der Singularität hervor: So wie dieses Haus nur *einmal* da ist und hier (hierselbst) unverwechselbar an diesem bestimmten Platz steht, so ist das Subjekt »Herr« singulär gegeben. Das Subjekt ist beweglich, aber es bleibt dabei gleichsam an dieses Haus »gebunden« oder diesem Hause als »Hausherr von« »verbunden« (in diesem Sinne ist auch das Murmeltier »ein Subjekt von«, denn jedes weist zu einer bestimmten Höhle resp. einem bestimmten System unterhalb der Erdoberfläche eine *Zuständigkeit* auf). Wir gebrauchten oben die Formel: Substanz von beider Substanz, als wir den Kreisabschnitt kennzeichneten, der durch das Überschneiden der beiden exzentrischen Kreise zustandegekommen war. Merkwürdig ist, daß auch die Spontaneität eines Handelns oder Geschehens in diese Bewandtniszusammenhänge gehört, und zwar im Deutschen sowohl wie im Chinesischen: Wenn sich z. B. ein auf einem abschüssigen Weg stehender Wagen »selbständig gemacht« hat, d. h. losfuhr, ohne daß ihn jemand zog oder anstieß, so sagt man im Jargon: »von allein«, »von selbst«, habe er sich in Bewegung gesetzt. Im Chinesischen bezeichnet man die »Selbsttätigkeit«, etwa ein automatisches Geschehen, so, daß man das Wort »dse« mit einem Verbum verbindet, das eine Bewegung anzeigt. Das Wort »Wasserleitung«, darauf wies mich der Sinologe Herr Dr. W. Seuberlich freundlicherweise hin, ist ein Kompositum, das unser »dse« enthält, wörtlich etwa lautend: das »selbst« oder »von sich« kommende Wasser.

Wir führen diese Zusammenhänge an, weil wir unter dem Eindruck stehen, daß es eine paläoanthropologische Zuordnungs-Binität *Subjekt:Haus* gibt, die noch heute ubiquitärmenschlich als lebensimmanente Bereitschaft besteht. Diese Erlebnis- und Verhaltensbereitschaften sind uns offenbar mittels unseres Leibes gegeben. Als Psychiater sind wir an diesen Zuordnungen interessiert, weil es Menschen z. B. gibt, die über einen Umzug innerlich nicht hinwegkommen können. Ich habe während meiner nervenärztlichen Betätigung in Hamburg eine ältere Frau gesehen, die es nicht verwinden konnte, daß sie und ihr Ehemann jetzt ein paar Straßen weiter in einem Haus wohnten. Es zog sie, angeblich, wie magnetisch zu der früheren Wohnung hin. (Die Frau war reaktiv-depressiv verstimmt und litt an einer hartnäckigen Schlaflosigkeit.) Sie mußten am Abend zu einem gewissen Gartenzaun in Eimsbüttel gehen, von wo aus sie die Fenster ihrer früheren

Wohnung sehen konnte. (Es waren dort inzwischen andere Leute eingezogen, und die Fenster waren am Abend erleuchtet.) Ich wußte nicht, ob sich der Ehemann in seinen Schilderungen der Übertreibung schuldig machte, denn er klagte sehr, wie er durch die *Faszination* seiner Frau in Mitleidenschaft gezogen sei. Sie würden beide zugrunde gehen, wenn hier keine Hilfe erfolge. Um mich zu überzeugen, bin ich an einem Herbstabend auf einem Spaziergang an diesen von den Eheleuten beschriebenen Gartenzaun gegangen, wo ich die beiden tatsächlich antraf. Die ganze Tragik und Schwere einer sog. Umzugsdepression (J. Lange [8]) wurde mir an diesem Abend klar: die Frau hatte ihre Geborgenheit verloren. Die Begegnung mit den beiden alten Leuten, die fasziniert zu den erleuchteten Fenstern emporschauten, war wahrhaft erschütternd. Die Situation mußte als *ausweglos,* d. h. endgültig-ausweglos, bezeichnet werden. Der gesunde Mensch wird von einem Umzug nicht entfernt in diesem Ausmaße emotional beeindruckt. Damit wollen wir sagen, daß die Psychose durch den Umzug lediglich provoziert wird. Ich verweise in diesem Zusammenhang darauf, daß J. Lange in seiner Publikation neben dem Umzug den Verkauf des Hauses nennt. (Gleichviel, ob man in dem Hamburger Fall sagen wird, es handle sich um eine reaktive Depression oder nur um eine depressive Reaktion, die Zuordnung Subjekt:Haus ist dieselbe. Die Frau hatte den Umzug als Isolierung erlebt, als ob sie damit in ein tödliches Chaos gestoßen worden wäre.) Man könnte fast versucht sein, bei der Intensität der Zuordnung von Subjekt und Heim an die Zuordnung von Subjekt und Phantomglied zu denken.
Das Thema Haus im Zusammenhang mit der Geborgenheit des Subjekts interessiert uns außerdem in einem anderen psychopathologischen Zusammenhang: Es gibt eine Geisteskrankheit, die im Zusammenhang mit exzessivem Alkoholabusus ausbrechen kann. Diese Intoxikationspsychose wird im Sprachgebrauch der deutschen Psychiatrie als »Alkoholhalluzinose« bezeichnet. Den Kranken wird dabei das folgende

Widerfahrnis zuteil: Der Mann sitzt an seinem Schreibtisch oder liegt nachts in seinem Bett, als er Stimmen hört, und zwar extramurale Stimmen. Von draußen her, gewöhnlich von der Straße herauf, vernimmt er, daß sich Männer mit ihm, und zwar speziell mit seinem Sündenregister, befassen. Ihre Stimmen durchdringen die Mauern, und auch für ihre Blicke können diese durchlässig werden. Er sitzt gewissermaßen im *Glashaus.* Es könnte von einer optischen und akustischen Permeabilität die Rede sein, dabei geschieht z. B., daß eine arme alte Flüchtlingsfrau, die in einer Mansarde desselben Hauses wohnt, durch die Zimmerdecken und Fußböden hindurchsehen kann: Der Halluzinant sitzt am Tisch und bestreicht sich einen Zwieback mit Butter. Das erweckt das soziale Ressentiment der alten Frau. Das Heim dieses Mannes als Evidenz der Geborgenheit ist ihm zwar nicht völlig verlorengegangen, aber in der Belagerungssituation, die dem Halluzinanten zuteil wird, schmilzt der Intensitätsgrad der Sicherheitsgefühle zusammen. Die permanent sich wiederholende Vokabel in den Krankengeschichten lautet: »Abholen«. Die Mannschaft, gewöhnlich handelt es sich um männerbündlerische Zuordnungen, wollen seine »Entbergung« (Kulenkampff [7]) betreiben.

Ich gehe auf die Kompliziertheit der Zusammenhänge in dieser Halluzinose nicht ein. Wesentlich ist, daß der Kranke in dem Maße, wie er der Evidenz der Geborgenheit verlustig geht, unter der Überzeugung der *Überwachung* leidet. Den anderen, die ihm sein Sündenregister vorhalten, kommt dieses Privileg zu. Sie schnüffeln in seiner Vergangenheit und schnüffeln vor seinem Hause herum, und ihre Stimmen und Blicke reichen in sein Zimmer hinein. Wenn wir bedenken, daß diese Widerfahrnisse in Wahrheit sein eigenes paläoanthropologisches Arrangement sind, denn tatsächlich schaut kein Mensch in seine Wohnung hinein, so müssen wir die Gleichung von der anderen Seite lesen: Das alles nämlich, die anklagende Mannschaft sowohl, die als die *conscientes* in Erscheinung getreten ist, wie das soziale Ressentiment der

Flüchtlingsfrau in der Mansarde, muß nun eine andere Benennung erfahren. Das der alten Frau zugesprochene soziale Ressentiment erscheint nun als »schlechtes soziales Gewissen«, und die Aufdeckung seiner Verfehlungen heißt »Auflösung des Verdrängungsschutzes im Bekenntnis der Schuld«. Unsere Halluzinanten sind sich selber durchsichtig geworden, und sie stehen nun unter der Evidenz, daß ihre Häuser durchsichtig geworden sind. Sie »gehen« in der Psychose »in sich«, aber die *dramatisierte Selbstbesinnung* stellt die Zusammenhänge so dar, als ob es sich um zwei Parteien handle, und die anderen sind es, die in seine Biographie *eindringen.* Sie gehen gewissermaßen in ihn und durchdringen mit ihren Blicken und Stimmen seine Wohnung. Wenn das bis dahin bergende Haus und das Selbst eine Zuordnung zum Ausdruck bringen, die lokativ gefärbt ist, so verstehen wir diesen merkwürdigen Parallelismus: Haus und Subjekt sind von derselben Substanz. Ich habe den Höhenschwindel, Kot-Tingierungen des Wohnsegments, die Umzugsdepression und die Belagerungssituation in der Alkoholhalluzinose herausgegriffen, um das Subjekt in seinen *Erlebnis- und Verhaltensbereitschaften* zu zeigen, die auf das bergend-behütende Gegensubjekt resp. auf bergende *Raumgegebenheiten* bezogen sind. Wir hätten auch von der sog. Agoraphobie handeln können, d. h. wir hätten auf die merkwürdige Tatsache eingehen können, daß es Menschen gibt, die nicht mehr über die Straßen ihrer Vaterstadt oder über den Marktplatz gehen können. Es gibt außerdem eine andere raumbezogene Phobie: Statt der Evidenz der Geborgenheit, nach der sich die Frau mit der sog. Umzugsdepression sehnte, kann im umschlossenen Raum ein Angstzustand erlebt werden. Im Jargon ist von der »Budenangst« die Rede. Es gibt eine schwere Form der Binnenraum-Angst, die als Claustrophobie bezeichnet wird. Der ummauerte und überdachte Raum muß nicht in jedem Falle ein Ort der Geborgenheit sein. Entscheidend ist die Bedeutungsverleihung des Subjekts, die die Gefühlserlebnisse bestimmt und umkehrt. Es gibt eine andere raumbezogene Angst außerdem, und zwar können röhrenförmige Räume, die passiert werden müssen, als angstvoll erlebt werden. Die Bedeutungsverleihung des Subjekts besagt: Die Passage kann mitten in dieser Röhre, etwa einer Untergrundbahn, enden, so daß es kein Vorwärts und kein Zurück mehr gibt. Das wäre die mehrfach erwähnte Situation der Ausweglosigkeit. (Ich habe in der Zeit meiner Berliner nervenärztlichen Tätigkeit Kranke gesehen, die die U-Bahn nicht mehr benutzen konnten, und dieselben Menschen scheuten sich auch, Fahrstühle zu betreten.) Es könnte von einer Röhren- oder Passage- und Einklemmungs-Angst die Rede sein. (Das sind Sonderformen der Claustrophobie.) Wir möchten auch in diesem Zusammenhang das Moment der *Ausweglosigkeit* akzentuieren, und auch die Ausweglosigkeit ist ein Raumproblem, gleichviel, um welche Form einer Ausweglosigkeit es sich handelt.

Rückblickend unterstreiche ich, daß zwischen Subjekt und Haus merkwürdige Relationen bestehen. Einmal stellen wir fest, daß das Subjekt das Haus »besitzen« kann. Man erbt oder erwirbt es käuflich, und man kann es, wenn nicht gesetzliche Bestimmungen dagegen sprechen (Fideikommiß), veräußern. Da steht uns die Verfügungsgewalt zu. Andrerseits mutet es an, als ob ein Haus einen Bauern gleichsam adoptiert, indem es ihm seinen Namen gibt. Das Haus *Ryen* kann dem Bauern *Nielsen* den Namen *»Ryen«* verleihen, und wenn *Nielsen* kinderlos stirbt, so daß sich keiner mehr *Nielsen* »schreiben« kann, dann ist es ein Mann ganz anderer Abstammung, der von diesem Haus den Namen *»Ryen«* bezieht. Das Haus steht wie ein Adoptivvater vor uns, aber derselbe *Jakob Ryen* würde zugleich, wenn er in Deutschland lebte, als »Hausherr« oder »Hausvater« bezeichnet, und sein Sohn ist der »Sohn des Hauses«, seine Frau die »Hausfrau«. (Im Norwegischen heißen die Hauswirte »sjölwfolk«; sjölw = selbst. Sie leben gewissermaßen »selbstherrlich« »dortselbst«.) Unser logisches Gewissen sagt uns, *entweder* ist »der Bauer selbst« (= dominus) der Herr des Hauses (= domus), *oder* das Haus ist so mächtig, daß es ihn adoptieren kann, und viele

Generationen nach ihm, weil es im Stadium eines statisch-durativen Seins besteht, während die Menschen jeweils nur in der Verfassung des Werdens sind und vergehen und anderen Platz machen, d. h. anderen ihre »Planstellen« einräumen müssen. Man denke in diesem Zusammenhang auch an die Adelsnamen, die Hausnamen sind: von. (In diesem Sinne ist jedes Haus eine »Planstelle«, und auch das ist ein Problem Subjekt: Haus, daß es nur eine beschränkte Anzahl von Planstellen gibt, während sich die Menschen maßlos vermehren können.) Das *Entweder-Oder* gilt in diesen Zusammenhängen nicht. Der Satz des Widerspruchs ist hier aufgehoben. Wir begegneten oben schon einmal diesen widersprechenden Aussagen: Ist es das Bein, das den Halt verlor (weil ihm in der vertikal gerichteten Fluchtangst der Streckertonus verloren ging), oder ist es der Boden, der keinen Halt mehr bietet? Die Antwort mußte lauten: Es ist die *Relation,* die gleichsam »wackelig« wurde. Wenn die Beine infolge der über sie kommenden Kletter-Intentionen nicht mehr fest auf dem Boden stehen, so taugt auch der festeste Boden subjektiv nichts mehr.

Wir hatten zweierlei Flucht und zweierlei Geborgenheit festgestellt, eine vertikale und eine in der Horizontalen verlaufende Angstflucht und entsprechend einen oberen Pol der Geborgenheit, der beim Kind durch die Mutter repräsentiert wird, während der Gegenpol der Geborgenheit bei der Horizontal verlaufenden Flucht das Haus oder die Sozietät des Subjekts ist. (Das Haus kann vorübergehend fehlen, denken wir z. B. daran, daß in der Eiszeit eine Horde zu neuen Jagd- und Sammelgründen auf der Wanderung ist, alsdann ist die Sippe der Hort der Geborgenheit, zu dem hin das Subjekt fliehen wird, wenn es in Bedrängnis gerät. Ein Soldat im Kriege, der sich in einem Waldgelände verirrt hat, sei es auf einem Vor- oder Rückmarsch der Truppe, wird in der Mannschaft wieder die Geborgenheit suchen. Auch die Mannschaft, der er angehört, kann dem Subjekt als ein Gegenpol der Geborgenheit erscheinen.) Es wurde oben von einem Kontroll-Privileg gesprochen, das den anderen zusteht. Damit wird das Thema des Rangs berührt, denn der, der sich inspizieren lassen muß, ist den anderen, denen die Überwachungs-Initiative zusteht, unterlegen. Die Geborgenheit des Subjekts in seinem Haus, so beglückend sie erlebt werden mag, schließt die Möglichkeit einer Überwachung nicht aus, worauf wir hinwiesen, als von der zunehmenden Transparenz die Rede war, die Subjekt und Haus in der Alkoholhalluzinose gleichermaßen widerfährt, als wäre die sie verbindende gemeinsame Substanz transparent. Das gleichsam röntgenologische Hineinschauen in das Haus, und zwar von oben her seitens der Götter, ist eine religiöse Idee, die es auch bei weit entfernt lebenden Völkern gibt.

Wenn ich meine Ausführungen mit einem ethnologischen Hinweis schließe, so möchte ich damit nicht sagen, daß es sich um ein psychopathologisches Phänomen handelt. Es kommt mir lediglich darauf an zu zeigen, daß es *ubiquitär-menschliche Erlebnis- und Verhaltensbereitschaften* gibt, die ich als paläoanthropologisch fundiert ansehe und die auch von dem Ethnologen Adolf Bastian und dem Psychotherapeuten C. G. Jung, wenn auch nicht unter diesem Namen, hervorgehoben wurden. Professor Adolf Friedrich aus Mainz schrieb mir unter dem 17. September 1955 von seiner Hindukusch-Expedition, von der heimzukehren ihm nicht vergönnt war, was er von dem sog. Ältesten des Hochtaldorfes Dorkot erfuhr, den er als einen besinnlichen Mann schildert, der die überlieferten Sitten noch übt: »Am offenen Herdfeuer gedenkt man der Vorfahren, dort spendet man ihren Seelen Speise. Die Herdsteine, die sein Vater gesetzt hat, wird der Sohn nicht vom Platze verrücken. Über dem Feuerplatz ist die große Lichtluke im flachen Dach. Dorthin kommen die Seelen der Vorfahren an solchen Festtagen, schauen hinab auf das Feuer und ihre Nachkommen und ob diese recht die alte Sitte wahren. Am bestimmten Tag sprengt der Hausvater *Mehl* gegen die vier Pfosten, die den inneren Lichthof und Herdfeuerplatz umgeben, dann in das Feuer, das daraufhin hell zur

Lichtluke emporlodert. Ich frage ihn«, so heißt es in dem Brief, »warum diese drei Teile des Haus-Wohnraums so bevorzugt behandelt würden: Feuerplatz, Lichtluke und die vier Pfosten. Er antwortete: ›Das Feuer kocht die Nahrung und gibt uns Wärme. Durch die Luke (kommt das Licht und) schauen die Ahnen auf uns herab. Sind die vier Pfosten fest, so wird unser Haus lange stehen. Diese drei sind unerläßlich für ein rechtes Haus‹.«

Literatur

1 Adolf Bastian: Ethnische Elementargedanken in der Lehre vom Menschen, Berlin 1895

2 Rudolf Bilz: Das Belagerungserlebnis in den Alkoholhalluzinosen. Eine Untersuchung über die Situation und das Verhalten des Subjekts, Nervenarzt 27 (1956)

3 O. F. Bollnow: Der erlebte Raum, Zschr. ges. In. Med. 11 (1956)

4 H. Hediger: Die Bedeutung von Miktion und Defäkation bei Wildtieren, Schweiz. Zschr. f. Psychol. 3, 3 (1944)

5 C. G. Jung: Die Beziehungen zwischen dem Ich und dem Unbewußten, 3. Aufl., Zürich u. Leipzig 1938

6 L. Kohl-Larsen: Issansu-Märchen, Baessler-Archiv XX, 1

7 C. Kulenkampff: Entbergung, Entgrenzung, Überwältigung als Weisen des Standverlusts. Zur Anthropologie der paranoiden Psychosen, Nervenarzt 26 (1955)

8 Johannes Lange: Die endogenen und reaktiven Gemütserkrankungen und die manisch-depressive Konstitution. Handbuch der Geisteskrankheiten (O. Bumke), VI, spez. Teil II, Berlin 1928

9 R. H. Mathews: A Chinese-English Dictionary, Shanghai 1931

10 Ernst Moro: Das erste Trimenon, Münch. Med. Wschr. 1918

11 Thomas Ohm: Die Gebetsgebärden der Völker und das Christentum, Leiden 1948

12 E. S. Russell: Valenz und Aufmerksamkeit im tierischen Verhalten, Schweiz. Zschr. f. Psychol. 3, 3 (1944)

13 August Seidel: Suaheli. Konversations-Grammatik nebst einer

Einführung in die Schrift und den Briefstil der Suaheli, Heidelberg 1941
14 Günter Tessmann: Die Pangwe. Völkerkundliche Monographie eines westafrikanischen Negerstammes, Berlin, 1913
15 E. Thompson Seton: Wahb. Die Lebensgeschichte eines Grislybären, Stuttgart 1922
16 J. v. Uexküll und E. G. Sarris: Das Duftfeld des Hundes (Hund und Eckstein), Zschr. f. Hundeforschg. I, 3 u. 4
17 J. v. Uexküll und G. Kriszat: Streifzüge durch die Umwelten von Tieren und Menschen, Berlin 1934
18 V. v. Weizsäcker: Der Gestaltkreis. Theorie der Einheit von Wahrnehmen und Bewegen, Leipzig 1940
19 J. Zutt: Über Daseinsordnungen. Ihre Bedeutung für die Psychiatrie, Nervenarzt 24 (1953)
20 L. Weiser-Aal (Oslo): Mündliche Mitteilung
21 W. Seuberlich (Marburg): Mündliche Mitteilung
22 A. Friedrich: Briefliche Mitteilung aus einem Hochtal im Hindukusch

30. Ausweglosigkeit

Erleben und Verhalten des Subjekts in den Situationen der Ausweglosigkeit
(1969)

Die Bedeutungsverleihung (J. von Uexküll [I]) entscheidet darüber, ob das Subjekt in der Evidenz der Geborgenheit lebt oder ob es sich verhält, wie wenn es in der Gewalt seiner Feinde – ihnen ausgeliefert – wäre. Grundsätzlich gilt für Tier und Mensch, daß das Nest oder die Höhle sein »castle« ist, wenn ich auf das bekannte englische Wort vom »house« und »castle« anspielen darf. Die Tatsache ist frappierend, daß dem Problem der schützenden Trennwand in der Psychopathologie Bedeutung zukommt: Der Trinker in der Alkoholhalluzinose erlebt seine Feinde – gewöhnlich ist es eine Art Habererbande – als extramural. Die Hauswände, die Fenster und die Türen werden als Trennwände erlebt (2). In den paranoischen Psychosen des schizophrenen Formenkreises dagegen gilt diese Trennwand nichts: Die Stimmen kommen z. B. aus einem Kleiderschrank innerhalb der Wohnung oder haben ihre Sendestation, wenn man sich so modern ausdrücken dürfte, im Bauch des Kranken. Hier kann man wohl sagen, daß das Subjekt in der Gewalt seiner Feinde ist, während in den Alkoholhalluzinosen dem Trinker damit gedroht wird, daß man ihn »abholen« wird. In dem Begriff »abholen« liegt die ganze Problematik: Man gibt damit zu, daß man sich seiner noch nicht endgültig bemächtigt hat, aber es steht ihm bevor. Interessant ist auch die Tatsache, daß die modernen Staaten in ihren Grundgesetzen dem Subjekt die »Geborgenheit in einem Haus« garantieren: Es kann der Polizei nicht ohne weiteres einfallen, in ein Haus einzudringen und etwa eine Haussuchung vorzunehmen. Man legt Wert darauf, daß der Bürger in dem Bewußtsein lebt, in seinem Haus resp. seiner Wohnung »geborgen« zu leben. Dieses Bewußtsein gehört zur

Psychischen Hygiene, die der Staat seinen Bürgern schuldig ist.

Die Angst, die das Subjekt in der »Situation der Ausweglosigkeit« erlebt, ist eine spezifische Angst, keineswegs etwa »die Angst schlechthin«. Ich sehe es als eine meiner Aufgaben an, Differenzierungen vorzunehmen. Wer schlechthin von »der« Angst spricht und so den Eindruck erweckt, als ob es nur »die« Angst gäbe, wird dem komplizierten Thema nicht gerecht. Ich spreche von den unterschiedlichen Ängsten in ihren unterschiedlichen Situationen, so daß man einen Katalog aufstellen könnte. Außerdem unterscheide ich jeweils zwischen Angst-Erleben und Angst-Verhalten. So wäre die folgende Trias zu beachten: Situation, Erleben, Verhalten. Ergänzend ist hinzuzufügen, daß das Subjekt entsprechend der Situation »von Bedeutung erfüllt« ist.

Wenn ich versuche, über das Verhalten und das Erleben des Subjekts in der Ausweglosigkeit Aussagen zu machen, muß es mir zunächst darauf ankommen, über die »Wirkmale« dieser Angst-Vorgänge zu sprechen. Einem jeden Angst-Erleben kommen Wirkmale zu, den Begriff im Sinne Uexkülls gebraucht. Die typischen Wirkmale dieser Angst sind darin zu sehen, daß in der entsprechenden Stimmung der Ausweglosigkeit das parasympathicothone Nervensystem (Vagus) prävaliert, woraus im extremen Fall der vagovasale Tod resultieren kann. Man kann an resp. in der Situation der Ausweglosigkeit sterben, so wie man an einer tödlichen Krankheit oder im Verlauf einer Vergiftung sterben kann. Dieses tödliche Angst-Verhalten ist bei Tier und Mensch zu beobachten: Ich halte im Rahmen meiner Biologischen Station Spitzhörnchen (Tupaia), d. h. lemuroide Primaten, die es seit ca. 70 000 000 Jahren auf diesem Planeten gibt. Die menschliche Stammeslinie, so nimmt man vielerorts an, lief durch die tupaiiden Bereiche. Über das folgende Erlebnis stieß ich auf das Problem des Vagus-Todes: Als ich eins der Spitzhörnchen in meinen Händen hielt, so daß es weder fliehen noch sich dental oder brachial wehren konnte, starb es. »Subjekt in der Gewalt seines Feindes«, so lautet die Formel, die dieser Situation der Ausweglosigkeit zukommt. Nie vorher hatte ich ein Tupaia berührt. Während ich das Tier festhielt, stellte ich fest, wie sein rosiges Schnäuzchen blaß wurde und wie das Herz langsam paukend schlug. Binnen kurzem hielt ich das tote Tupaia in meinen Händen. Gleichviel, ob die Spitzhörnchen den menschlichen Vorfahren eng verwandt sind oder nicht, auch Eichhörnchen, die in Deutschland im Wald gefangen werden, oder auch wilde Ratten, die man der Lebendfalle entnimmt und mit den Händen festhält, können diesen raschen, suicidal anmutenden Tod sterben. Auch C. P. Richter (3) hatte darauf hingewiesen, daß wilde Ratten während des Vagus-Tod-Experiments in der Hand des Menschen starben. Kennzeichnend bei der Sektion alsdann ist, daß das Herz in der Diastole zum Stillstand gekommen ist. Es ist kühn, aber ich will diese zweite Aussage nicht unterdrücken: Ich finde, daß man auch sagen könnte, daß die wilde Ratte, die ich mit der Hand festhalte oder die ich in einen mit Wasser gefüllten Glaszylinder (3) werfe, in der »Verfassung der Langeweile« stirbt. Das ist die »tödliche Langeweile«. Ausweglosigkeit = Langeweile. Noch anders gesagt: Wenn sich die Wirkmale einer Angst-Flucht oder einer Abwehr-Aggression nicht betätigen können, weil ich das Tier festhalte oder weil es in dem Glaszylinder lediglich frustrane Schwimmbewegungen ausführt, ohne einen Ausweg zu finden, so stirbt es an der »Endgültigkeit« dieser Verfassung. Situation der Ausweglosigkeit = Situation der Endgültigkeit. Es besteht eine Entsprechung zwischen dem, was man räumliche Situation der Ausweglosigkeit und in der Zeit als »Endgültigkeit« bezeichnet. Das Nervensystem zeigt so oder so die nämliche, d. h. identische Exekutive. Die Hölle war im Kirchendogma alter Zeit der Ort der Ausweglosigkeit, und zwar einer endgültigen, d. h. hoffnungslosen Ausweglosigkeit. Dieser angeborene Reaktions-Mechanismus eines Sterbens fällt unter den Begriff der Selbstregulation. Hier, so könnte man sagen, waltet eine Regie, der, wie bemerkt, eine selbstmörderisch-erlösende

Tendenz innewohnt. Unbewußt und unwillkürlich schlägt das sterbende Subjekt, wenn es in der Gewalt seines Feindes ist, diesem ein Schnippchen, indem es sich ihm durch das Wirkmal des vagovasalen Sterbens entzieht, und zwar als lebendes und erlebendes Subjekt entzieht. Es bleibt allein der Kadaver zurück. Als Richter (3) einer wilden Ratte, die er in den mit Wasser gefüllten Glaszylinder geworfen hatte, und die auf dem Wege des vagovasalen Sterbens war, die Flucht ermöglichte, indem er einen Stab in den Glaszylinder steckte, starb diese Ratte, als er sie wieder eingefangen und erneut in den Zylinder geworfen hatte, den Vagus-Tod nicht. Sie hatte den Ausweg ein einziges Mal erlebt, und fortan versagte ihr der selbstregulatorische Kollaps-Mechanismus. Wenn Hoffnung soviel wie Ausweg ist, so könnte man sagen, daß diese wilde Ratte nun, nachdem sie den Ausweg aus der Ausweglosigkeit ein einziges Mal »geschmeckt« hat, verwandelt ist. Jetzt gleicht sie der zahmen Laboratoriumsratte, die in der gleichen Situation den Vagus-Tod nicht stirbt. Anders gesagt: Wenn die Vagotonie hauptsächlich ein Merkmal der wilden Tiere ist, die entsprechend in der Situation der Ausweglosigkeit dieses suicidal anmutende Sterben zeigen, so genügt es, daß die Ratten die Vorform dessen erlebt hatten, was wir Menschen als Hoffnung bezeichnen. »Hoffnung lässet nicht zuschanden werden« (Röm. 5), dieses Bibelwort läßt sich gewissermaßen im Experiment erweisen.

Neuere Forschungen sollen ergeben haben, daß sogar Insekten, nämlich Schaben, in der Situation der Ausweglosigkeit sterben.

Wenn unsere menschlichen Vorfahren, ob es tupaiide Wesen waren oder nicht, in der Situation der Ausweglosigkeit (Endgültigkeit) ebenso wie die wilden Ratten starben, so könnte man sagen, daß die Hoffnung ein Konstituens unseres Daseins ist. Die Stimmung der Hoffnung wäre demnach als ein paläoanthropologisches Erbe anzusehen. Wir müssen die Hoffnung haben zum Leben, wie wir der Atmungsluft bedürfen. Wie diese Hoffnung genährt wird, ob es Utopien sind, mit denen wir den Menschen gleichsam füttern, ob es der Glaube an die Unsterblichkeit, an das Mythologem vom Ewigen Leben oder der Wiederkehr ist, wir müssen Hoffnung haben. Die Situation der Ausweglosigkeit muß nicht zum Tode führen. Domestizierte Ratten z. B. sterben, wie bemerkt, nicht in Bälde, wenn sie in den Glaszylinder geworfen werden. Dieser suicidal anmutende Tod ist ein Prädomestikations-Merkmal. Bei den wilden Huftieren in Afrika, die in die Netze der Tierfänger geraten, stirbt ein gewisser Prozentsatz in der Verstrikkung. Beim Menschen ist dieser Mechanismus noch immer vorhanden, obgleich man behaupten kann, daß wir die 1. Stufe, die Stufe der Wildheit, hinter uns haben. Der tödliche Enderfolg allerdings tritt beim homo sapiens im allgemeinen nicht ein, wenn er in der Situation der Ausweglosigkeit oder Endgültigkeit ist. Ich habe in einer meiner früheren Schriften (4) vom »Prinzip des halben Weges« gesprochen. Mit anderen Worten: Statt des Vagus-Todes kann sich auch eine mildere Variante, z. B. eine depressive Verfassung oder eine Apathie-Verfassung, einstellen. Im Luftschutzkeller konnte ich wiederholt beobachten, wie eine Mitbürgerin, die in dieser Situation gleichsam gefangen war, immer dann, wenn die Bomben fielen, plötzlich heftig zu gähnen begann, sich auf die Seite legte und einschlief: Subjekt in der Gewalt seiner Feinde. Schon im ersten Weltkrieg kam ich mit diesem erstaunlichen Phänomen in Berührung: Ein junger Leutnant schlief für gewöhnlich ein, wenn die Stellung unter Trommelfeuer lag. Ich wußte damals nicht, daß er in Wahrheit ein Versager war, sondern meinte, er habe »eiserne Nerven«. Man hielt ihn allgemein für einen sog. Helden. Daß er in einer Situation einschlief, in der andere mit einer Todes-Angst reagierten, war uns Ignoranten der Beweis seiner heroischen Gleichgültigkeit.

Als Kind erlebte ich, wie Ratten in einem Fabrikhof zusammengetrieben wurden. Als sie in einem Hauswinkel angekommen waren, wo es ein Weiterkommen nicht gab, machten sie kehrt und sprangen ihren Verfolgern entgegen. Auch in diesem Falle war die Situation einer Ausweglosigkeit gegeben, aber es handelte sich nicht um die radikale Ausweglosigkeit. Die Kehrtwendung war noch möglich, während der wilden Ratte, die Richter in seinen Händen sterben sah, eine Kehrtwendung nicht möglich war, was genauso von meinem Spitzhörnchen galt. Diese Tiere waren in der »totalen Ausweglosigkeit«. Wenn ein Häftling in das Gefängnis gesteckt wird und daraufhin die Einrichtung seiner Zelle zertrümmert, so wird man in diesem »Gefängnis-Knall« den gleichen Aggressions-Mechanismus sehen: Statt der Vagotonie bricht eine heftige Sympathicotonie, d. h. eine panische Aggressivität, hervor. Die Frustrations-Aggressivität ist ein Ausdruck der Ausweglosigkeit resp. Endgültigkeit. Auf die menschlichen Kollaps-Mechanismen (7) gehe ich hier nicht ein.

Es muß nicht die tödliche Vagus-Präponderanz oder die Bewußtlosigkeit in einem vagovasalen Anfallsgeschehen sein, sei es der sog. Übersprung-Schlaf im Luftschutzkeller oder der vagovasale Kollaps, die sich in der Ausweglosigkeit manifestieren, auch nicht das Paradigma der Ratten im Fabrikhof (Gefängnis-Knall), wobei es sich um eine Aggressions-Panik handelt, sondern es sind auch andere typische Reaktionen bekannt: Ich spiele damit auf die verbale Entäußerung der Philosophen an, die ihr Dasein als Situation der Ausweglosigkeit empfinden und interpretieren. Ihre klagsam-depressive Lyrik gehört in die Summe der Paradigmata, die mir vorschwebt. Sie sind oder fühlen sich in dieses Dasein »geworfen«, was uns an die Richterschen Ratten erinnert, die in den mit Wasser gefüllten Glaszylinder »geworfen« wurden. Die tiefgründigen Aussagen dieser Männer interessieren uns sehr.

Wenn man eine denkerische Ordnung in die Zusammenhänge bringen wollte, so könnte man sagen: Es gibt eine Panik, und zwar eine sympathicotonisch fundierte Panik, die sich z. B. in dem Fabrikhof-Paradigma oder in Formen der Amokläuferei bezeugt, während sich im Vagus-Tod eine panische Vagotonie ereignet. Es war ein plötzliches, panisches Sterben, das das

Tupaia in meinen Händen erlitt; ebenso war es ein plötzliches panisches Einschlafen, das dem Leutnant damals vor Ypern widerfuhr oder der Berlinerin im Luftschutzkeller, wenn es »dicke Luft« gab. Die unpanischen, mitigierten Formen der Vagus-Präponderanz dagegen bezeugen sich als Apathie und als Klage über die Hoffnungslosigkeit, die sich lyrisch-verbal resp. philosophisch entäußert.

Wortgeschichtlich ist die folgende Tatsache interessant: Wenn das Subjekt in die Gewalt seiner Feinde geraten ist, so liegt eine Situation der Ausweglosigkeit vor, aber eben nur eine. Eine andere Situation der Ausweglosigkeit ist gegeben, wenn ich auf einer höhlenkundlichen Exkursion in eine glitschige Grube im Innern des Berges hinabgleite. Ich werde dabei, scherzhaft gesagt, ein Opfer meiner Schwerkraft. Bei unseren Vorfahren hat es sicherlich die Situation nicht selten gegeben, daß ein Mensch in eine Grube fiel. Sie betrieben damals Jagd mittels der Gruben, wofür wir Beweise haben. (In der Höhle von Font de Gaume in der Dordogne findet sich die Darstellung eines Mammuts, das in eine Grube gefallen ist.) Bezeichnend ist auch die Aussage, daß jemand in das Gefängnis »geworfen« wird. Die steile Wand bewirkte damals, was bei uns die Gitterstäbe bedeuten. Die sprichwörtliche Wendung, daß selbst »hereinfällt«, wer andern eine Grube gräbt«, läßt Schlüsse zu. Auch die Metapher, daß jemand von sich sagt, er sei »hereingefallen« oder »hereingelegt worden«, wenn er einem Betrüger »ins Garn« ging, deutet auf alte Jagd- und Schadens-Praktiken hin.

Soviel vorerst über diese spezifische Angst, die uns eine Reihe von paradigmatischen Verhaltens-Gestaltungen zeigt. Wichtig ist mir dabei, daß es panisches Angst-Verhalten in der Ausweglosigkeit gibt, sei es sympathicoton-panisch oder vagoton-panisch, daß aber außerdem abgemilderte vagotone Formen bekannt sind, etwa bei den Theologen und Philosophen, im besonderen bei den Utopisten. Man wird sogar sagen können, daß in der Stimmung der Ausweglosigkeit die Heimat der Propheten liegt, der »echten« sowohl als auch der

»falschen« Propheten. Das Erlebnis in der Ausweglosigkeit beschreibt der Prophet Jeremias (Klagelieder 6,3 ff).

Wenn wir der Meinung waren, daß in dem Dreistufen-Bau unseres Welttheaters die mittlere Stufe die der Schamanen und der Propheten ist, so werden wir mit diesen Erörterungen über die Situationen der Ausweglosigkeit zur Vorsicht gemahnt. Vielleicht ist es so, daß zwar die Zukunft bereits begonnen hat, d. h. die 3. Stufe von uns bereits betreten wurde, daß aber trotzdem der Vorhang noch nicht gefallen ist, der das Spiel auf der prophetischen Stufe abschließen sollte. Im Gegenteil, wir werden im VIII. Kapitel dieses Bandes zu zeigen haben, wie bedeutungsvoll die Mythologeme noch heute in unserem Dasein sind.

Ich habe nicht ohne Absicht von »den« Situationen der Ausweglosigkeit gesprochen. Die Situation, die ich in den Blickpunkt rückte, d. h. die Situation, der der gewisse vagovasal-selbstmörderische Akzent zukommt, ist nur eine von mehreren. Noch unter dieses Paradigma fällt der Verstrikkungs-Tod: Wenn ich gefesselt bin und mich nicht mehr bewegen kann, bin ich gleichfalls in einer Situation der Ausweglosigkeit. Merkwürdigerweise gibt es in diesem Zusammenhang »Verstrickung« in einem doppelten Sinne: Der psychogen anmutende Tod des sog. Primitiven, der in Schuld verstrickt ist, gehört in unsere Betrachtung ebenso wie der suicidal anmutende Tod der Huftiere in Afrika, die in die Netze der Tierfänger »verstrickt« sind: Verstrickung = Verstrickung. Darauf, daß die moralische Verstrickung, die zu dem sog. Voodoo-Tod führt, in unsere physiologische Betrachtung gehört, machte als erster der amerikanische Physiologe W. B. Cannon (5) aufmerksam.

Auf eine ganz andere Situation der Ausweglosigkeit wies ich in meinem Aufsatz »Von den Schmerzen der Tiere« (V/28) hin: Ich habe in Afrika Nachforschungen darüber angestellt, ob man gelegentlich auch einen alten Pavian antreffen kann, der sich disgregiert hat resp. disgregiert, d. h. ausgestoßen worden ist aus der Sozietät. Bei unseren Vorfahren in

Deutschland soll es diesen Ausschluß eines Stammesgenossen gegeben haben, worauf auch das Wort »Elend« hinweist (ahd eli-lenti, asächs. eli-lendi, ags. ellende, was nach Kluge-Götze [Artikel »elend«] soviel bedeutete wie »in fremdem Land, verbannt«). Man sieht nicht selten in der Savanne mächtige alte Elefantenbullen, die außerhalb der Herden leben. Die herrschende Meinung ist, daß es »unverträgliche«, »zänkische« Tiere sind, die von ihren Artgenossen ausgestoßen wurden. Wie dem auch sei, vielleicht waren die Herdengenossen so unverträglich, daß sie diesen, der vielleicht vorher das Alpha-Tier war, sozusagen durch schikanöses Verhalten aus dem Verband ausschlossen. Es hätte mich interessiert, ob man auch männliche alte Paviane als »disgregiert« antreffen kann. Zu meiner Überraschung las ich in Smithers' *The Mamals of Rhodesia, Zambia and Malawi* (6), daß es diese Paviane »im Elend« tatsächlich gibt: »Old males sometimes found wandering alone«. Mit anderen Worten: Ich könnte mir vorstellen, daß ihm die ehemaligen Untergebenen nach der Entthronung das Dasein so vergällten, d. h. ihn noch und noch demütigten, daß er die Herde verließ. Ein Pavian-Pascha, der auf der Höhe der Macht ist, dürfte kaum in die Verbannung gehen. Die Situation, in der das herumvagabundierende Tier lebte, war eine ausweglose Situation geworden, aber es war die nicht-absolute Ausweglosigkeit gegeben, denn dieses starke, noch rüstige Tier mit seiner Lebenserfahrung konnte sich auch außerhalb der Herde, solange es eben ging, am Leben erhalten. Die »Unhöflichkeit« der Herdengenossen zwang ihn, das »Elend des Vagabunden« auf sich zu nehmen.

Es wird niemand annehmen, daß etwa eine Pavian-Mutter, die ein Kind bei sich trägt, von sich aus die Herde verläßt, um für sich allein zu leben. Man wird darum sagen dürfen, daß sie alle Einschränkungen auf sich nimmt, um als Mitglied der Herde dieser Geborgenheit in der Sozietät teilhaftig zu bleiben. Der Schutz, den sie als zoon politikon genießt, ist unersetzlich. Hier nun erweisen sich Geborgenheit und Ausweglosigkeit als identisch: Dieses Weibchen muß sich fügen, insofern

ist es in der Ausweglosigkeit, und die entsprechende Reaktion ist, da es nicht weglaufen kann, daß es sich höflich-schmeichlerisch verhält. Ich möchte die Vermenschlichung nicht übertreiben, aber die Homologie liegt unzweifelhaft vor: Auch der Mensch ist in seine Sozietät, d. h. in seine Verwandtschaft und in seine Berufs-Sozietät, gleichsam eingekeilt. Es gibt sogar Gesellschaftsordnungen, die es ihm unmöglich machen, den Arbeitsplatz von sich aus zu wechseln. Die Freizügigkeit gehört zu den Momenten der Psychischen Hygiene. Das Dasein kann unerträglich werden, wenn es für das Subjekt die Möglichkeit nicht gibt, die wir in einer scherzhaften sprachlichen Wendung als den »Tapetenwechsel« bezeichnen. Insofern muß es auch Ehescheidungen geben. Mit einem Wort: Früher ist es den Menschen vermutlich so wie den Pavianen in ihrer Sozietäts-Verstrickung ergangen. Man konnte sich nicht ohne weiteres lösen, schon darum nicht, da fremd und feindlich dasselbe waren, weil es ein Asylrecht nicht geben konnte. Man lebte im Rahmen seiner Sippe und seines Volkes sozusagen »überall-dicht«, als ob man ein Gefangener wäre. So liegt die Annahme nahe, daß die Evidenz der Verstrickung aufkommen konnte, und je enger wir zusammenwohnen in unseren Dörfern und Städten, desto mehr sind wir einander exponiert, d. h. ausgeliefert. Man ist in einer Großstadt, wo sich keiner um den anderen kümmert, weniger exponiert als auf dem Dorf.
Chi Ti Vuol Bene Ti Unge – Chi Ti Vuol Mal Ti Punge, dieser italienische Wandspruch, der mich zunächst erschaudern machte, gewinnt nun ein neues Gesicht, wenn man ihn übersetzt mit den Worten: Wir wohnen so eng aufeinander, daß wir es in dieser Ausweglosigkeit nur aushalten können, wenn wir höflich zueinander sind und – wenn es sich aus Gründen einer Psychischen Hygiene als notwendig erweist – einander sogar schmeicheln. Unsere Höflichkeit wäre demnach als einer der Auswege aus der Ausweglosigkeit (Verstrickung) unserer zwischenmenschlichen Kontakte zu interpretieren. Ich weise auf ein Biologisches Radikal hin: Es stehen einander

zwei Wölfe gleichhohen Ranges knurrend gegenüber (R. Schnekel hat uns diese Situation beschrieben). Auch im Blick bezeugt sich der Rang, in diesem Falle der Gleichrang. Man wird sagen müssen, daß die Situation »Cäsarenblick gegen Cäsarenblick« eine Situation der Ausweglosigkeit ist. Von einem Ausdruck der Höflichkeit kann hier die Rede nicht sein, wenn sich diese Tiere grimmig konfrontiert sind. In Analogie zu dieser Ausweglosigkeit könnte man auf das Spitzhörnchen (Tupai) hinweisen, das ich in meinen Händen hielt, ohne daß es die Flucht ergreifen oder aggressiv werden konnte. Eine Situation der Ausweglosigkeit liegt vor, wenn die Wirkmale die Merkmale – Fundamentalsatz J. v. Uexkülls – nicht auszulöschen vermögen. – Auch in den Sozietäten der Menschen sind es ganz besonders die biologisch-ranggleichen Rivalen, die einander gleichsam knurrend konfrontiert sind. Es entspricht unseren Auffassungen von der Gesittung (Zivilisation), daß die Blockierung aufgelöst werden muß, ohne daß einer von beiden »das Gesicht verliert«: So binden sich beide die Maske der Höflichkeit vor und gebärden sich freundlich. »Ich kann den Burschen nicht ausstehen, aber was soll man machen?« Wenn beide so denken, ist der Status der Ausweglosigkeit aufgehoben.
Im Verhalten der Menschen untereinander kommt die folgende Komplikation dazu: Es handelt sich in unseren Sozietäten nicht nur um den biologischen und den sozialen Rang, sondern wir kennen auch einen geistigen Rang. Das Subjekt, auch wenn ihm der Cäsarenblick fehlt, vielleicht sogar: weil ihm der physische Hochrang fehlt, der konstitutionell bedingt ist, kann durch originelle denkerische Leistungen gekennzeichnet sein. Dieser Mann schmeichelt dem hochrangigen Potentaten, wenn er »das Licht unter den Scheffel stellt«, indem er sich hinter der »Maske der Mediokrität« (Nietzsche) verbirgt. Hier offenbart sich, daß Höflichkeit und Mediokrität dasselbe bedeuten. Man gibt sich belanglos-mittelmäßig, um die Aufmerksamkeit und den Zorn des ranghoch-bulligen Partners nicht auf sich zu ziehen. Es wurde in dem Essay

VI/29 von der »Erkenntnis-Zumutbarkeit« gesprochen, und eben die Männer mit dem Cäsarenblick und der »lauten Stimme im Hals« (Nietzsche) sind dem rangtiefen Denker nicht selten unterlegen. Es muß allerdings gesagt werden, daß der »blöden Demütigkeit« (Nietzsche) Grenzen gezogen sind, und zwar eben wegen der schlechten historisch-politischen Erfahrungen, die wir mit diesen Männern machten, die uns mit ihren Cäsarenblicken und ihren lauten Kommandostimmen seit jeher beherrschten.

Literatur

1 J. von Uexküll: Bedeutungslehre, Leipzig 1940
2 R. Bilz: Das Belagerungserlebnis in den Alkoholhalluzinosen, Nervenarzt, XXVII (1956), 402–409
3 C. P. Richter: On the Phenomen of Sudden Death in Animals and Man, Psychosomat. Med., XIX (1957), 191–198
4 R. Bilz: Pars pro toto, Leipzig 1940
5 W. B. Cannon: »Voodoo« Death, Psychosom. Med., XIX (1957), 182-190
6 H. N. Smithers: The Mammals of Rhodesia, Zambia and Malawi, London 1966
7 E. F. Gersmeyer; Der Kreislaufkollaps, Berlin/Göttingen/Heidelberg 1961

VII. Das Syndrom unserer Daseins-Angst (Existenz-Angst)

Erörterungen über die Misère unseres In-der-Welt-Seins
(*1969*)

Ich habe mich in meiner Jugend geärgert, wenn ich die Philosophen vom »Sein« sprechen hörte, weil ich mir unter »dem« Sein nichts vorstellen konnte. War dieses Sein mein menschliches In-der-Welt-Sein? War es das Sein eines toten oder eines lebendigen Tieres? Oder das Sein eines Steines z. B.? Schließlich ist doch auch unser Bewußt-Sein ein Sein. Mit dem Begriff »Dasein« konnte ich mich schon eher befreunden. Dahinter sah ich das Uexküllsche Subjekt mit seiner ihm eigentümlichen Umwelt. Später, als Nervenarzt, war ich erstaunt, wenn ich Philosophie-Studenten behandelte, wie diese mit dem Artefakt »Sein« umspringen konnten. Sie kamen mir wie Papageien vor, die ein schwieriges Vokabular mehr oder weniger virtuos beherrschten, »Etüden einer verbal-begrifflichen Geläufigkeit«. Ich war immer der Meinung, daß man ein primitiver Mensch sei, wenn man da nicht mitreden könne, bis ich zu einer Erkenntnis kam: Als ich bei einem Philosophen las, Angst sei schwebende Angst, wurde mir klar, daß es auf die meisterlich-geistvollen Darstellungen nicht so sehr ankommt, als vielmehr auf die Partitur, daß nämlich die »Partitur der Natur« (H. von Uexküll) erfaßt sein muß. Wenn Primitivität und Differenziertheit Gegensätze sind, dann ist es nicht »primitiv«, sich um die Differenzierungen zu bemühen, festzustellen z. B., welche Wirkmale den einzelnen Angst-Effekten in den unterschiedlichen Angst-Situationen zukommen. Das Moment des Schwebens ist nur bei der Verkürzungs-Angst festzustellen, d. h. der Angst, die nach oben strebt, weil ihre Geborgenheit oben ist. Die Wirkmale dieser Angst sind der Schwere entgegengerichtet. Mit anderen Worten: Man müßte erst überhaupt einmal den Katalog der Ängste zuhanden haben, oder – um bei dem anderen Gleichnis zu bleiben – die Partitur.

Hier und jetzt kommt es mir darauf an, daß wir uns mit dem lebendigen »Sein« auseinandersetzen, also dem In-der-Welt-Sein des Subjekts, aber auch mit dem »Sein« der Art, deren Menschwerdung noch nicht abgeschlossen ist. Auch das Werden, die Reifung, die Individuation gehörten zu diesem lebendigen Sein, das uns hier zu beschäftigen hat. Nicht zuletzt auch das Bewußtsein. Ganz allgemein möchte ich sagen, wenn ich das Subjekt in den Blickpunkt stelle, daß sein Sein von Angst erfüllt ist, was uns an ein bekanntes Bibelwort (Joh. 16,33) erinnern könnte. Diese kardinalen Grund- oder Urängste sollen uns interessieren.

Das vorliegende VII. Kapitel ist in fünf Aufsätze gegliedert, die unmittelbar hintereinander geschrieben wurden und bisher noch nicht publiziert worden sind.

31. Urängste im Rahmen der sog. Daseins-Angst (Existenz-Angst)

Ich bin im Verlauf der zurückliegenden Jahre zu der Einsicht gekommen, daß sich die Angst-Befindlichkeiten, die man im landläufigen Sprachgebrauch als Existenz- oder Daseins-Angst bezeichnet, in fünf miteinander vermischte Urängste aufgliedern lassen: Die Angst in der Situation der Ausweglosigkeit, die Disgregations-Angst (Kontaktverlust- oder Trennungs-Angst), die Schuld-Angst (Versündigungs-Angst), die Verarmungs- resp. Verhungerungs-Angst und die hypochondrische Angst.

Die Reihenfolge, in der man diese Erlebnis-Phänomene aufzählt, ist beliebig. Wenn ich zunächst die hypochondrische sowie die Schuld- und die Verarmungs-Angst nenne, so ist das darin begründet, daß der Heidelberger Psychiater Kurt Schneider (1) diese drei Ängste als die das menschliche Dasein »aufdeckenden« Urängste bezeichnet. Schneider hat als erster festgestellt, daß sich diese drei Ängste im Krankheitsbild der sog. cyclothymen Depression nicht selten zusammen nachweisen lassen. Anders gesagt: die Kranken, die man auch als die Melancholiker bezeichnet – man spricht außerdem von der Endogenen Depression – klagen 1.) darüber, daß sie krank sind, ohne daß die Ärzte ihnen helfen können, 2.) daß sie schwere Schuld auf sich geladen haben, und 3.) daß sie um ihre Zukunft besorgt sein müssen. Sie werden verarmen oder sind bereits völlig mittellos und müssen elend verhungern. »Was soll bloß aus mir werden! Was soll bloß aus mir werden!«, mit dieser Klage sitzen sie in ihrem Bett, und kein Bankauszug, oder was man ihnen auch vorlegt, hilft ihnen von der qualvollen Sorge (Angst), die sich auf ihre Zukunft bezieht. Eins ist tatäschlich zutreffend: Kein Mensch ist vor seinem Tode glücklich zu preisen. Aber sie übertreiben diese Lebensweisheit in einer panisch-kopflosen Weise.

Als frappierend ist bei der Betrachtung dieser Angst-Phäno-

mene zu bezeichnen, daß sich ihre Gefühls-Gehalte vermischen lassen. Gefühle sind mischbar, ganz besonders aber scheinen diese Angst-Emotionen im Rahmen der Endogenen Depression vermischbar zu sein, so daß man sagen könnte, daß innerhalb dieser Dreiergruppe eine gewisse Affinität zu bestehen scheint. Aussagen wie diese zu machen, hat nur Sinn, wenn man sie empirisch belegen kann. Mit anderen Worten: Es ist meine Aufgabe, im Folgenden auf die Details einzugehen. Der Begriff der Daseins-Angst wurde bisher in einer verwaschenen, undifferenzierten Weise gebraucht, wie es landläufig üblich ist. Ich sprach einleitend von den fünf einander zugeordneten Urängsten, während ich bisher nur drei, die Schneidersche Trias, unter die Lupe nahm. Der Zufall fügte es, daß ich mit Hilfe der gleichsam mikroskopierenden Methode, deren ich mich im Umgang mit den Kranken bediente, weitere zwei Urängste entdeckte, eben die oben genannte Angst in der Situation der Ausweglosigkeit und die Disgregations-Angst (Kontaktverlust- resp. Trennungs-Angst, der ich bereits in dem Aufsatz über die Kuckucks-Terz [V/25] meine empirische Aufmerksamkeit zugewandt habe). Auch diese beiden situationsbedingten paläoanthropologischen Ängste gehören in dieses psychopathologische Syndrom.
Wenn ich von den fünf Urängsten spreche, so müßte ich einschränkend sagen, daß es sich um die fünf auffallendsten oder lärmendsten Urängste handelt. Es wird nicht einfach sein, eine sprachliche Verständigung herbeizuführen, wenn ich im Folgenden das paläoanthropologische Detail geben will. Vielleicht könnte, um die Affinität dieser fünf Urängste zu charakterisieren, von den Facetten der Daseins-Angst die Rede sein. Ich habe auch erwogen, von den Integrations-Ängsten zu sprechen, weil sie sich zu einem Erlebnis zusammenschließen, einem Misch-Emotional-Erlebnis, wenn die Voraussetzungen der Krankheit gegeben sind. Überraschend ist die Tatsache, daß sich uns jedes dieser fünf Angst-Phänomene auch als isolierte Befindlichkeit im Rahmen unserer »normalen« Daseins-Angst darbieten kann. Man wird an Goethes

Gedicht »Gingo biloba« erinnert, wo es sich um die Frage handelt, ob es zwei Blätter sind oder nur ein Blatt ist, während es sich hier um fünf Einzelängste gegenüber einem fünffachen Eins handelt, wobei nur hinzuzufügen wäre, daß die Fünfzahl nicht immer bestehen muß. Es kann sein, daß nur vier oder drei oder zwei Urängste dieses multivalente Angst-Erleben kennzeichnen, und sogar das isolierte Ein-Angst-Phänomen findet sich bei einer Reihe von Menschen vor, in der Melancholie sowohl aus auch in unserem »normalen Alltag«. Dabei ignoriere ich die sog. schwebende Angst, deren Wirkmale, wie es scheint, der Gebetshaltung resp. Gebetsbesinnung zugrunde liegen. In unserer kasuistischen Darstellung wird sich zeigen, daß in den Melancholie-Krankengeschichten eben dem Gebet eine Bedeutung zukommt: Wenn das Subjekt darüber klagt, daß es nicht mehr beten kann, so kommt dieser Aussage eine diagnostische Bedeutung zu. Daß es sich bei der sog. Verkürzungs-Haltung um ein paläoanthropologisches Erbe handelt, deutete ich damit an, daß ich sie zu dem sog. Moroschen Umklammerungs-Reflex in Beziehung setzte. –

Von Fall zu Fall, wenn wir jede dieser Ängste isoliert darstellen, wird zu erörtern sein, ob es sich um ein paläoanthropologisches Phänomen handelt. Von der Angst in der Situation der Ausweglosigkeit wissen wir es bereits: Das ist eine ganz alte Angst mit ihren mehr oder weniger katastrophalen Wirkmalen. Ich erinnere hierbei an den suicidal anmutenden Vagus-Tod, den das Tupaia erlitt. –

Nach diesen allgemeinen Vorbemerkungen nehme ich Angst für Angst dieser Fünfergruppe vor. Ist, so frage ich mich, die Schuld-Angst (Schuld-Sorge) als »neumenschlich« (neoanthropologisch) zu bezeichnen? Prima vista könnte man diese Frage bejahen, denn wie sollte es Schuld bei den Tieren geben, was genauso für unsere tierlichen Vorfahren zutreffen würde? Bei näherem Zusehen räume ich ein, daß es bei den in Sozietäten lebenden Tieren eine Vorform der Schuld-Angst gibt: Ich meine die Angst in der Situation des Anstoßgebens: Wenn die Artgenossen sich anschicken, über das Subjekt herzufallen,

das vom allgemeinen Uniformismus abweicht, so wird man diese Angst als die Vorgestalt der Angst kennzeichnen dürfen, die man später »Schuld-Angst« nennt. Unsere Sprache ist soweit ausdifferenziert, daß sowohl vom Anstoßnehmen als auch vom Anstoßgeben (Ärgernisgeben) gesprochen wird, so daß die beiden Seiten dieses szenischen Verhaltens damit bezeichnet sind, die der anstoßnehmenden Mobbing-Gruppe mit ihrem Aggressions-Affekt, und die Gegenseite, auf der das isolierte Subjekt steht, das die Schuld-Angst resp. die Vorform einer Schuld-Angst aushalten muß. Es ist anzunehmen, daß auch die Möwe oder die Krähe eine Angst erleidet, wenn die anderen »über sie herfallen und auf ihr herumhacken«. Mit anderen Worten: die Schuld-Angst resp. ihre Vorform, die Angst, die im Ertragen des Mobbings erlebt wird, ist eine der Ängste, die für das zoon politikon charakteristisch sind. Daß der Mensch ein zoon politikon ist, lehrte schon Aristoteles.
Die Tatsache, daß die Krähen das auffallende Tier, das z. B. einen Flügel hängen läßt, attackieren, deutet darauf hin, daß es sich um die Ausmerze handelt. Es könnte hier von einem »Ausmerze-Schema« die Rede sein. Die Abweichung von der Norm resp. Uniform wirkt als affektauslösend. Krankheit = Schuld, diese Gleichung, über die heute noch einige psychotherapeutische Fanatiker nicht hinwegkommen, dürfte hier ihren Ursprung haben. Man gewinnt, indem man sich mit den paläoanthropologischen Grund-Phänomenen befaßt, einen Einblick in die Werkstatt gewisser Dogmen. Mit C. G. Jung könnte von dem Archetypus der »Schuld und Sünde« oder auch »Schuld und Sühne« die Rede sein.
Uexküll spricht erstmals im Jahre 1909 (2), im Zusammenhang mit dem Thema der Unterscheidung optischer Form-Merkmale, vom »Schema« als einem hypothetischen, im Zentralnervensystem lokalisierten Korrelat einer »Gegenstandsart« in der Umwelt des Subjekts. Es war damals von einem »Ausmerze-Schema« noch nicht die Rede. Der Begriff wurde von mir geprägt: Die Abweichung von der überlieferten und insofern gewohnten Form, d. h. die De-formierung, wirkt, wie

bemerkt, in der Situation des Anstoßnehmens als der auslösende Reiz. Gesundheit, so könnte man in diesem Zusammenhang definieren, ist unanfechtbare »Norm«.
Auch der Mensch ist von diesem Ausmerze-Schema geplagt (3). Anders gesagt: Wir sind seit jeher auf einen Uniformismus des Aussehens, d. h. der sichtbaren Formen, und ebenso auf einen Uniformismus des Norm-Verhaltens erpicht. Es kommt uns dabei allerdings nicht nur auf die optisch-wahrnehmbaren Norm-Formen an, sondern auch absonderliche Gerüche des Gegen-Subjekts z. B. erregen den aggressiven Affekt. Auch im Bereich der akustischen Wahrnehmungen findet sich der Affekt: Man bedenke, wie Männer mit auffallend hohen Stimmen einem zum mindesten geheimen Mobbing ausgeliefert sind. – Es sollte uns nicht entgehen, daß das Wort »absonderlich« mit dem »Absondern« (sich absondern, abgesondert werden) in einem Zusammenhang steht, womit wir bereits auf dem Weg zu dem Begriff »Sünde« sind: Sünde = Absonderung. Es ist die folgende Eskalation des aktiven Anstoßnehmens festzustellen: Aufmerksamkeits-Zuwendung, die zu einem Hinstarren ausarten kann. Diese Fixierung kann mit einem mehr oder weniger maliziösen Lächeln, im Extremfall sogar mit einem Gelächter verbunden sein, Die nächste Stufe auf der Skala dieser Anstoß-Eskalation wäre, Bemerkungen machen oder sogar brachial-aggressiv vorgehen. Zwar ist die Möwe, der F. Goethe (5) im Experiment das Gefieder mit Farbe bekleckste, nicht »krank«, trotzdem erregt diese Abweichung von der Norm die Mobbing-Aggressivität. Als ob dieses Subjekt, das so anstößig-absonderlich aussieht, krank wäre und ausgemerzt werden müßte. Mobbing, dieses englische Wort, wäre im Deutschen mit »Anpöbeln« gleichzusetzen. Letzten Endes läuft dieses brutale Anstoßnehmen auf ein Lynchen hinaus. Daß beim Menschen in der Skala der Mobbing-Haß-Intensität auch der Heiterkeit ein Akzent zufällt, soll uns noch zu beschäftigen haben.
Wenn man als Psychotherapeut einen Menschen behandelt, der unter dem Anstoßnehmen seiner Mitbürger leidet, sei es,

daß er z. B. stottert oder infolge von abstehenden Ohren lächerlich wirkt, so ergibt sich die bemerkenswerte Tatsache, daß die Abweichung von der Norm als schuldhaft erlebt werden kann. Das Subjekt ist über die Brutalität seiner Mitbürger, aber auch über sich selber unglücklich. Als ob der Kranke überzeugt wäre, daß er selbst »ausgemerzt« werden müßte, ja als ob er an sich selbst Anstoß nähme, so daß die herzlosen Mitbürger im Recht wären. Tatsächlich wird in einer Schulklasse der Schüler, der »Schuld auf sich geladen hat«, indem er z. B. einen Mitschüler nicht abschreiben ließ oder einen anderen beim Lehrer »verpetzt« hat, genauso »anstoßnehmend« behandelt wie der andere, der zum Stottern neigt oder einen absonderlichen Geruch aufweist. Ich erinnere mich eines Mitschülers aus meiner Kindheit, der immer ein wenig nach Ziege roch, was wohl damit zusammenhing, daß seine Eltern dieses Haustier hielten. An ihm nahmen wir ebenso Anstoß wie an einem »Verpetzer«, der es an der nötigen Solidarität fehlen ließ. Wer einen Ziegengeruch verbreitet oder abstehende Ohren aufweist, ist eben gleichfalls »nicht solidarisch«. Abweichung ist Schuld. So erscheint die Mobbing-Aggressivität als der eiserne Besen, der alles wegfegen möchte, was als unsolidarisch-abnorm zu bezeichnen wäre. Es ist dazu außerdem zu bemerken, daß die Wildtiere im allgemeinen ein weit uniformeres Aussehen zeigen als die domestizierten Tiere, was mit der Tatsache der Haustiermannigfaltigkeit (W. Herre) in Verbindung zu bringen ist. Der Mensch, der im Status der Selbstdomestizierung lebt, gleicht durch das Tragen von weitgehend uniformer Kleidung – Diktatur der Mode – diese Variabilität bis zu einem gewissen Grade allerdings wieder aus. Darin betonen wir nun wieder, was ebenso von den Volkstrachten gilt, eine gewisse Solidarität. Wir hätten doch eher gedacht, daß unser Mode-Zwang »etwas ganz Modernes« ist. Dahinter eine paläoanthropologische, im Mobbing-Haß fundierte Korrektur der Mannigfaltigkeit zu sehen, nämlich unserer Domestikations-Mannigfaltigkeit, ist überraschend.

Wie wir alle unter der Mobbing-Angst, gleichzusetzen mit Schuld-Angst, leiden, kann man an jedem Redner beobachten, der in einem Vortragssaal das Rednerpult besteigt und dabei rasch nach seiner Krawatte faßt. Es wäre zu schändlich, vor den Leuten zu stehen, während einem der eigene Binder wegrutscht und einen zu einer lächerlichen Figur stempelt. Wenn dieses dem Redner zur Zierde gereichende Gebilde zur Seite gerückt ist, würde er das heiter-ironische Anstoßnehmen, vielleicht aber auch eine mitleidige Geste, zu befürchten haben. Das singuläre Subjekt ist der Anstoß-Victimisation seitens der Gruppe gewärtig, und genau diese Unheils-Gewärtigung, die man auch als Sorge bezeichnen könnte, ist mit einer Schuld-Angst verquickt. Wie grausam wir sind, wenn wir der anstoßnehmenden Gruppe angehören, was zum Inventar des zoon politikon gehört, es sei denn, daß wir uns betont neoanthropologisch-christlich verhalten, zeigt sich in dem Augenblick, wenn uns jemand einen Stotterer-Witz erzählt. Ich weiß nicht, ob es in dieser Ursituation des gemeinsamen Mobbings einen Menschen gibt, auch wenn er sich dagegen wehren möchte, der alsdann von der allgemeinen Mobbing-Heiterkeit nicht angesteckt wird: »Schadenfroh und mit gutem Gewissen« (Nietzsche) lachen wir. Es gibt ebenso Irrenhaus-Witze, die man nicht anders als »umwerfend-komisch« bezeichnen kann. Ist es nicht schändlich, wenn man als Nervenarzt über Irrenhaus-Witze lacht? Von höchstem Interesse ist die Tatsache, wie wir versuchen, in Situationen dieser Art, wenn z. B. über einen Stotterer oder auch über einen Schwachsinnigen gelacht wird, das Gesicht zu wahren, d. h. wenn wir uns so verhalten, als ob uns die Humanität ein a priori grundlegendes Anliegen wäre: Wir pflegen alsdann zu sagen, daß man »den armen Kerl doch in Ruhe lassen« soll, denn, und hier erscheint die Gleichsetzung von Schuld und Abnormität, »er kann ja doch nichts dafür«. Anders gesagt: Es wird damit ausdrücklich darauf hingewiesen, daß von Schuld keine Rede sein kann, während das Mobbing-Gruppen-Gelächter eben diesen Unterschied nicht macht. Damit sagen wir, auch wenn wir es verbis expressis nicht sagen möchten: Die heitere Ausmerze-Aggressivität ist nur da angebracht, wo es sich tatsächlich um echtes Verschulden handelt. – Es gibt ein Lachen, von dem man sagt, »daß es töten könnte«.

Man stellt sich im allgemeinen vor, daß ein Mensch, der von einem Haß erfüllt ist, ein »finsteres Gesicht macht«. Es gibt allerdings mancherlei Haß-Aggressivität in unterschiedlichen, d. h. typischen oder spezifischen Szenen. Je nach der Situation wechseln die physiognomischen Zuordnungen. So sind wir zu der Erkenntnis gekommen, daß der Mobbing-Haß Merkmale einer Heiterkeit aufweist: Man delektiert sich, indem man über den Mobbing-Partner herfällt, den man als lächerlich empfindet. Otto Saame (17) weist darauf hin, daß G. W. Leibniz diese Zuordnung von Aggressivität und Heiterkeit bekannt war. Man liest in der *Tabula defnitionum* (hrsg. von Trendelenburg, 207): »Odium est status delectandi aliena misera vel imperfectione«. In den *Elementa juris naturalis* (1671), Akad. VI, 1, 457, 24 schreibt der Philosoph: »Odimus rem cuius miseria nobis jucunda est.« Leibniz unterschied damals bereits – vor 300 Jahren – mehrere Arten des Hassens.

Als die zweite Urangst in der Gruppe dieser Affinitäts-Ängste, die sich zu einer Einheit in der Vielheit, d. h. zu einem Erlebnis-Ganzen verweben können, nannte ich die Verhungerungs-Angst. Die Tatsache, daß wir in einer Wohlfahrts- resp. Wohlstands-Gesellschaft leben, schließt keineswegs aus, daß es die Verhungerungs-Angst auch heute noch gibt. Wenn die exogene Ursituation nicht besteht, trotzdem aber die Angst dominiert, so handelt es sich lediglich um eine Stimmung, und zwar eine von innen heraus zustandegekommene psychopathologische Erlebnisbereitschaft. Dieser Mensch verhält sich »als ob«, d. h. als ob er in der Not-Situation des Verhungerns wäre. Bei den Eskimos hat es noch in den zwanziger Jahren katastrophale Hungersnöte gegeben, aber auch anderweit, und sogar in Landschaften, wo es Nahrung in Hülle und Fülle geben könnte, verhungern Menschen.

Ich war in Afrika Zeuge, wie die Eingeborenen mittels eines leidenschaftlichen Tanzes Regen herbeizuführen versuchten: Hier handelte es sich um die Verhungerungs-Sorge. Ein Medizinmann, der der Arrangeur der Veranstaltung und sozusagen der Ballett-Meister der drei tanzenden Frauen war, forderte nach einiger Zeit alle Zuschauer auf, mitzutanzen. Die Eingeborenen kamen dieser Aufforderung nicht oder nur zögernd nach, vielleicht darum, weil sie sich – viele von ihnen waren getauft – vor den anwesenden Europäern genierten. Unter den weißen Zuschauern befand sich zufällig ein Missionar, der dem Witch-Doktor persönlich bekannt war. Plötzlich wandte sich der schwarze Regenmacher dem Missionar zu und fauchte in großer Erregung, daß der Weiße ein Zauberer sei, der den Erfolg des Regentanzes vereiteln wolle. Der fremde Zauberer wolle Unheil, nämlich eine Verhungerungs-Katastrophe, über das Land bringen. Man konnte aus der Heftigkeit der Anklage auf die Intensität der Angst schließen, die den Medizinmann bewegte, abgesehen davon, daß er sich in seinem Prestige gegenüber dem Europäer beeinträchtigt fühlte. Hätten sich alle Zuschauer induzieren lassen, d. h. hätten sie alle mitgetanzt, so wäre in dieser Stimmungsübertragung seine traditionelle Macht zum Ausdruck gekommen.
Die Schuld-Angst, aber ebenso die Verarmungs- oder Verhungerungs-Sorge, können bei den Melancholie-Kranken in krasser Form zum Ausdruck kommen. Der depressive, d. h. niedergedrückte Mann liegt in seinem Bett und wiederholt endlos, daß er schwere Schuld auf sich geladen hat, während ein anderer darüber klagt, daß er elend verhungern wird. Wenn man ihn darauf hinweist, wie unsinnig seine Klage ist, so fruchtet das nichts. Er sieht die Zukunft schwarz in schwarz, und keine noch so beredete Zunge bringt ihm Trost. »Wir sind alle verloren.« »Niemand kann uns retten.« Dieses Krankheits-Symptom fällt, ebenso wie das der extremen Schuld-Angst, bereits unter den Generalnenner der Wahnerscheinungen. Es kann bei einem hohen Intensitätsgrad dieser Sorgen auch von einem Verarmungs- oder Versündigungs-

Wahn gesprochen werden. Wahn wäre demnach in diesen Fällen eine sich panisch steigernde Sorge, die jeder Kritik unzugänglich ist.

Es ist interessant, daß man die Verhungerungs-Angst, vielleicht nur als Ausdruck eines wirtschaftsprognostischen Unbehagens, auch bei Menschen antreffen kann, die als gesund gelten und sich selbst für völlig gesund halten. Obgleich die Verarmungs-Angst, die sich zum Verarmungs-Wahn steigern kann, eindeutig als ein mechancholisches Symptom gilt, gibt es diese Erscheinung in einem geringeren Intensitätsgrad auch außerhalb der Psychose. Es wurde bereits bemerkt, daß die Idee des Verhungerns und Verarmens, was ebenso von den Schuld-Ängsten resp. dem Versündigungs-Wahn gilt, nicht nur in der Melancholie betrachtet werden kann. Ebensowenig werden im allgemeinen die verdünnten Aufgüsse dieser Ängste in jedermanns Daseins-Angst deutlich erlebt. Es gibt Menschen, um zu der Verdünnungsform der Verarmungs- resp. Verhungerungs-Angst zurückzukommen, die zeitlebens »am Hungertuch nagen«, wie die scherzhafte Redewendung lautet. Daß es diese sprachliche Metapher vom »Hungertuch« gibt, an dem »genagt« wird, zeigt uns, daß man an diesem klagsamen Menschen ironisch Anstoß nimmt. Hier bezeugt sich das Anstoßnehmen der Gruppe, die dieselben Sorgen nicht nachempfindet. Unabhängig von der objektiven Wirtschaftslage ist dieser bedauernswerte Bürger ständig in Angst und Sorge. Zumindest klagt er uns seine Not. Wenn er schließlich seine Augen endgültig geschlossen hat, stellt sich gewöhnlich zur großen Überraschung der Hinterbliebenen heraus, wie absurd das endlose Jammern anmuten mußte. Man kann nicht grundsätzlich sagen, wir verdrängen die Angst, wenn wir nicht zu diesen ständig am Verhungern begriffenen Menschen gehören, sondern im Gegenteil, es gibt Menschen, die zur Übertreibung neigen, als ob sie nicht Angst genug erleben könnten. Es gehört zu dieser Verarmungs-Befindlichkeit bei einer Reihe von sonst leidlich normalen Menschen die unabweisbare Sorge, daß wir einer Geldentwertung entgegensteuern, was selbstverständlich nicht ausschließt, daß es Inflationen tatsächlich geben kann und gegeben hat. Diese Menschen müssen, was ihren Angst-Haushalt betrifft, sozusagen auf großem Fuße leben. Es gibt ganz offensichtlich eine Ökonomie der Angst-Affekte.

Daß auch die Schuld-Angst außerhalb der Psychose als isoliertes Phänomen vorkommen kann, zeigt die Tatsache, daß es sog. Beichtstuhl-Skrupulanten gibt, d. h. Menschen, die endlos von der Sorge gequält sind, daß sie das und das nicht hätten tun oder denken oder unterlassen sollen. Sie leiden, als ob sie eine Schuld auf sich geladen hätten. Trotz dieser endlosen Selbstanklagen ist in diesen Fällen von einer Melancholie keine Rede. Wenn man diesen Skrupulantismus psychiatrisch-diagnostisch einordnen wollte, so müßte von zwangsneurotischen Persönlichkeiten gesprochen werden. Offenbar verlangt auch bei ihnen eine innere Ökonomie die heftigen Erregungen, so daß man auf die Idee kommen könnte, daß hier insofern von einem archaisch-animalischen Hintergrund die Rede sein kann, als diese Menschen unter unserer allzu ausgeglichenen Umwelt leiden. Während des Kriegs, als die Bomben fielen und die Häuser niederbrannten, waren diese Skrupulanten praktisch gesund. Da hatten sie endlich eine gepfefferte Umwelt. So, wie es Vitaminmangel-Schäden gibt, könnte man auch von Turbulenzmangel-Schäden sprechen. Mit anderen Worten: Unsere Zivilisations-Umwelt ist ihnen unerträglich, sie kommen nicht zu den ihnen angemessenen Erregungen, so daß sie sich infolge ihres Excitations-Defizits mit Ersatz-Befriedigungen behelfen müssen.

Das Thema der Gegenpole ist interessant. Die skrupellosen Menschen, die der Schuldgefühle bar sind, können ebenso wie die Skrupulanten weltgeschichtliche Bedeutung erlangen. Die Skrupulanten z. B., die sich damit herumschlagen müssen, wie sie »einen guten und gnädigen Gott« kriegen, wobei ich an Männer wie den skrupulantischen Augustinermönch Martin Luther denke, können als kirchliche Reformatoren historische Bedeutung erlangen, ebenso wie die ganz großen Ungeheuer, die um ihrer Großmachts-Ideen willen Hekatomben von Menschen opfern. Es gibt Imperialisten unterschiedlicher Art. Medizinisch-anthropologisch gesehen handelt es sich nicht selten um Zwangs-Kranke, die einem Missionierungs-Zwang erliegen, gewöhnlich mit utopischen Zukunftsplänen verquickt. Die Historiker rühmen vielleicht die Entschlußfreudigkeit, das Durchstehvermögen und die Willensstärke der sog. großen Männer, während man diese Charaktere auch in einem ganz anderen Licht sehen kann, wenn man sie unter die psychopathologische Lupe nimmt. Vielleicht dreht es sich, wie bemerkt, nur um Fanatiker, d. h. bedenkenlose Utopisten, oder um Psychopathen, die, wie Sartre (16) sich ausgedrückt hat, an dem »chancre de pouvoir« erkrankt sind. Es liegt bei ihnen eine Störung des emotionalen Haushalts vor. Von Fall zu Fall mag es sich bei gewissen Revolutionären um Angst-Überkompensationen handeln. Ich könnte mir denken, daß es sich bei den Porträts sog. großer Männer, die sich in den Geschichtsbüchern finden, durchweg um groteske Verzeichnungen handelt. Die Paläoanthropologie, die in der Verhaltensforschung begründet ist, darf als eine junge Wissenschaft gelten, die den Historikern früherer Zeit nicht zu Gebote stand. »Von der Parteien Haß und Gunst«, wie es bei Schiller heißt, wird alsdann, wenn das Porträt dieser Männer gezeichnet wird, nicht mehr ausschließlich die Rede sein. Es werden sich wissenschaftliche Analysen ergeben, was uns bis heute fehlt.

Die dritte Angst aus der Gruppe der Urängste, die zusammen mit den anderen ein emotionales Netz im Verlauf der Melancholie ergeben können, ist die hypochondrische Angst. Auch in diesem Falle kann von Verdünnungsformen im Dasein des sog. gesunden Menschen die Rede sein. Viele von uns – keineswegs alle – sind mehr oder weniger auf ihre Gesunderhaltung bedacht, bei den Hypochondern jedoch liegt eine groteske Übertreibung vor. Nicht nur, daß diese Menschen ängstlich darauf aus sind, nicht krank zu werden, einige bilden sich sogar ein, daß sie bereits krank sind, nur hätten die Ärzte bisher die richtige Diagnose noch nicht gestellt. Zum mindesten sind sie, auch wenn eine exakte Diagnose fehlt, zu ständigem Kurieren und Purgieren bereit, wie es Moliére in seinem Mobbing-Lustspiel *Der eingebildete Kranke* zum Gaudium des Theater-Publikums zeigt. Ich beende damit die Darstellung der Schneiderschen Melancholie-Ängste.

Die vierte Urangst aus dem Geflecht der Schuld-Integrations-Ängste ist die bereits erwähnte Disgregations-Angst. Es ergaben sich mir – wie bemerkt – im Umgang mit diesen Kranken außer den Schneiderschen Urängsten eben diese Angst und zum anderen die zur Apathie (willenlosen, uninteressierten Gleichgültigkeit) und zum Selbstmord tendierenden Ängste in der Situation der Ausweglosigkeit. Im Rahmen der Melancholie handelt es sich um die Hoffnungslosigkeit: Das Subjekt ist ausgestoßen oder kommt sich als ausgeschlossen vor, wobei es sich gewöhnlich um wahnhaft-mißverständliche Bedeutungsverleihungen handelt. So, wie es »eingebildete Kranke« gibt, kennen wir auch »eingebildete Disgregierte«. Disgregation und Hoffnungslosigkeit (Ausweglosigkeit) verschmelzen hier zu einem und demselben Erlebnis. Das Angst-Erlebnis, das seine organisch-physiologische Seite hat, ist und bleibt ein Angst-Erlebnis, gleichviel, ob es sich um leibhafte Situations-Realitäten oder lediglich um eingebildete, imaginäre Situations-Möglichkeiten handelt. Entscheidend ist das Bedeutungs-Erleben. Die Angst, die ich als Disgregations-Angst bezeichne, ist eine erdgeschichtlich alte Angst. Vielleicht wird man sagen müssen, daß sie so alt ist wie die Evidenz der Geborgenheit im Rahmen der Sozietäten, in denen Artgenossen zusammenleben. Der Terminus Disgregation spielt auf das lateinische Wort Grex (= Herde) an. Hier befinden wir uns in den Bereichen der Paläoanthropologie. Das Krankheitsbild, um das es sich bei den Erörterungen über diese fünf Affinitäts-Ängste handelt, wird auch als »manisch-depressives Irresein« bezeichnet. Damit wird zum Ausdruck gebracht, daß depressive Befindlichkeiten manisch-übermütigen Phasen das Feld räumen können. Wenn zur echten Depression (Melancholie) die Hoffnungslosigkeit gehört, wird man bei dem manischen Aufblühen des Subjekts einen utopischen und sogar größenwahnsinnigen Unsinn gewärtigen müssen. Man könnte der Überzeugung sein, daß sich in unserer gegenwärtigen Welt ein manischer Zug bemerkbar macht. Das ist nun das Gegenteil einer Daseins-Angst.

32. Die Integrations-Tendenz der fünf Urängste

Es wäre zu fragen, was diese Affinitäts-Ängste untereinander verbindet. Worin ist die Ähnlichkeit, d. h. die Vergleichbarkeit, zu sehen? Wenn wir jede dieser fünf Urängste vornehmen, kommen wir zu der Feststellung, daß es sich um den spezifisch-menschlichen Katzenjammer handelt, nämlich den Jammer unserer Sterblichkeit. Im allgemeinen bewahrt uns der Verdrängungsschutz davor, uns etwa täglich oder gar stündlich die Prognose unseres Daseins vor Augen zu halten. Jedoch im Zusammenhang mit der Melancholie (Endogenen Depression = Cyclothymie) erleidet der Verdrängungsschutz eine Abschwächung. Nietzsche hat einmal gesagt, daß der Mensch mittels seiner pathologischen Zustände sein eigenes Wesen wie durch eine Lupe erblicken kann. Eine Reihe unserer Psychiater ist der Meinung, daß man im Gegenteil das Gesunde scharf vom Kranken unterscheiden könne. Auf welcher Seite sie bei ihren Betrachtungen stehen, ist klar: auf der des Gesunden. Man könnte diese Konzeption als »narzißtisch« bezeichnen. Vielleicht erklärt sich daraus die Sterilität dieser Forscher. Ich habe einmal an einem Symposion teilgenommen, wo der Alpha-Psychiater von vornherein eine sog. Sprachregelung treffen wollte. Er sagte, man sollte sich darüber einigen, daß das Problem des Wahns ausgespart bleibt. Darüber sollte grundsätzlich nicht gesprochen werden. Man stelle sich eine Chemiker-Versammlung vor, auf der verkündet wird, daß von den Kohlenstoff- oder den Stickstoff-Verbindungen grundsätzlich die Rede nicht sein dürfe.

Wenn es Geisteskrankheiten gibt, bei denen der Verdrängungsschutz an Intensität nachläßt, so heißt das mit anderen Worten: Die Wahrheit bricht durch. Da sitzt etwa diese Bäuerin in ihrem Bett und klagt sich an, daß sie einmal, vor vielen Jahren, als sie noch unverheiratet war, in diesem Dorf einen Diebstahl begangen hat. Die Leute haben damals nicht erfahren, wer der Dieb war, während sie es ist, die an ihrem eigenen Verhalten nun Anstoß nimmt und damit die Tatsache ihrer Niederträchtigkeit allgemein bekannt macht. Dabei hatte es sich keineswegs nur um einen Mundraub gehandelt. Dem Bauern, der aus dem Dorf stammt, ist es äußerst peinlich, daß seine Frau, die als junge Arbeiterin in seine Heimat kam, diese Schuld-Exhibition vornimmt. Sie gibt sich nachträglich dem allgemeinen Mobbing preis. Wenn es sich um ein anderes zoon politikon handelte, etwa um Hühner oder Möwen, bei denen eine der Artgenossinnen so grob von der Norm abweicht, so käme das Anstoßnehmen unverzüglich in Gang. Diese Frau hat nun, wenn wir an das Paradigma Friedrich Nietzsches erinnern dürfen, keinen Stolz mehr, und das eben ist es, was den Ehemann bitter kränkt. Im tiefsten Grunde ist mit dem Anstoßnehmen, in dem wir ein Ausmerze-Lynchen zu sehen haben, das Töten verbunden. Während der Melancholie ist das Subjekt – wie bemerkt – nicht selten von Selbstmord-Impulsen geplagt.

Auch die Verhungerungs-Angst ist auf das Sterbenmüssen zentriert. Der Kranke gebärdet sich so, als ob ihm der Hungertod bevorstünde. Ebenso bei der hypochondrischen Angst handelt es sich letzten Endes um das Sterbenmüssen. So kann man sagen, daß jede der Schneiderschen Urängste als eine tödliche Angst zu bezeichnen ist. Unsere Sterblichkeit wird uns damit demonstriert, d. h., um es in der Sprache des Philosophen Martin Heidegger zu sagen: das Sein zum Tode.

Auch bei den anderen beiden Urängsten, die ich der Schneiderschen Trias angliederte, handelt es sich um das Sterben. Wie die Situation der Ausweglosigkeit tödlich wirken kann, wurde bereits bemerkt: Ohne daß dabei Waffen im Spiele sein müßten, ohne daß ein tödliches Gift wirkt, welches das Subjekt mit der Nahrung zu sich genommen hätte, droht ihm der Tod. Das eigene vegetative Nervensystem in der Verbindung mit dem Urhirn führt suicidale Impulse herbei, wenn das Subjekt ohne Hoffnung in der Situation der totalen Ausweglosigkeit ist. Mit dem Sterbenmüssen ist jedoch auch die fünfte Angst, die Vereinzelungs-Angst verbunden: Unsere paläolithischen Vorfahren waren, falls sie den Anschluß verloren hatten, dem Tod ausgeliefert, wenn die Horde auf ihrer saisonbedingten Wanderung begriffen war. Das Wort »verloren« hat einen unheimlichen Doppelsinn: Der Mensch, der in einem Schneesturm oder bei der Überquerung eines Gewässers den Anschluß an die Sozietät verlor und in diesem Sinne »verloren wurde«, war vermutlich zugleich im anderen Sinne »verloren«, d. h. »ein verlorener Mann«. Auch die Kranken, die bei uns heute, etwa im Zusammenhang mit einem Beinbruch oder einer Lungenentzündung, in das Hospital gebracht werden, waren damals »verloren«, da man sie zurücklassen mußte. Wer in diesem Sinne »verlassen« werden mußte, war »verloren«. Verlassen = verlieren.

Der Däne Hans Bjerre (5) schildert uns, wie er in der Kalahari Zeuge einer Aussetzung wurde: Eine Horde Buschmänner, die in einer prekären Ernährungslage war und darum unbedingt wegziehen mußte, was wohl immer nach einiger Zeit notwendig sein wird, da die Jäger das Wild vergrämen, konnte sich mit zwei gebrechlichen alten Leuten nicht belasten. Sie ließen sie an dieser Stelle der Wüste zurück, als sie weiterzogen. Vorsorglich flochten sie einen Dornenzaun um sie, um sie zunächst vor einem Raubtier-Angriff zu schützen; sie ließen den beiden Alten auch einige Nahrung zurück, aber dann mußten sie Abschied nehmen. Lange konnte der geringe Nahrungs-Vorrag nicht vorhalten, und ob die beiden vor hungrigen Raubtieren bewahrt blieben, war ebenfalls ungewiß. »Verlassen werden« und »Verloren-sein« koinzidierten. Man darf annehmen, daß die beiden Alten in dieser Situation einer Endgültigkeit den Abschiedsschmerz in der Verbindung mit der Disgregations- und Verhungerungs-Angst erlebten, aber es gab keine andere Lösung der Misère. Das war nun das Ende dieses Jäger-Daseins, und genauso mußten unsere paläolithischen Vorfahren den katastrophalen Abschluß ihres Seins entgegennehmen. Wenn die Leute als Bauern seßhaft geworden sind, wird das bittere Ende ein wenig »verschleiert«, indem man bis zum letzten Atemzug bei dem Sterbenden bleibt. Im Grunde aber ist es dasselbe: Man zieht weiter, in die Zukunft hinein und läßt die Alten zurück. Es handelt sich dabei nur um die Frage des Wie, d. h. unter welchen äußeren Umständen sie den Tod erwarten müssen.

Es gilt ganz allgemein, daß alles, was es an negativen Umwelt-Faktoren gibt, im Syndrom unserer Daseins-Angst seinen Platz hat, etwa der ausbleibende Regen, der zu einem allgemeinen Sterben führen wird, oder im Gegenteil das Hochwasser oder die Sturmflut, das Erdbeben oder der Vulkanausbruch. Die Nahrungssorge der Eskimos wird uns im Folgenden zu beschäftigen haben. Den Anschluß an die Horde verlieren, ist lediglich ein Sonderfall im Rahmen des Ganzen. Immer sind es die allgemeinen Umstände, wozu auch unsere Krankheitsanfälligkeit gehört. Daß alsdann noch die Feindbezüge hinzukommen, also die kriegerischen Auseinandersetzungen oder etwa die Gefährdung durch die vielen wilden Tiere, im besonderen durch die Nachtfeinde, oder auch die zwischenmenschlichen Rivalitäten innerhalb der Sozietäten, sollte nicht unerwähnt bleiben. Selbst wenn wir als radikale Pazifisten nie wieder Krieg hinnehmen müßten, die Daseins-Misere bliebe. Die Angst wäre allein schon darin begründet, daß wir als denkende Wesen in diesem Scenarium sind und Zukunft haben, d. h. um unser Ende wissen. Dieses Bewußtsein (Wissen) bleibt den Tieren erspart. So könnte man also die menschliche Existenzangst als ein neoanthropologisches Phänomen bezeichnen, was nun freilich nicht ausschließt, daß die alten Stimmungen (Erlebnisbereitschaften), die als ein paläoanthropologisches Erbe zu gelten haben, dabei im Spiele sind. Die Angst der Ausweglosigkeit im besonderen ist kennzeichnend dafür. Da nun handelt es sich nicht um glitschige Wild-Fanggruben, in die wir gefallen sind, sondern das Dasein als solches, das wir als ein räumliches und zeitliches Dasein erleben, weist diesen Gruben-Charakter auf.

Strenggenommen handelt es sich um eine Metapher, wenn wir

unser Dasein mit einer Fallgrube vergleichen oder mit einem Gefängnis, in das wir »geworfen« wurden, aber zu unserem Nachteil haben wir nur diesen unseren einen, aus paläoanthropologischer Vorzeit vererbten Leib, um die Situationen zu erleben, seien es leibhaft-wirkliche oder nur metaphorisch-vorgestellte Situationen. Adrenalinausschüttung ist Adrenalinausschüttung, gleichviel, ob sie »nur gedanklich« über ein Bedeutungserlebnis ausgelöst wird, oder ob die Bedeutungs-Verleihung auf eine leibhafte Realität bezogen ist.

33. Der Voodoo-Tod und die Daseins-Angst

Wir nahmen zur Kenntnis, daß mittels der Bedeutungs-Verleihungen auch die Metaphern Wirkungen haben. Darum eben gebrauchen die Menschen Symbole, um Wirkungen auszuüben. Es gibt einen Tod in der Schuld-Verstrickung. Kein geringerer als der amerikanische Physiologe W. B. Cannon (6) ist es gewesen, dem wir die Einsicht verdanken, daß der Vagus-Tod und der sog. Voodoo-Tod als identisches selbstregulatorisches Phänomen zu bezeichnen sind. Natürlich ist es nur eine Metapher, wenn ich sage, daß ein Mensch in Schuld »verstrickt« sei. Daß die Antilopen in Afrika, die in die Netze der Tierfänger geraten und sich verstricken, dabei den Vagus-Tod erleiden können, wurde bereits angemerkt. Verstrickung also, gleichviel, ob es die reale Seil-Verstrickung ist oder die metaphorische Schuld-Verstrickung, führt zu der »identischen Exekutive« (3).

Man versteht unter dem Voodoo-Tod nicht den panischen Vagus-Tod, wie ich ihn beobachten konnte, als ich das Spitzhörnchen in meinen Händen hielt, sondern einen langsamen, gleichfalls parasympathicotonisch bedingten Tod, so, wie auch der Tod des kriegsgefangenen Soldaten ein langsames Dahinsiechen und Erlahmen der Initiative ist, wenn er zu der Überzeugung kommt, daß ihn der Feind zeitlebens als Arbeitssklaven behalten will. Von Missionsärzten oder auch von Missionaren wurde das auf die Sünde bezogene Sterben wiederholt beschrieben, das man als Voodoo-Tod bezeichnet. Da sind wir bei dem Thema der Schuld und der Schuld-Angst. Aus der ehemaligen Kolonie Deutsch-Neuguinea liegt ein Bericht (7) vor, wie zwei Eingeborene einer Trägerkolonne starben, nachdem der Medizinmann sie für schuldig erklärt, d. h. verflucht hatte. Er mißbilligte die Dienstwilligkeit der jungen Stammesgenossen gegenüber den Fremden. Der dritte Boy, der sich auch zum Sterben anschickte, wurde von dem Sanitätsoffizier der Schutztruppe »gerettet«, und zwar auf die preußische Tour: Der Stabsarzt fuhr den dem Vodoo-Tod ausgelieferten Mann gehörig an, was die schon im Schwinden begriffenen Lebensgeister alsbald wieder auf die Beine brachte. Der Arzt hatte das psychogene Sterben der beiden anderen Träger-Boys vermutlich als eine Art Drückebergerei aufgefaßt: Das Handgeld einstecken und dann einfach wegsterben, ohne seine Pflicht und Schuldigkeit getan zu haben, widersprach den Dienstvorschriften.

Dieser Papua-Boy, der, nachdem er seinem anstoßnehmenden Medizinmann begegnet war, unter der Evidenz stand, sich in Schuld verstrickt zu haben, merkte jetzt plötzlich, daß der Stabsarzt, der für ihn gleichfalls eine Autorität war, diese Meinung nicht teilte. Die Schuldverstrickung, wenn man so sagen darf, in die ihn der anstoßnehmende Medizinmann hineingehext hatte, wurde seitens des Stabsarztes aufgehoben; insofern hatte das preußische Donnerwetter den Fluch des Medizinmanns unwirksam werden lassen. Das geheimnisumwitterte magische, d. h. psychogene Töten des Zauberers und der autoritäre militärische Anschnauzer annullierten sich gegenseitig, und so blieb der Junge trotz der Schuld-Angst und Schuld-Verstrickung am Leben und bei bester Gesundheit.

Alpha, der Stabsarzt, verhinderte den Voodoo-Tod. Mit anderen Worten: Es kann ein Mensch in der Verstrickung, und zwar einer eingebildeten, lediglich metaphorischen Verstrikkung, sterben, aber es kann auch sein, daß er vor der Endstation dieses Weges noch soeben bewahrt wird, ähnlich wie die Ratte des Physiologen Richter, die schon im vagovasalen Sterben begriffen war, als er ihr den Stock in das Wasser hielt. Er hatte ihr »Hoffnung« gegeben, und dasselbe darf man wohl von dem Stabsarzt und dem Papua-Boy sagen. Man könnte fragen, ob dieser dritte junge Mann aus der Trägerkolonne, der ohnehin nicht im gleichen Tempo dem selbstregulatorischen Mechanismus erlag wie die beiden anderen, von vornherein für diesen Verstrickungs-Tod nicht so empfänglich war. Damit sind wir bei dem Thema, das wohl zu den interessantesten überhaupt gehört, nämlich bei dem Thema des Ketzers. Ich habe wiederholt zum Ausdruck gebracht, daß es »Ketzer« als menschliche Mutanten oder Varianten vermutlich oder möglicherweise zu allen Zeiten und bei allen Völkern gegeben hat. Man wird nichts Schlüssiges aussagen können, da man weder die beiden anderen jungen Männer noch diesen überlebenden Papua gesehen und untersucht hat, bei dem die preußische Psychotherapie eine so frappierende Wirkung hatte. Mit anderen Worten: Es wäre denkbar, daß dieser dritte Boy von Haus aus weniger konstitutionell-vagoton reagierte. Man muß sich hüten, die psychischen Einwirkungen zu überschätzen. Immer wird man die Konstitution ins Kalkül ziehen müssen. Wie dem auch sei: Dieser dritte Boy blieb vor dem vagovasalen Sterben verschont.

Ich habe während meiner Afrikareise die Geschichte eines geheimnisvollen Sterbens vernommen, die ich jedoch, da sie nicht so einfach wiederzugeben ist wie die aus Neu-Guinea, nicht darstellen will, ebenso wie ich auf die Darstellung der anderen mir bekannten afrikanischen Voodoo-Krankengeschichten verzichte. Entscheidend bedeutsam ist, daß es sich um die gegenseitige Durchdringung der fünf Phänomene handelt: 1) Es handelt sich um eine Schuld. 2) Das Subjekt wird aus der Sozietät disgregiert. Diese Aussonderung (Sünde) wurde bei dem dritten Boy annulliert, da er sozusagen in eine neue Sozietät eingegliedert wurde und nun nicht »in der Luft hing«, was dem Stabsarzt zu verdanken war. Mit anderen Worten: Er wurde zwar exkommuniziert, aus seiner Gemeinschaft ausgestoßen, was sich bei den beiden anderen katastrophal ausgewirkt hatte. Bei dem dritten Boy aber kam es möglicherweise schon darum nicht zum vagovasalen Tod, weil der Exkommunikation nun eine Inkommunikation gefolgt war. Jetzt gehörte er im Gegenteil einer bestechend imponierenden Gruppe an, die mit großen Schiffen und mit gewaltigen Donnerbüchsen über das Meer gekommen war. So hatte er seinen Alpha-Schutzherrn ausgewechselt. 3) Der Medizinmann bleibt unerbittlich. Da gibt es keinen Pardon. Daran, in dieser Situation der Endgültigkeit starben die beiden anderen in der Verbindung mit Schuld- und Disgregations-Angst. 4) Angenommen, der Stabsarzt wäre schon zugezogen worden, bevor die beiden anderen starben, weil man ihm vielleicht gemeldet hätte, die beiden fühlten sich krank und wollten keine Lasten mehr tragen, so hätte er sie untersucht und nichts gefunden, weil sie »organisch gesund« waren. Vielleicht wäre ihm der verlangsamte Puls aufgefallen, aber da sie sonst nichts Pathologisches boten, hätte er sie vermutlich für »Hypochonder« gehalten, womit er tatsächlich den Nagel auf den Kopf getroffen hätte.

Es ist bemerkenswert, daß es diesen Konflikt, nämlich den Konflikt des Ungehorsams, seit der »Schöpfung der Welt« gibt, wobei ich mich auf den biblischen »Bericht« beziehe: Alpha, der Herr, droht Adam, daß er nicht dulden wird, daß dieser vom Baum der Erkenntnis ißt: »Welches Tages du davon issest, wirst du des Todes sterben« (1. Mos. 2,17). Er wird sich damit in Schuld verstricken. Wir hören, wie die Schlange das Gegenteil sagt, und daß sie recht behält. Der Voodoo-Tod erfolgt nicht. Im Gegenteil, die Menschen haben einen Gewinn zu verzeichnen, nämlich den Gewinn an Bewußtsein und Erkenntnis. Adam und Eva erwiesen sich als hartgesottene Ketzer, damit begann es. Die Trias »ungehorsamer Ketzer«, »aufklärende Schlange« und »Erkenntnis-Baum« erwies sich als stabil.

Auch Hegel (8) befaßte sich mit dem Problem der ersten Sünde: »Die Schlange hat also nicht gelogen«, stellte er fest. »Ihr werdet sein wie Gott«, hatte sie den Menschen geweissagt. »Adam ist geworden wie unsereiner«, stellt Gott fest, als die Menschen den Ungehorsam begangen hatten. Hat sich also – diese Frage drängt sich uns auf – Gott blamiert, während die Schlange zutreffend geweissagt, d. h. die Wahrheit gesagt hat? Nicht nur nicht den Voodoo-Tod sind sie gestorben, sondern avanciert sind sie, die Treppe sind sie hinaufgefallen. Dieser Feststellung wird man sich nicht entziehen können: Gott hatte diese Wirkung nicht vorausgesehen. Kann man sagen, daß sich dieses sein letztes und höchstes Geschöpf als eine Fehlkonstruktion erwiesen hat? Bei den in Sozietäten lebenden Tieren dominiert das Prinzip des Gehorsams, denken wir an die Paviane, die es damals, in dieser mythologischen Vorzeit, auch bereits gab, während hier ein Exempel des Ungehorsams statuiert wird, und mehr noch: Nicht einmal dem Ungehorsams-Tod, wie ihn heute in aller Welt noch sog. primitive Menschen sterben, erliegen die beiden. Beides ist Ketzer-Art, sowohl der Ungehorsam als auch die Unempfindlichkeit gegen das Vagus-Sterben, das Gott seinem ersten Menschen vorausgesagt hatte. Auch den Trend zur Erkenntnis und Aufklärung wird man als typisch ketzerisch zu bezeichnen haben. Die Schlange steht als die Aufklärerin da. Der erste Konflikt oder die erste Enttäuschung, die Gott mit diesen seinen neuen Lebewesen hinnehmen muß, ist darin zu sehen, daß er Ketzer in diese Welt gestellt hat. Oder gehörte der »Baum der Erkenntnis« zu seinem Plan? War es ein Test, der auf das neue Lebewesen bezogen war? Wollte Gott vielleicht gar den freien Menschen?

Hegel hebt hervor, daß die Erkenntnis »das Prinzip der Geistigkeit« ist, die aber »auch das Prinzip der Heilung des Schadens der Trennung ist«. Der Geist verbindet, insofern überwindet er Trennung. »Der Mensch als solcher ist Bewußtseyn, das in seiner weiteren Bestimmung Erkennen ist«, heißt es bei dem Philosophen.

So wird man sagen können, daß sich das neue Wesen, das ungehorsam war und daran nicht zugrunde ging, sich mit seinem »Sündenfall« weit von den Tieren entfernt hat, die der autoritären Ordnung verbunden blieben. Auch die Tatsache, daß das Parvenu-Wesen nun Bewußtsein erlangt hat, Bewußtsein im Sinne der Hegelschen Philosophie, reißt eine Kluft zwischen Mensch und Tier auf. Von keinem Tier kann man sagen, daß »in seiner weiteren Bestimmung das Erkennen« liegt. Als Darwinist wird man zu der Erkenntnis kommen, daß sich der Mensch damit, daß er zu einem Bewußtseins- und Erkenntnis-Wesen wurde, auch von seinen tierlichen Vorfah-

ren trennte, die diese Gaben nicht oder noch nicht zu kultivieren verstanden, indem sie ihren Rang-Autoritäten gehorsam waren und in den Situationen der Ausweglosigkeit den parasympathicotonen Tod starben. Mit anderen Worten: Adam und Eva hatten sich damit, daß sie in ihrem Verhalten von den anderen Tieren abwichen und ihren tierlichen Vorfahren nicht mehr doublettenhaft glichen, von ihrer vorherigen Leiblichkeit (Animalität) in einem gewissen Ausmaße distanziert. Das Sterben in der Ausweglosigkeit ist im Wesentlichen ein Merkmal der vagotonen Wildheits-Stufe. Soweit es noch bei uns beobachtet wird, handelt es sich um ein »verschlepptes Vorfahren-Verhalten« (9).
Wir entnahmen dem Papua-Bericht, daß es bereitwilliges Vagus-Sterben gibt, während sich bei dem dritten der Träger-Boys schon eine Verzögerung nachweisen ließ, was wir mit einer sich anbahnenden Ketzer-Ungläubigkeit in Beziehung brachten, die alsbald dem Austritt aus der Papua-Sozietät den Weg bahnte. So wären nun diese ersten Menschen, die wie Fehlkonstruktionen oder Fehlkonstitutionen anmuten mußten, sozusagen als Erzketzer zu bezeichnen. Selbst ihre Leiblichkeit ist nun schon nicht mehr die des Sünders, der gefehlt hat und die Konsequenz des ihm angedrohten Voodoo-Todes auf sich nimmt. Sterben oder nicht sterben in der Schuld-Verstrickung, das hängt nicht vom Willen ab, sondern ist ein selbstregulatorischer Akt, und diese Selbstregulation bleibt hier von Anfang an aus.
Wenn es demnach Intensitätsstufen des Gehorsams und der Ungehorsamkeits-Konsequenzen gibt, womit ich auf die Schuld-Verstrickung anspiele, so könnte man zu dem Schluß kommen, daß das Tempo des vagovasalen Sterbens von der Ketzerhaftigkeit des Subjekts, d. h. von seiner die Emanzipations-Möglichkeit determinierenden Konstitution abzuhängen scheint. Die beiden ersten Papuas starben rasch, der dritte wäre vielleicht auch gestorben, hätte ihm der Arzt den Austritt aus der bisherigen Sozietät nicht ermöglicht. Hier schon wird von einer Tempo-Verlangsamung die Rede sein

dürfen, denn er verfiel dem vagovasalen Mechanismus nicht ebenso rasch. Adam und Eva dagegen zeigen nicht einmal in Andeutungen den Tod in der Schuld-Verstrickung, zum mindesten lesen wir nichts in dem Schöpfungsbericht. – Die Dreistufigkeit oder Vielstufigkeit scheint wichtig zu sein, wenn wir einen weiteren Erkenntnisschritt vollziehen wollen: Ich vertrete die These, daß zur menschlichen Daseins-Angst die fünf affinen Urängste gehören, die auf tödliche Situationen katastrophalen Ausmaßes zu reduzieren sind. Ich wollte damit zum Ausdruck bringen, daß unsere Sterblichkeit in diesen Symptomen variiert wird: Variationen über das Thema der Sterblichkeit. Ein ständiges lebensimmanentes Sterben (V. E. von Gebsattel) kommt in jeder dieser Ängste oder Sorgen zum Ausdruck, ob es sich um die Situation der Verarmungs-Angst oder die hypochondrische oder sonst eine Angst handelt, die unterschwellig mehr oder weniger deutlich sich manifestierend im Spiele ist. Mit anderen Worten: Zwar erfolgt der Vagus-Tod nicht, aber ganz frei sind auch die hartgesottensten Ketzer nicht, da sich bei ihnen Symptome aus dem Ensemble – pars pro toto – manifestieren können. Sie können an der Daseins-Angst leiden, die als ein dünner Aufguß der Voodoo-Zuordnungen erscheint. So sterben sie langsam, was zu ihrer Gesundheit gehört, und können ein hohes Alter erreichen bei diesem unablässigen, lebensimmanenten Sterben. Dieses langsame Absterben ist von den Symptomen der Existenz-Angst begleitet, bei manchen Menschen ausgesprochen deutlich, bei den anderen weniger oder kaum, während im Krankheitsbild der Melancholie das Syndrom äußerst massiv herauskommen kann.

Das alles nun findet sich in dem Fluch, den Gott nach dem Sündenfall ausspricht: Den Voodoo-Tod starben die Ungehorsams-Sünder nicht, aber sie sollen wenigstens mit der Existenz-Angst gestraft sein, d. h. die fünf affinen Urängste in besonderer Weise in Kauf nehmen. So müssen sie folgende Situationen erleiden: 1) Die Disgregation. Sie werden aus dem Garten vertrieben, und zwar endgültig. Es gibt kein

Zurück. 2) Sie haben ein Gedächtnis, das ihnen ihre Schuld vorhält, wobei wir freilich auch die Verdrängungs-Tendenz in Betracht ziehen, die das Gegenteil bewirken möchte, nämlich die Befreiung von jedweder Schuld durch Nicht-Wissen, d. h. Nicht-Erinnern-Können. Bei einer Reihe von Menschen versagt dieser Verdrängungsschutz ziemlich auffallend, und zuweilen in katastrophalem Ausmaße bei den Melancholie-Kranken oder auch bei anderen sog. Geisteskrankheiten. 3) Das Problem der Nahrungsbeschaffung gehört zu dem Fluch, den Gott ausspricht, als er die Ketzer aus dem urtümlichen Paradies verweist: Sie müssen im Schweiße ihres Angesichtes Feldfrüchte anbauen, während die Tiere nach wie vor in der paradiesischen Nahrungs-Unbekümmertheit leben dürfen. Die Nahrungs-Plackerei gehört zu den Schwierigkeiten des neuen Ketzer-Daseins. 4) In seinem Flucht spricht Gott auch eine Idee aus, die sich auf die Gesundheit oder, sagen wir allgemein, auf die menschliche Leiblichkeit bezieht, die zur natürlichen Leiblichkeit der Tiere in einen Gegensatz gestellt wird: Ich spiele damit auf die gynäkologische Misère an, d. h. die Tiermütter gebären im allgemeinen leichter als die Menschen-Mütter, die »mit Schmerzen Kinder gebären«. Viele Frauen fürchten sich vor der Niederkunft, wobei sogar eine hypochondrische Akzentuierung festgestellt werden kann. 5) stellen wir fest, daß der Mensch damit, daß er Bewußtsein erlangt hat, im Gegensatz zu den Tieren weiß, daß er sterben muß. Die tierliche Unbekümmertheit und Sorglosigkeit ist ihm verloren gegangen, so daß er nun von der Ausweglosigkeit und Endgültigkeit seines Daseins Kenntnis hat. Das Wort »Bewußtsein« geht zurück auf das Wissen, und nicht alles Wissen ist ein beglückendes Wissen.

34. Ethnologische und psychiatrische Kasuistik

Das fünfstrahlige Angst-Phänomen, das wir als Daseins- oder Existenz-Angst bezeichnen, scheint ubiquitär-menschlich verbreitet zu sein. C. G. Jung hätte vermutlich von einem Archetypus gesprochen, der auf das »kollektive Unbewußte« des Menschen hinweist. Statt ein sog. kollektives Ubw anzunehmen, worin ich ein Denk-Artefakt sehe, dem die Bedeutung eines Behälters zukommt, spreche ich von Selbstregulationen, die zum Ausgleichs-Instrumentarium eines jeden Menschen gehören. Der Urschaden, das wurde bereits bemerkt, ist darin zu sehen, daß der Mensch sein Subjekt-Umwelt-Gleichgewicht verloren hat, als er die Stufe des Tieres verließ und eine zweite Umwelt gewann, nämlich die der Vorstellungen und Gedanken. Damit z. B., daß er nun Bürger zweier Welten war, nämlich auch Subjekt einer inneren Außenwelt, wurden ihm zugleich neue Möglichkeiten der Ausweglosigkeit zuteil. So komplizierte sich sein Dasein, während seine Leiblichkeit mit den Möglichkeiten der Regulation dieselbe blieb. Die anthropologische Ubiquität des Denkens und Verhaltens sehe ich in der inneren Oligarchie der Instanzen begründet, wozu die Selbstregulationen gehören. Ich spreche auch nicht von den Ethnischen Elementargedanken im Sinne Bastians, weil es sich bei dieser Angst, die fünf urszenische Aspekte aufweist, nicht allein um »Gedanken« handelt. Diese Bastianschen Gedanken erinnern mich allzu sehr an »des Gedankens Blässe«. Bejahen muß man die Bastiansche Konzeption insofern, als sie auf die anthropologische Ubiquität hinweist. Ich wiederhole meine Überzeugung, daß es sich um urmenschliches resp. paläoanthropologisches Inventar handelt, dem ich mich zuwende, wenn ich mich mit der Daseins-Angst befasse, die mancherlei Facetten aufweist. Daß diese Zuordnungen nicht längst schon bekannt sind, muß als erstaunlich bezeichnet werden. Unerklärlich ist mir geblieben, weshalb der Psychia-

ter K. Schneider nur drei »Urängste« als krankheitsspezifisch bezeichnet.
In dem Mythos von den ersten Menschen, der sich im 1. Buch Mosis findet, steht die Schuld, und zwar die Schuld des Ungehorsams, am Anfang. Von hier aus arrangiert sich dann alles. Das Beispiel, das mir im Folgenden vorschwebt, und das auf den Eskimoforscher Knud Rasmussen (10) zurückgeht, zeigt als initiales Symptom die Verhungerungs-Angst. Wie oft in der Geschichte der arktischen Völker mag es diese gleiche Abfolge der Zuordnungen gegeben haben, die nunmehr in ihren »Konsequenzen« aus der Latenz hervortreten, was genauso für unsere eigenen europäischen Vorfahren während der Eiszeit zutrifft. Wahrscheinlich war die Verhungerungs-Angst durchweg das Angst-Symptom, mit dem dann die vier folgenden Ängste akut wurden. Die Gegenüberstellung von »akut« und »chronisch-latent« ist entscheidend bedeutsam: »Akut« bedeutet soviel wie aktuell. Wenn man das Gleichnis vom Sauerteig gebrauchen wollte, so könnte man sagen, daß die Menschheit seit Urzeiten von diesen Zusammenhängen »durchsäuert« ist. Eine ubiquitär-penetrante Sache liegt auch in den sog. Reifungsriten der Völker vor, die gleichfalls, wie es scheint, zu den religiösen Urphänomenen gehören. Das alles geht weit über die sog. Biologischen Radikale hinaus, obgleich immer auch urzeitlich-tierliche Akzente im Spiel sind, wenn ich an das Erleben in den Situationen der Ausweglosigkeit erinnern darf. Alles in allem wird man sagen können, daß es sich hier um paläoanthropologische Grundphänomene handelt, bei denen sich biologische, d. h. neurophysiologische Elemente, aber ebenso mythologische und psychopathologisch interessante Grundideen zu einem Syndrom verweben. Hier handelt es sich um die schamanistisch-prophetische Stufe unserer Menschwerdung.
Ich berichte über die Daseins-Angst der Iglulik-Eskimos (10): Die Rentiere, die sonst um diese Zeit durch die arktische Landschaft ziehen, sind ausgeblieben. Sie müßten um diese Jahreszeit längst jagdbar sein. Die Sorge ist insofern nicht

begründet, weil man weiß, wie früher gelegentlich die Tiere zwar doch noch kamen, aber so verspätet, daß viele Eskimos bereits dem Hungertod erlegen waren, was, wie man sich heute vorstellen könnte, auch daher rührte, daß möglicherweise die Mehrzahl der Stammesgenossen, wenn die Not ins Katastrophale anstieg, apathisch wurden und dem suicidal anmutenden Vagus-Tod erlagen.
Die Eingeborenen sind in einer Situation der Ausweglosigkeit. Unmöglich ist es abzuwandern. Die Entfernungen sind weit, die Leute sind durch das Hungern geschwächt, und die südlicheren Landschaften, das weiß man, sind von Indianern, ihren Todfeinden, bewohnt. So sind die Eskimos wie in einem Hunger-Gefängnis gefangen. Überraschenderweise dominiert sofort neben der Verhungerungs-Angst die Disgregations-Angst, und zwar in dem Sinne, wie sie Adam und Eva erlebten: Alpha, die Herrin der Tiere, die ihnen die Fleischzuteilungen zuführen könnte, will nichts mehr mit ihnen zu schaffen haben. Schon erscheint auch das Moment der Schuld: Die Leute haben in der zurückliegenden Zeit gesündigt. Die Männer begingen Ehebruch, und die Frauen trieben ab, wenn sie geschwängert waren. Wir geben zu, das ist ein altes Propheten-Thema, wie es uns im Alten Testament nicht selten entgegentritt: Um der Sünde willen hat sich die Gottheit abgesondert. So haben wir nebeneinander: Disgregation, Schuld, Ausweglosigkeit und, an den Anfang zu stellen, die Verhungerungs-Angst.
Bevor ich in die nähere Analyse dieser Eskimo-Tragödie eintrete, die fast wie eine psychiatrische Krankengeschichte, d. h. wie eine Wahn-Krankengeschichte, anmutet, möchte ich dasselbe Syndrom darstellen, wie es sich bei uns in Europa arrangiert: In meiner psychiatrisch-psychotherapeutischen Sprechstunde in der Universitäts-Nervenklinik in Mainz erscheint, begleitet von seiner Ehefrau, ein Mann im Alter von mehr als 60 Jahren, heftig schluchzend. Er stammt aus dem Westerwald, wo er als Lehrer tätig ist oder war. Seit längerer Zeit schon ist er schwerkrank. Es ist zunächst unmöglich, mit

diesem heftig weinenden Menschen eine akustische Verständigung herbeizuführen. Schließlich erfahre ich, daß Gott nichts mehr mit ihm zu tun haben will: Hier fängt es also mit der Disgregation an. Bei den Eskimos war es der Hunger, dem die Initial-Zündung zukam, wenn ich so sagen darf. Weshalb Gott ihn ablehnt? Weil dieser Mann ein so schwerer Sünder ist, das liegt auf der Hand. Er war ungehorsam, indem er Gottes Gebote nicht hielt. Woher weiß er, daß Gott mit ihm nichts mehr zu tun haben will? Schon seit längerer Zeit spürt er, wie sich Gott von ihm entfernt hat. Das ist übrigens in diesem Krankheitsbild, d. h. in der Endogenen Depression, eine Aussage, die man nicht selten vernimmt: Die Kranken berichten, daß sie nicht mehr beten können. Ihre Gebete sind nicht mehr innig, nicht mehr kommunikationsstiftend, wie sie es früher waren, sondern ein leeres Geplapper. Das »Symptom der Gottlosigkeit« (Gottesferne), mit anderen Worten, ist keineswegs selten. Ich kenne skrupulantische Menschen, denen die Gottesferne eine Qual war, ohne daß sie am vollausgeprägten Krankheitsbild einer Melancholie litten. Wegen ganz anderer Dinge, etwa wegen einer Schlaflosigkeit, waren sie in meine Sprechstunde gekommen. Sie klagten, als das Gespräch darauf kam, über ihr Gottes-Problem. Phasenhaft, vielleicht über einige Wochen, vielleicht sogar seit Jahren, stehen sie unter dem Eindruck, daß ihnen Gott fern ist. Die wohltuende Gottesnähe, deren sie sich von früher her erinnerten, die Evidenz der Gnade, wird ihnen nicht mehr zuteil. Es gibt Menschen, die von sich sagen, daß sie sich in der Huld und Gnade Gottes wissen, während die Menschen, die ich hier kennzeichnen möchte, im Gegenteil darunter leiden, daß sie nun »aus der Gnade gefallen« sind. Selbstverständlich ist mir klar, daß es auch Menschen gibt, denen Probleme dieser Art fernliegen und uneinfühlbar sind. Man könnte dabei vergleichweise an die völlig unmusikalischen Zeitgenossen erinnert werden.

Ich wies schon auf die Tatsache, daß dem menschlichen Beten, genauer gesagt: der Betefähigkeit, eine diagnostische Bedeutung zukommen kann. Der italienische Wandspruch, den ich in diesem Zusammenhang zitiere, lautet: Wer dir wohlwill, schmeichelt dir – wer dir übelwill, sticht dich. Dabei reimten sich die Verben »ungere« (= salben, schmeicheln) und »pungere (= stechen). Das wäre die Alternative zwischen Salbentopf und Dolch, oder zum mindesten Nadel. – Ich versuche zunächst den paläoanthropologischen Ursinn herauszustellen: Die von Alpha und seinen Oberen beherrschte Sozietät ist als eine Situation der Ausweglosigkeit zu interpretieren. Allenfalls erfahrene, alte Männer, die entthront sind, können es vielleicht auf sich nehmen, die Sozietät zu verlassen, in der sie nicht mehr gelitten werden. Die rangtiefen Subjekte dagegen müssen ausharren, und ihr Ausweg wäre darin zu sehen, daß sie Alpha und den Oberen in der Art einer Camarilla schmeicheln, was den Dolch zu gegebener Stunde nicht ausschließt. Man wird ihre Treue nicht als unverbrüchlich bezeichnen können, weil eben im Naturplan die Abwertung und der Sturz des Alpha-Wesens geplant sind. Zunächst aber schmeichelt man, um die Huld der Mächtigen auf sich zu ziehen, im besonderen des Mächtigsten, Alphas. So könnte man zu der Erkenntnis kommen, daß unser Primaten-Dasein letzten Endes auf die Untreue angelegt ist.

Ich wollte damit sagen, daß auch die Gebete der Menschen zu einem erheblichen Teil als Schmeicheleien anmuten, was genauso von den Psalmen gilt. Auch die Rauch- und Brand-Opfer wären in diesem Sinne zu interpretieren: Gott nimmt den nach oben steigenden Rauch der Opfergaben huldvoll entgegen. Mit anderen Worten: Die urszenischen Gleichungen können nicht nur, sondern müssen sogar von beiden Seiten her gelesen werden. Es läuft auf dasselbe hinaus, ob Alpha sich weigert, die Gebets-Schmeicheleien entgegenzunehmen, oder ob das kranke Subjekt während oder im Beginn seiner Endogenen Depression von sich sagt, seine Gebete dringen nicht zu Gott vor. Sie muten jetzt nur noch als ein leeres Geplapper zu. Das Subjekt ist jetzt der Schmeichel-Emotionalität unfähig. Der Kontakt zu Alpha, seinem Herrn, weist, wenn ich mich in der Sprache der Techniker ausdrücken darf, jetzt ein Fading auf. Dieser Schwund-Effekt ist als pathologisch bedeutsam zu interpretieren. Die Erlebnisbereitschaft (Stimmung) ist noch vorhanden, aber der Vollzug mißlingt, wenn diese Krankheit ausbricht. – Hier liegt, wie mir scheint, die diagnostische Pointe.

Es ist meine Absicht, mich in der Darstellung dieser Melancholie-Krankengeschichte, deren religiöser Akzent von vornherein offen vorlag, an das Voodoo-Paradigma zu halten, das uns, wie bemerkt, als anthropologisch-zentrales Phänomen anmutet. Voodoo-Tod und Disgregation und Sünde und Ausweglosigkeit resp. Endgültigkeit stellen eine fixe Zuordnung, ein Syndrom dar. Unsere menschliche Existenz, anders gesagt, steht unter diesem Unstern, was zumindest für die gilt, die über Angst-Befindlichkeiten klagen, die man als Daseins-Angst zu bezeichnen hätte. Schon die Aussage, Gott wird nicht mehr wie in früherer Zeit erlebt, möchte ich unter den Generalnenner der Daseins-Angst stellen.

Ich bin Psychoanalythiker von Haus aus, so daß es nahe liegt, mir vorzustellen, wie sich wohl mein Lehrer Sigmund Freud verhalten würde, wenn er an meiner Stelle an dem gleichen Schreibtisch in der Poliklinik diesem weinenden Mann konfrontiert gewesen wäre. Freud (11) ging in seiner Abhandlung über die Melancholie von der Tatsache aus, daß man gelegentlich beobachten kann, daß einem Menschen dieses Krankheitsbild widerfährt, wenn er in schwere Trauer »verfällt«, etwa beim Tod eines nahen Verwandten. Um in der eigenen Terminologie etwas dazu zu sagen: Auch diese Situation ist eine Situation der Endgültigkeit. Die unilinear verlaufende Zeit ist nicht umkehrbar. Wir sprechen in Fällen wie diesen von der reaktiven Depression, während gewöhnlich das Moment der Endogenität dominiert. Die Erlebnisse und Aussagen des Menschen, der über einen schweren Trauerfall in das Syndrom dieser extremen Daseins-Angst gerät, sind identisch mit denen der anderen, bei denen man von der Endogenen Depression (Melancholie) spricht. Ich gehe auf die

Konzeption Sigmund Freuds hier nicht ein, so sehr sie auch zu einem Vergleich herausfordern könnte. Die gegenwärtig herrschende Meinung besagt, daß Psychosen (Geisteskrankheiten) körperliche Erkrankungen (Somatosen) sind, bei denen emotionale Störungen, d. h. Wahnstimmungen (K. Schneider) und Wahnideen, in den Vordergrund rücken, während die latenten physischen Korrelate, ihr Chemismus z. B., bisher nicht bekannt sind. Man kann sich vorstellen, daß ein Mensch, der den Verlust des ihm vielleicht liebsten Menschen hinnehmen mußte und damit in die Endgültigkeits-Evidenz verfällt, die wir als Trauer bezeichnen, im Zusammenhang damit der sich ausbreitenden Stimmung erliegt, die genau die Wahnstimmung ist, die andere Menschen endogen in dem Fünf-Ängste-Syndrom erleben. Mit Goethe könnte man von diesem Trauernden sagen, daß ihn »der Menschheit ganzer Jammer« überwältigt. Seine Trauer und sein Pessimismus generalisieren sich, so daß nun das panische Fünf-Ängste-Syndrom akut wird.

Nach langem geduldigem Zuwarten, als der Tränenstrom und das Schluchzen des Kranken nachzulassen begannen, erfuhr ich, daß dieser Mann unlängst zur Kirche gegangen war, um zu kommunizieren. Als ihm der Pfarrer die Hostie vor den Mund hielt, fiel sie zu Boden. Ich meinte, das also wäre die Schuld, über die der Kranke nicht hinwegkam. Er konnte sich im Zusammenhang damit möglicherweise Vorwürfe machen. Es gibt katholische Skrupulanten, denen dieser Zwischenfall schwer zusetzt, und selbst die Kirche wendet dieser Sache, im Gegensatz zur evangelischen Kirche, eine gewisse Aufmerksamkeit zu. Zu meinem Erstaunen bagatellisierte der Mann diese Deutung. Die Bewandtniszusammenhänge lagen in Wahrheit ganz anders: Gott hatte ihn damit, daß die Hostie zur Erde fiel, sagen wollen, daß er mit ihm nichts mehr zu tun haben wolle. Der Lehrer war disgregiert. Ich wurde an den Sünder Tantalus erinnert, der in der Unterwelt damit gequält wird, daß man eine Nahrung vor ihn hinhält, sie ihm aber, als er zuschnappen will, nicht zuteil werden läßt. So wurde dem

Mann in der Kirche die Hostie vorgehalten, eine symbolische Nahrung, ihm aber zugleich vorenthalten, d. h. entzogen. Dieses Erleben war für ihn, der in der Erlebnisbereitschaft des Anschlusses an Gott und an die Mitkommunikanten war, der Beweis, daß Gott ihn aus der Gemeinschaft der Christen verstoßen hat. Er war, wenn ich mir die tautologische Redewendung gestatten wollte, ein Aussonderungs-Sünder. Gott selbst hatte ihn exkommuniziert.

Manifest wird die Krankheit damit, daß das »himmlische Brot«, das für die Gottheit steht, auf den Fußboden fiel. Hier ist es nicht wie in dem Paradigma, das S. Freud in seiner Genese der Melancholie hervorhebt, ein Todesfall, aber immerhin ebenfalls eine Disgregation. Das tertium comparationis liegt auf der Hand: Ich bin verlassen worden. – Zugleich aber handelt es sich um die Tantalus-Frustration: Das himmlische Brot wird ihm entzogen, obgleich es schon vor seinem Gesicht war. Wenn es sich auch nur um einen Hunger im übertragenen Sinn handelt, es liegt eine Form der Verhungerungs-Angst vor: Ein dringendes Verlangen, eine Begierde, wird nicht gestillt. Damit begann es damals in der Kirche.

Es wäre ein müßiger Streit, wollte man fragen, ob die Disgregations-Angst oder die Verhungerungs-Angst als die Angst Nr. 1 zu gelten hat. Vielleicht war das allerfrüheste Symptom überhaupt die Schuld-Angst, während in der Dorfkirche nur das laute Symptom der Disgregation zum Ausdruck kam. So haben wir in unserer Analyse dieses kranken Mannes, der sich öffentlich als Sünder bekannte, drei der einander zugeordneten Urängste vor uns. Nun ist dieser Mensch in der Situation der Ausweglosigkeit resp. Endgültigkeit. Gott hat ihm deutlich genug zu verstehen gegeben, daß er auf Gnade nicht hoffen darf. Vor der ganzen Kirchengemeinde hat er sich von ihm abgewandt. Ausweglosigkeit = Endgültigkeit. Die Kette seiner Missetaten schleppt er in seinem Gefängnis der Ausweglosigkeit wie ein Sträfling hinter sich her.

Es erübrigt sich zu sagen, daß es sich dabei nicht um objektivschwere Versündigungen handeln muß. Dem Skrupulanten erscheinen Bagatellen als schwere Vergehen, weil jetzt im Beginn der Erkrankung eine »blöde Demütigkeit« (Nietzsche) dominiert. Dem Eskimo-Schamanen (Essay V/26) erscheint der Dämon Isitoq (Riesenauge), der auf die Tabubrüche in der Vergangenheit des Subjekts spezialisiert ist. Mit anderen Worten: Isitoq steht das Kontroll-Privileg zu, das in der Vergangenheit des Subjekts Sünden ausfindig macht, nachdem dem kranken Schamanen – wie wir uns ausdrücken würden – der Verdrängungsschutz abhanden gekommen ist. Alle die Kranken, die uns in dem Aufsatz V/26 interessierten, vollzogen nun auch die Publik-Beichte, indem sie aller Welt offenbarten, was alles an Schuld sie in den zurückliegenden Jahren auf sich geladen hatten. Vielleicht handelt es sich im Beginn der Erkrankung um einen Verlust an vital-biologischem Rang, so daß Isitoq plötzlich die Oberhand gewinnt. In unserer Sprache würden wir sagen, daß jetzt ein tyrannisches Gewissen hervorbricht. – Soviel vorerst über die Schuld-Angst, die Disgregations- und die Verhungerungs-Angst sowie über die Angst in der Situation der Endgültigkeit.

Man wird sagen, daß nun nur noch eine der fünf affinen, komplexhaft miteinander kohärierenden Urängste fehlt, nämlich die hypochondrische Angst. Vielleicht könnte man erwidern: Dieser Mensch muß sich nicht einbilden, daß er an einem Krebs oder sonst einem todbringenden Übel leidet. Die Rolle des eingebildeten Kranken erübrigt sich, denn er ist ja schon tot. Er hat das ewige Leben verloren, weil Gott ihn verstoßen hat, und insofern ist er tot. Es bedarf einer zusätzlichen hypochondrischen Krankheits-Not nicht. – Ich darf hier bemerken, daß ich aus didaktischen Gründen wieder und wieder die fünf Ängste aufzähle und dabei die Phänomene so oder so numeriere. In Wahrheit handelt es sich viel eher um eine Hydra, die jeweils den einen oder den anderen ihrer fünf Köpfe vorstreckt. Da unser Denken und unser Erleben ebenso wie unsere Sprache unilinear verlaufen, müssen wir eine Angst »hübsch nach der anderen« vorbringen, was uns nicht zu falschen Schlüssen verleiten sollte. Sie gehören immer zusammen, da sie ja in Wahrheit Ausdruck derselben Existenz-Angst in der Misère unseres In-der-Welt-Seins sind. Physiologisch-objektiv ist es ein und dasselbe Phänomen, während unsere Bedeutungs-Verleihung wechselt, als ob es fünf unterschiedliche Situationen und fünf unterschiedliche Ängste wären.

Ich wiederhole meine Überzeugung, daß ich mit der Darstellung dieser Fünfstrahligkeit die Daseins-Angst demonstriere, ob es sich dabei um geisteskranke Europäer handelt, die endogen oder reaktiv erkranken, oder um Eskimos, die in einer begründeten Verhungerungs-Angst leben. Rasmussen, dem wir den Bericht über die Iglulik-Eskimos verdanken, weist auf das Prinzip Hoffnung hin, ein Thema, über das sich der Philosoph Ernst Bloch (12) grundlegend geäußert hat. – Woher soll diesen verzweifelten Menschen die Hoffnung kommen? Wir lesen bei Rasmussen, daß der Schamane, der der Mittler zwischen der Gottheit und den Menschen ist, hier einspringt. Auf eine grundlegende Tatsache wies ich schon hin: Ein Entweichen aus dieser Fallgrube gibt es nicht. Sie sind gefangen wie in einem Gefängnis: Ausweglosigkeit. In ihrem normalen Alltag leben diese Menschen fast nur von Tran und Fleisch, das ihnen von ihrer Herrin der Tiere zugeteilt wird. Bei den Eskimos erscheint Alpha, eine arktische Artemis-Diana, in der Rolle der Nahrungsspenderin. Das ist eine der ubiquitär-menschlichen Ideen, daß die Gottheit den Völkern die Speise zuteilt. Die Herren oder Herinnen der Tiere liefern das Fleisch. Allgemein gesagt, wir müßten ohne ihre Liebe und Gnade verhungern. So ist es zu verstehen, daß noch unsere Eltern und Großeltern vor und nach den Mahlzeiten beteten und daß die 4. Bitte des Vaterunsers das »tägliche Brot« erwähnt. So erklären sich auch die Erntedankfeste.

Wenn der christliche Gott dem Melancholiker das symbolische ewige Brot versagt, so gleicht das dem Verhalten der Tiefsee-Diana, die den Iglulik-Eskimos die Fleischlieferungen vorenthält. Die Disgregation und das Verhungern-Müssen

sind die zwei Seiten derselben Medaille. Erst wenn die Göttin es will, setzen sich die Rentiere in Marsch.
Die Not ist groß. Man hat bittere Erfahrungen, und es ist sogar anzunehmen, daß jahrelang die Erinnerung an die große letzte Hungersnot als Fixpunkt der Zeitdatierung dient. In Afrika ist es so. Jetzt gibt es nur einen Ausweg aus der Ausweglosigkeit: Der Schamane, der der Mittler zwischen der Gottheit und den Menschen ist, versetzt sich in einen Trancezustand, und in dieser Verfassung tritt sein geistiges Ich die Reise an. So gelangt er auf den Boden des Meeres zu dem Haus der Tierherrin. Aber wie sieht sie aus? Sie ist krank. Ihr Leib ist über und über mit Furunkeln bedeckt. Der Schamane steht ihr bei, so gut er es vermag. Woher rührt, daß sie so krank ist? Infolge der Sünden ihres Volkes ist das Übel über sie gekommen. Sie leidet um der Menschen willen, deren Schuld und Schande sie auf sich genommen hat. Die Zuordnung von Sünde und Krankheit und Tod bewahrheitet sich. Die Menschen müßten leiden, aber die Barmherzigkeit hat es gefügt, daß sie entlastet sind, weil die Gottheit die Schmach auf sich nimmt, so daß von einem stellvertretenden Leiden die Rede sein darf. »Der Tod ist der Sünde Sold« (Röm. 6), aber auch die Krankheit ist die Folge der Sünde. Die beiden Seiten der Medaille lauten hier Sünde und Krankheit. Disgregation und Verhungern-Müssen erwähnte ich bereits als einander zugeordnet: Da sind nun vier Bedeutungen im Spiel, nämlich Disgregation und Hunger, Sünde und Krankheit, und die fünfte Angst wäre die der Endgültigkeit. Eben darum aber, daß sich die Endgültigkeit nicht dazugesellt, erscheint der Schamane auf dem Grunde des Meeres und versucht die Herrin der Tiere umzustimmen, in einer wohltuend schmeichlerischen Weise.
Die Gottheit wird Gnade vor Recht ergehen lassen, wenn die Leute ihre Sünden öffentlich bekennen und ein neues Dasein beginnen. Tatsächlich erfolgt nun oben auf der Erde eine Publikbeichte großen Ausmaßes, wo jeder »auspackt« und sich dem allgemeinen Mobbing, d. h. in diesem Falle dem

gedanklichen Anstoßnehmen der anderen hingibt. Sogar skrupulantische Züge werden von Rasmussen geschildert, wenn etwa ein junges Mädchen, das seine Monatsblutung zum erstenmal hatte, diese Erscheinung für den Ausdruck ihrer Sündhaftigkeit hält und mit einem Streifchen Rentierfell erscheint, das Blutspuren aufweist. (Die Monatsbinden der Eskimofrauen werden aus Rentierleder geschnitten.)

Es mag meteorologisch bedingt gewesen sein, daß die Rentiere in diesem Jahre verspätet eintreffen, jedenfalls wird durch die Buß- und Beicht-Zeremonien Zeit gewonnen, und zwar hoffnungsvolle Zeit, und dann kommen die Herden tatsächlich und die Jagd kann beginnen. Interessant ist es, daß die arktischen Jäger, die ganz ausgezeichnete Beobachter sind, deren Scharfsinn wir nicht erreichen, so wenig über die Rentier-Biologie orientiert sind. Man wird dazu bemerken, daß für sie das Erscheinen der Tiere ein Gnadenakt der Gottheit ist. Weiterer Erklärungen bedarf es nun nicht. Der Mythos von der Wirksamkeit einer Herrin oder Mutter der Tiere erspart diesen Jägern das Denken, das sich auf empirische Beobachtungen gründen könnte. Wie hatte sich Nietzsche geäußert? »Der Mythus ist das Faulbett des Denkens.« So wird man sagen können, daß wir in diesem ethnologischen Bericht auf die zweite Stufe unserer Evolution zurückversetzt sind. Die Aufklärung, der immer ein wissenschaftlicher Akzent zukommt, hat noch nicht begonnen. Zum Schluß ist es meine Aufgabe, noch auf eine Parallele hinzuweisen: »Fürwahr, er trug unsere Krankheit und lud auf sich unsere Schmerzen«, heißt es Jesaja 53. »Er ist um unserer Missetat willen verwundet und um unserer Sünde willen zerschlagen. Die Strafe liegt auf ihm, auf daß wir Frieden hätten.« Von diesem Schmerzensmann, der stellvertretend leidet, heißt es: »Durch seine Erkenntnis wird er, mein Knecht, der Gerechte, viele gerecht machen, denn er trägt unsere Sünden.« Es lag nahe, daß diese Stelle später von den christlichen Theologen auf den am Kreuz gestorbenen Jesus von Nazareth bezogen wurde, der in der Situation der Ausweglosigkeit stellvertretend starb, denn, das darf hier bemerkt werden: auch der Tod am Kreuz ist ein Vagus-Tod. »Subjekt in der Gewalt seines Feindes«. Die Schuldverstrickung der Menschen, die ihrerseits einen Tod der Ausweglosigkeit herbeiführen könnte, den man als den Voodoo-Tod bezeichnet, führt nun tatsächlich zu einem Sterben in der Ausweglosigkeit, nämlich in der Stellvertretung zum Kreuzes-Tod Christi. Was Adam mißlang, wird nun instrumental, d. h. mittels einer anderen Situation der Ausweglosigkeit, nämlich mittels der Kreuzigung, nachgeholt.

Ich bin in der Darstellung des Fünf-Ängste-Syndroms nicht auf die Tatsache eingegangen, daß im Falle der panischen Überhitzung, die sich im Krankheitsbild der Melancholie demonstriert, auch Selbstmord-Impulse festgestellt werden können. Sie kennzeichnen die Situation der Ausweglosigkeit. Ich hätte weitere wichtige Details aus dem Krankheitsbild der Melancholie herausheben können, aber es war nicht meine Aufgabe, diese Krankheit in extenso darzustellen. Es kam mir vielmehr darauf an zu zeigen, daß auch außerhalb der Psychose, nämlich in der sog. Existenz-Angst, deutlich wird, wie unsere schäbige Bürgerlichkeit von einem dramatischen paläoanthropologischen Unterbau bedroht ist. Außerdem sollte zum Ausdruck kommen, daß dieses Syndrom weltweit verbreitet ist, z. B. auch bei den Eskimos dramatisch hervorbrechen kann.

35. Das Prinzip der Barmherzigkeit

Man wird sagen dürfen, daß der Vagus-Tod im Grunde ein barmherziger Tod ist. Das Subjekt in der Gewalt seines Feindes, etwa die Antilope in den Fängen des Leoparden, leidet nicht lange Zeit qualvoll. Sie löscht infolge der vagovasalen Mechanismen binnen kurzem aus. Es gibt ein französisches Sprichwort, das in etwa unserem deutschen Wort gleicht, das von der Faust und dem Auge spricht, die nicht gut zueinander passen. Das französische Wort sagt, daß sich »miséricorde« und »hallebarde« nicht reimen; hier jedoch, wenn sich die Situation der totalen Ausweglosigkeit vollzieht, ereignet sich dieser Reim tatsächlich. Im Falle der Frau, die in dem Berliner Luftschutzkeller plötzlich einschlief, wird man sagen dürfen, daß eine Gnaden-Narkose vorlag. Wäre jetzt das Haus zusammengebrochen, so hätte sie nichts davon gespürt, so wie ein Mensch in der Narkose nichts von der schmerzhaften »Hellebarde« des Chirurgen verspürt.

Die Barmherzigkeit, die man eigentlich meint, wenn man den Ausdruck gebraucht, ist die fremddienliche Barmherzigkeit, die uns an das Verhalten des barmherzigen Samariters (Luk. 10,33) erinnert. Es ist bemerkenswert, daß viele Menschen in unserer Zeit allein schon das Wort »Barmherzigkeit« nicht mehr hören können, was wohl damit zusammenhängt, daß sie dahinter Heuchelei und Verstellung wittern. Nicht nur der Kurswert des Wortes, auch die Gesinnung der Barmherzigkeit, die es unzweifelhaft gibt, und das barmherzige Verhalten stehen im Zeichen der Baisse. Man erwartet heute die soziale Gerechtigkeit, während die Almosen-Wohltätigkeit als ein fauler Trick empfunden wird, der dazu dienen soll, die sog. unterprivilegierten Massen weiterhin »schamlos« ausbeuten zu können. Die Jovialität der Herren von gestern ist im Kurswert erheblich gesunken.

Darin, daß die Barmherzigkeit, die eine Tugend vieler christlicher Jahrhunderte war, verdächtig geworden ist, darf man auch eine der Ursachen für den allgemeinen Kurssturz in der Bewertung der christlichen Kirchen sehen. Das Wort schmeckt uns nicht mehr. Vielleicht könnte man sagen, es erinnert uns an das Adjektivum »erbärmlich«. Die radikale Barmherzigkeit wäre darin zu sehen gewesen, dem Armen, der keinen Mantel hat, den seinen zu schenken, und falls man zwei gleichwertige besitzt, einen von beiden. Diesen aufrichtigen Radikalismus traf man während der christlichen Jahrhunderte im allgemeinen wohl nicht an. Wenn schon der Mantel weggeschenkt wurde, dann war der es, den man ohnehin selber nicht mehr trug. Man versetzte sich in die Pose des barmherzigen Samariters, aber man riskierte dabei nichts. Almosen waren stets Verächtliches. Dabei spielte man sich auf, was allerdings nicht für jeden Fall galt: Man erinnere sich der Geschichte von dem »Scherflein der armen Witwe«. – Heute wird man notleidende Menschen nicht davon überzeugen, daß die Industrie-Barone barmherzige Samariter sind, d. h. daß sie die »armen Leute« genauso lieben wie sich selber, andererseits geht es auch nicht an, daß sich ein »reicher Mann«, der Barmherzigkeit übt, so verausgabt, daß ihm selber nichts mehr bleibt, denn das wäre der allgemeine Konkurs. Heute handelt es sich um die Auseinandersetzung ebenbürtiger Tarifpartner, was mit Alpha-Hochrang und Barmherzigkeit nichts mehr zu tun hat. Das traditionelle Klischee einer Jovialität ist nun außer Kurs oder sollte zum mindesten nicht mehr gelten. Über die soziale Gesetzgebung sind die partnerschaftlichen Zusammenhänge geregelt. Es dominiert die Idee von der Gleichheit der Menschen, darum mutet das Almosen heute als demütigend an. Damit, daß die französische Revolution, die ein Ausdruck der Daseins-Angst war, der herrschenden Kaste ihre Privilegien nahm, wurde die ohnehin fragwürdige Tugend einer jovialen Barmherzigkeit zugunsten einer neuen Gerechtigkeit annulliert.

Die blutige Revolution entspricht, um bei unseren biologischen Gedankengängen zu bleiben, dem Paradigma von den

Ratten in dem ausweglosen Winkel des Fabrikhofs. Ausweglosigkeits-Aggressivität, was soviel bedeutet wie Notwehr-Aggressivität, ist berechtigt, das bezweifelt heute niemand mehr. Der Makel der Unmenschlichkeit haftete den Alpha-Herren an, deren »allerchristlichstem König« man kurzerhand den Kopf abschlug. In den zurückliegenden Jahrhunderten bitterer Armut und der Unmenschlichkeit und Arroganz hatten die Kirchen wohl im allgemeinen auf der falschen Seite geparkt, nämlich auf seiten der Herren. Hier dürfte es sich noch um die Auswirkungen des Schachzuges eines römischen Kaisers gehandelt haben, wodurch die Bischöfe zu Nobiles ernannt resp. den Nobiles gleichgesetzt wurden, was sie sich bekanntlich bis auf den heutigen Tag gefallen ließen.
Der hohe Herr und der »arme Schlucker« standen sich jahrhundertelang gegenüber, wobei der letztere die offene leere Hand vorstreckte, der Barmherzigkeit, d. h. der »milden Gaben« gewärtig. Ich bestreite nicht, daß damit die Daseins-Angst, die auch Verhungerungs-Angst ist, im Sinne einer Psychischen Hygiene gemindert oder gemildert wurde: Zu wissen, daß es eine »Barmherzigkeit« auf seiten der Reichen gibt, war, wenn ich mich der Apothekersprache bedienen darf, ein »Corrigens« in dem bitteren Kelch dieses Daseins, ebenso wie die utopischen Ideen, die es zu allen Zeiten gab, emotional korrigierend wirkten. Den abscheulichen Geschmack etwas zu verdecken, war eine Notwendigkeit.
So könnte man sagen, daß selbst der Voodoo-Tod der beiden Papua-Boys Ausdruck einer Barmherzigkeit war, nämlich der subjektdienlichen Barmherzigkeit in der Ausweglosigkeit einer Verstrickung. Der Medizinmann dagegen erwies sich im allgemeinen nicht als huldvoll und gnadenreich. Es wird uns von Missionsärzten (13,14) berichtet, wie selbst getaufte Eingeborene dem Voodoo-Tod erlagen. In einem Falle war sogar der Diakon einer Missions-Station im Dahinsiechen begriffen. Die christlichen Geistlichen zogen in ihrer Ausweglosigkeit, d. h. Verzweiflung, einen Medizinmann zu, um dem Dahinsterben der Neu-Christen Einhalt zu gebieten. Die Psychothe-

rapie des Witch-Doktors war erfolgreich, während alle anderen ihrem Vagus verfielen. Sicherlich war das ein Triumph für den alten Meister, der jetzt den Christen bewies, daß er »auch anders konnte«. Die medizinisch-wissenschaftlichen Maßnahmen seitens der europäischen Ärzte wie Dauerschlaf usw. hatten keinerlei Wirkung.

Wenn ich von einer subjektdienlichen Barmherzigkeit der vagovasalen Regulationen sprach, die man als auto-euthanasisch bezeichnen könnte, so durfte im Falle der anderen Barmherzigkeit von der fremddienlichen Variante die Rede sein: Da opfert sich ein Subjekt auf, um dem andern, dem fremden, zu dienen. Bei den Iglulik-Eskimos handelte es sich um diese andere Barmherzigkeit: Die Herrin oder Mutter der Tiere, die die Krankheit des Volkes trägt, ähnlich wie der Schmerzensmann bei dem Propheten Jesaja, überzeugt uns in ihrer Tugend. Genau das ist es, als ich sagte, daß der zweite Mantel, den die christlichen Reichen und Herren den Armen gaben, nicht als überzeugende Barmherzigkeit zu bezeichnen war, wenn er der Lumpenkiste entnommen wurde. Den Leuten abgelegte Sachen zu schenken, mag man auch als fremddienlich bezeichnen, und es mag auch notwendig oder nützlich sein, aber wir erwarten das schmerzliche Opfer, und das bringt diese Tiefsee-Diana den Eskimos. Das Barmherzigkeits-Opfer des Samariters war überzeugend, weil es mit dem Risiko verknüpft war, daß er nun selbst vielleicht den Wegelagerern in die Hände fällt. Die »Mutter der Tiere« konnte das Volk verhungern lassen, aber sie macht von dieser Möglichkeit nicht nur nicht Gebrauch, sondern opfert den Menschen sogar ihre Gesundheit. Das ist die überzeugende Barmherzigkeit, nämlich die aufopfernde Barmherzigkeit. Nicht einmal das Halbieren des Mantels ist überzeugend, abgesehen davon, daß dem Frierenden nicht viel damit gedient ist, die Hälfte des Martins-Mantels zu empfangen. Dem Armen den ganzen Mantel zu geben und selbst alsbald zu frieren, das überzeugt. Uranfänglich sind, wie es scheint, die Götter wahrhaftige, d. h. überzeugende Götter, gegen die ein Mißtrauen, nämlich der Verdacht der Unredlichkeit, nicht aufkommen konnte. Das biblische Wort von dem Reichen und dem Nadelöhr (Matth. 19) erscheint uns in einem ganz anderen Lichte. Wahrscheinlich müßte es richtiger heißen: wieder in seinem alten urtümlichen Licht.

Es ist überraschend festzustellen, wie es immer wieder Bewegungen gegeben hat, die die apostolische Reinheit urchristlichen Existierens zum Ziele hatten. Männer wie Petrus Waldus (gest. 1217), ein reicher Kaufmann aus Lyon, empfanden ihren Reichtum als eine Bürde. Angeregt u. a. durch die Erzählung von dem reichen Jüngling (Matth. 19, 21) beschloß er, die radikale Barmherzigkeit zu üben. Da bezeugte sich das Gegenteil der Verarmungs- und Verhungerungs-Angst. Daß Bewegungen wie die des Petrus Waldus wie ein Lauffeuer um sich griffen und bis nach Böhmen und Thüringen, ja bis nach Brandenburg und Polen, ausstrahlten, zeigt uns, daß hierbei emotionale Wirkmächte oder Stimmungen im Spiele waren, die uns schwer einfühlbar sind. Reichtum als Bürde und Gewissensbelastung empfinden, das bedeutet in der »Alpha-Rolle der Aufopferung« leben müssen. Die andere Eigenschaft dieser Menschen bestand in ihrem Verlangen nach dem unverfälschten Wort. Sie verlangten die Übersetzung der Evangelien. Wir haben zwischen Ketzern und Ketzern zu unterscheiden: Die eine Gruppe ist die der scharfsinnigen Forscher, zu denen Galilei gehörte, während Ketzer wie Petrus Waldus den Blick auf die apostolische Urzeit wie auf eine Utopie oder ein verlorenes Paradies gerichtet hielten, wobei gleichfalls der Wahrheit Bedeutung zukam, nämlich der Wahrheit des geoffenbarten Wortes, die sie nicht missen wollten. Um die Wahrheit handelt es sich bei beiden Gruppen. Außerdem wird man sagen dürfen, daß ihnen allein ein rebellischer, antiautoritärer Zug zukommt, der anscheinend in einem tiefen Mißtrauen gegen das damals bestehende kirchliche Establishment begründet war.

Wenn man sich in der ethnologischen Literatur umsieht, und auch die Bibel ist sozusagen ethnologische Literatur, kommt man zu der Erkenntnis, daß es nicht nur die Krankheit gibt, die ein anderer in Stellvertretung auf sich nimmt, sondern daß auch über das stellvertretende Sterben berichtet wird: Als Abraham im Begriffe steht, Gott Gehorsam zu erweisen und seinen Sohn zu Opfern, erscheint plötzlich der Engel, der Abraham den Widder zum Austausch anbietet (1. Mos. 22). Rasmussen (15) berichtet von einem Eskimo-Schamanen, der von der Staatsanwaltschaft gefangengesetzt worden war, weil man ihn eines Verbrechens beschuldigte und ihm den Prozeß machen wollte. Als dann die Gerichtssitzung stattfand, wagte es keiner der Eskimo-Zeugen, die von der fernen Insel gekommen waren, Aussagen zu machen oder die Aussage aufrechtzuerhalten, so daß man den Mann freisprechen mußte. Rasmussen fragte ihn, wie er die Haft überstanden habe, die sich auf ein volles Jahr belief. Er erfuhr folgende Einzelheiten: Als man den Schamanen nach Nome (Alaska) brachte, sah er ein weißes Pferd in den Straßen, das vor einen Karren gespannt war. Dieses Tier – er hatte noch nie jemals Pferde gesehen – machte auf ihn großen Eindruck. Im Gefängnis wurde ihm der Schimmel, genauer gesagt, die Vorstellung dieses Pferdes, zum Hilfsgeist, d. h. zum Tier-Doppelgänger. Der Schamane wurde während des zurückliegenden Jahres von den weißen Männern angeblich zehnmal umgebracht, aber zehnmal starb für ihn der Schimmel den stellvertretenden Tod. Dabei bleibt die Frage offen, ob man sagen kann, der Schamane opferte das Tier, so wie Abraham den Widder statt des Sohnes opferte, oder ob es heißen muß: Das Pferd bot sich ihm zehnmal an, resp. es bot sich zehnmal im Laufe des Jahres je ein Schimmel an, für den Schamanen stellvertretend zu sterben. – Wie würden wir in unserer Sprache heute diese Art subjektdienlicher Zauberpraktik bezeichnen?

So könnte von einem Tausch die Rede sein, gleichviel, ob wir vom stellvertretenden Sterben oder vom stellvertretenden Krank-Sein sprechen. Tausch = Rollentausch. Die Iglulik-Eskimos, die nun nicht verhungern müssen, reinigen sich von der Sünde. Die Haut der Alpha-Herrin ist voller Schwären;

aber so, wie sich die Leute von ihren schmutzigen Sünden reinigen, indem sie sie bekennen, reinigt sich die Haut der Gottheit. Das sind interessante Parallel-Beziehungen. Es muß öffentlich gebeichtet werden, das bedeutet also, daß man sich demütigt und die Blamage auf sich nimmt. Vor allen Leuten stellt man sich bloß, wenn man seine Ehebrüche öffentlich bekennt. Das gedankliche Anstoßnehmen und die Verachtung der unfehlbaren Pharisäer nimmt man in Kauf, so, wie die Bauernfrau in der Melancholie vor allen Dorfbewohnern den Diebstahl bekannte. Man exponiert sich. »Normal« oder »gesund« ist es, die Schuld zu verdrängen oder zum mindesten zu bagatellisieren. Beichten ist das Gegenteil von Verdrängen und Vergessen. Indem man beichtet, bezeugt man die mnestische Verfügbarkeit über das gewisse Datum, das man nicht gern an die Glocke hängt. Um bei dem Thema des Tauschs zu bleiben: Damit, daß man beichtet, und sogar öffentlich beichtet, nimmt man die andere Ausweglosigkeit auf sich, nämlich die des Mobbings. An sich ist man in der Verhungerungs-Situation, und dafür tauscht man nun die Situation ein, im Blickpunkt einer anstoßnehmenden Gruppe zu stehen. Man tauscht für seine zunächst dominierende Misère eine andere Deklaration, d. h. eine andere Bedeutungs-Verleihung ein. Da haben wir nicht nur den Rollen-Tausch vor uns, indem die Gottheit anstelle des Sünders leidet, sondern die Leute tauschen zugleich die eine Situation der Ausweglosigkeit gegen die andere ein, wenn sie öffentlich beichten und damit geloben, ein neues Dasein zu beginnen. Die gegenwärtige Krise, die eine Verhungerungs-Krise anfänglich war, wird nun zu einer moralischen Krise, und zwar mit dem Ziel einer Erneuerung. Man stirbt nicht den Hungertod, aber man stirbt lebensimmanent im Sinne des Goetheschen »Stirb und Werde!«.

Der Lehrer aus dem Westerwald kann diese Hoffnung des Eskimo-Schamanen und seiner Stammesgenossen nicht haben. Darin ist das Wesen seiner schweren Psychose zu sehen. Im Gegenteil, sein Gott erweist sich als ein unerbittlicher, unbarmherziger Gott, ähnlich wie die Dämonen, in deren

Auftrag der Papua-Medizinmann den Voodoo-Fluch über die drei jungen Männer ausspricht. Gott hat den Lehrer verlassen, der sich selbst zeitlebens so betont christlich gab. Der Mann erlebte, als die Hostie zu Boden fiel, in der Rolle des griechischen Büßers Tantalus die Disgregation. Die Klage darüber, daß er nun in die Hölle der absoluten Ausweglosigkeit verstoßen, um nicht zu sagen »geworfen« wurde, zeigt uns, daß zum mindesten das Thema anklingt, das von einem Gott weiß, der auch Gnade vor Recht ergehen läßt, weil er die Menschen liebt. Dieser Mann ist verzweifelt, weil genau ihm die Disgregation widerfährt, obgleich er den Namen Gottes bisher immer im Munde geführt hat. Das Prinzip der fremddienlichen Barmherzigkeit ist in seiner Daseins-Angst wohl im Kalkül, jedoch nicht im Spiel. Es gibt die Aussöhnung des Sünders mit Gott, wenn er die Hostie zu sich nimmt, genau das aber findet hier nicht statt. Daß die Regie der Psychose mit diesem Mann so rigoros umspringt, ist als ein Krankheits-Symptom zu bewerten.

Man wird an die Idee von den griechisch-stoischen logoi spermatikoi erinnert, wenn man hört, daß es den Schmerzensmann in der hebräisch-christlichen Tradition gibt, der stellvertretend leidet, ebenso aber bei einem Eskimo-Volk in der arktischen Einsamkeit, das die Barmherzigkeit der Gottheit und das stellvertretende Leiden in seinem schamanischen Dogma hat. Das Prinzip der Barmherzigkeit koinzidiert mit dem der Hoffnung. Daß sich in der Arktis sowohl als auch im vorderen Orient die gleichen Zuordnungen in der extremen Daseins-Angst finden, hat nichts mit »Migration« zu tun, wenn ich diese Vokabel gebrauchen darf, die bei den Kultur- und Religions-Historikern früher hoch im Kurs stand. Im Gegenteil, ich wollte zeigen, daß sich in der menschlichen Daseins-Angst dieses Prinzip automatisch manifestieren kann. Hier handelt es sich um subjektdienliche Selbstregulationen. Die Oligarchie der Instanzen verfügt es so. So erklärt es sich, daß es das gleiche Prinzip des stellvertretenden Sterbens und Leidens, das als tröstliche Gegenmacht gegen die Verzweiflung in der Daseins-Krise flottiert, ebenso in der Arktis gibt wie im nahen Osten. Dieses Prinzip der Alpha-Barmherzigkeit, das uns Alpha als den sich opfernden barmherzigen Gott zeigt, darf als ubiquitär-menschlich gelten. Die Möglichkeit des subjektdienlichen Reagierens gehört zu unserem inneren selbstregulatorisch-subjektdienlichen Instrumentarium. Es ist anzunehmen, daß es überall und zu allen Zeiten Menschen gegeben hat, bei denen logoi spermatikoi wie dieser von innen heraus hervorbrachen, ohne daß eine »Migration« im Spiele sein mußte, was freilich nicht ausschließt, daß es auch Gedanken-Verbreitung gegeben hat, und gerade in unserer Zeit der weltweiten Kommunikationen gibt.

Das alles fällt unter den Generalnenner der menschlichen Daseins-Angst. Zugleich gewinnen wir in dieser Diskussion die Erkenntnis, daß »etwas Wahres daran« ist, wenn einer der Kirchenväter den Satz aussprach: *anima semper christiana.* Der Eskimo-Schamane wäre wahrscheinlich erstaunt, wenn man ihm über den Schmerzensmann des Propheten Jesajas berichtete, der die Krankheit der sündigen Menschen auf sich nahm. Mit dem gleichen guten Recht würde er sagen: *anima semper pagana.* Ich möchte mit diesen Aussagen demonstrieren, daß es eine Reihe von Mechanismen gibt, die die Sonderstellung des Menschen bezeugen, und zwar subjektdienliche Mechanismen, die typisch sind für die gewisse Stufe unserer Evolution, die ich als die prophetisch-schamanistische zweite Stufe bezeichne. C. G. Jung charakterisierte ähnliche typische Mechanismen als archetypisch, was besagen will, daß sie schon immer, von Urzeiten her, typisch waren. Ob wir von diesen archetypischen Zuordnungen sprechen, die »in uns drinstekken«, oder von ethnischen Elementargedanken (Bastian) oder von logoi spermatikoi, es sind die nämlichen paläoanthropologischen Urphänomene gemeint.

Es wurde bereits gesagt, daß es sich bei diesen selbstregulierenden Akten um religiöse Erscheinungen handelt. Die Idee der echten, d. h. überzeugenden Barmherzigkeit gehört zum menschlichen Ur-Inventar. Letzten Endes ist das Prinzip der

Barmherzigkeit eine Variante des Prinzips der Hoffnung. Wenn ich in einer Situation der Ausweglosigkeit bin, darf ich mit den hilfreichen Göttern rechnen. Es hat nicht unbedingt einen christlichen Akzent, wenn bei Goethe das Paradigma von der »Ausweglosigkeit im Fabrikhof« mit den folgenden Worten zum Ausdruck kommt: Nimmer sich beugen, kraftvoll sich zeigen, rufet die Arme der Götter herbei.

Die echte, d. h. ungeheuchelte Barmherzigkeit, ist, wie bemerkt, ein Alpha-Merkmal. Es ist darum so einleuchtend, daß sich die Menschen barmherzige Götter vorstellten, d. h. opferbereite Götter, die die Last der Menschen tragen. Der Alpha-Pavian einer wildlebenden Horde bestätigte dies, als ich in Afrika an einem Abend versehentlich bei den Schlafbäumen erschien: Nur er allein nahm die Auseinandersetzung auf. Man muß sich nun freilich nicht vorstellen, daß opferbereite Männer wie Petrus Waldus in ihrem Auftreten als Alpha-Ausprägungen in Erscheinung standen. Ich habe es schon hervorgehoben: Wir alle, jedermann, trägt die Alpha-Garnitur in sich, es kommt lediglich auf die Gruppe an, in der er steht. Unter den Blinden ist der Einäugige König. Dominiert also dieses Alpha-Merkmal der »Aufopferung für die anderen«, so kann es sich um ein monosymptomatisches Phänomen handeln. Wie aber, wenn man diese Frage an die Historiker richten dürfte, wenn Männer wie Petrus Waldus, die wir in Abwandlungen auch schon in der nervenärztlichen Sprechstunde gesehen haben, Ursache für Verwicklungen geschichtlichen Ausmaßes und z. B. für Kriege wurden? Die Ausrottungs-Feldzüge, die später, nach Petrus Waldus' Tod, gegen die Waldenser geführt wurden, hätten doch, unter anderen Voraussetzungen, zu einem Krieg wie dem dreißigjährigen Krieg führen können. Waren Männer wie diese, die nicht nur ihren Mantel halbieren, sondern beide Mäntel und sogar ihr letztes Hemd hergeben wollten, nicht psychopathologisch interessant?

Die großen Aufgaben zukünftiger, weltweiter Hilfeleistungen werden völlig unsentimental von Organisationen geleistet werden. Die Zeit des Mantel-Verschenkens ist nun vorbei. Hier werden die Computer den Ausschlag geben, sachlich und ohne Aufsehen. Auch die Damen vom Wohlfahrts-Komitee, denen wir ihre Barmherzigkeit ohnehin nicht so recht glauben konnten, wenn sie ihren »verschämten Armen« Almosen zukommen ließen, werden dabei nicht im Spiele sein. Es wurde in dem Aufsatz über »Die Oligarchie der subjektdienlichen Instanzen« (I/4) gesagt, daß die Rache gleichsam sozialisiert worden ist. Dafür ist nun der Staatsanwalt da. Trotzdem wird es noch private Rache geben, was wohl damit zusammenhängt, daß es Menschen gibt, die diesen gewissen Durst noch so heftig verspüren, daß sie sich selbst Genugtuung schaffen müssen. Sie erliegen einem Zwang. Ähnlich wird es nun mit der Barmherzigkeit sein. Es wird noch Menschen geben, nach wie vor, die Barmherzigkeit üben müssen, echte oder auch nur geschauspielerte Barmherzigkeit. Man soll sie daran auch gar nicht hindern, wenn sie unter dieser starken Erlebnisbereitschaft stehen. Ihnen alle Chancen zum Wohltun zu nehmen, verstieße gegen die Psychische Hygiene, so, wie es gegen die Gesunderhaltung der Nation verstoßen würde, wenn man das Fußballspiel von staatswegen abschaffen wollte. Interessant ist die Tatsache, daß die Rache sowohl als auch die Barmherzigkeit, die man als ihr Gegenteil ansehen kann, den Weg der Verstaatlichung gehen mußten. Trotzdem werden wir, was genauso von der Justiz-Maschinerie gilt, gewisse Anklänge an die alten Privat-Affekte nicht ganz auslöschen können. Die Möglichkeiten einer öffentlichen oder auch geheimen Befriedigung der Wohltätigkeit sollte man niemand nehmen, aber die ganz großen Aufgaben, die weltweit auf uns zukommen, sind den Staaten und ihren Organisationen vorbehalten.

»Wir steuern auf den Weltstaat zu, auf die Weltwirtschaft, auf die Weltreligion«, heißt es bei Arnold J. Toynbee. »Erst dann wird es auch den Weltfrieden geben.« Da sind wir zum Schluß noch einmal bei einer der verwirklichungsfähigen Utopien, die uns in der Situation unserer weltweiten Ausweglosigkeit

Hoffnung geben. Der Gedanke, daß unser gegenwärtiges Welt-Establishment das Merkmal der Endgültigkeit aufweisen sollte, wäre unerträglich. Die Utopie des Weltfriedens, dem zugleich der Akzent der Barmherzigkeit zukommt, die unter einem ganz anderen Namen kursieren wird, muß bezahlt werden, so wie jede echte, überzeugende Barmherzigkeit teuer erkauft werden muß, nicht etwa lediglich mittels des halbierten Mantels. Das schwere Opfer, das wir dafür bringen müssen, liegt offen zu Tage: Es handelt sich um den bequemen Mantel unserer jahrhundertealten Verdrängungs-Verlogenheit, mit der wir bisher ein gutes Teil unserer historisch-politischen Schandtaten »bemäntelten«.

Literatur

1 K. Schneider: Die Aufdeckung des Daseins durch die cyclothyme Depression, Nervenarzt XXI (1950), 193-194

2 J. von Uexküll: Umwelt und Innenwelt der Tiere, Berlin 1909

3 R. Bilz: Der Vagus-Tod, Med. Welt XVII (1966), 117-122 u. 163-170

4 F. Goethe: Über das »Anstoßnehmen« bei Vögeln, Z. Tierpsychol. III (1939), 371–374

5 H. Bjerre: Die Kalahari, Wiesbaden 1960

6 W. B. Cannon: »Voodoo« Death, Psychosom. Med. XIX (1957), 182-190

7 J. H. Schultz: Zur Frage eines »psychogenen« Tods bei Magersucht, Praxis der Psychotherapie, X (1965), 91-92

8 G. W. Fr. Hegel: Vorlesungen über die Philosophie der Religion. 2. Bd., Stuttgart-Bad Cannstatt 1965

9 R. Bilz: Psychotische Umwelt, Stuttgart 1962

10 K. Rasmussen: Intellectual Culture of the Iglulik Eskimos. Report of the Fifth Thule Expedition 1921-24, Kopenhagen 1929

11 S. Freud: Trauer und Melancholie. Ges. Werke, 5. Bd., Leipzig/Wien/Zürich 1924

12 E. Bloch: Das Prinzip Hoffnung, Frankfurt a. M. 1959

13 H. Zellweger: Die Macht des Aberglaubens bei den Primitiven

Äquatorial-Afrikas, Klubnachrichten der Afrika-Schweizer, Zürich, VII, 1944
14 A. Rutishauser: Evur, Klubnachrichten der Afrika-Schweizer, Zürich, VII, 1944 (Dieser und der unter 13 genannte Aufsatz finden sich in: Tropenärzte über die Todeswirkung des akaghe-Glaubens, Anthropus, 37/40 (1942/45), 348 ff.)
15 K. Rasmussen: Thulefahrt. Zwei Jahre im Schlitten durch unerforschtes Eskimoland (Aus d. dän. Original übers. v. Friedrich Sieburg), Frankfurt a. M. 1934
16 J. P. Sartre: Les Mots, Paris 1964
17 O. Saame: Gottfried Wilhelm Leibniz. Confessio Philosophi, Frankfurt a. M. 1967

VIII. Probleme der Identität in paläoanthropologischer Sicht Identische Exekutiven und Mythologeme

(1969)

36. Das menschliche Identitäts-Bewußtsein

Der Mensch ist sich im allgemeinen der Tatsache seiner Identität bewußt, d. h. er zweifelt nicht daran, daß er heute wie gestern immer derselbe ist und auch derselbe bleiben wird. Schizophrene allerdings können von sich behaupten, sie seien gestorben und es stehe jetzt ein ganz anderer Mensch vor dem Arzt. Hier bezeugt sich die Sonderstellung des Geisteskranken. Es bleibt zu erwägen, ob es sich bei dieser Aussage nicht lediglich um eine Metapher handelt, nämlich um das Mythologem von Tod und Wiedergeburt. Man kann im Umgang mit Geisteskranken diesem Mythologem tatsächlich begegnen: Der Alkoholhalluzinant Adam (1) war überzeugt, daß ihn die Gewerkschaftsfunktionäre in den Stadtteich werfen wollten, wo er möglicherweise ertrinke. Später allerdings, als er sich zum Stadtteich begeben hatte, rief im Flüsterton eine Stimme aus dem Gebüsch, daß ein Benetzen genüge. Er würde ein wenig angefeuchtet werden, so wie die Täuflinge in der Kirche lediglich ein wenig naß gemacht werden. Man ertrinkt dabei nicht, sondern behält seine native Identität. Wenn man die Taufbräuche und -Erlebnisse deuten wollte, würde man zu der Aussage kommen, daß es sich tatsächlich um das Mythologem von Tod und Wiedergeburt handelt, das dem Tauf-Ritual zugrunde liegt. Im kleinen Katechismus des Reformators Martin Luther ist zu lesen, »der alte Adam in uns« solle »durch tägliche Reue und Buße ersäufet werden und auferstehen ein neuer Mensch«.

Es ist ein Ausdruck der Kritiklosigkeit, das Mythologem als bare Wirklichkeit hinzustellen. Mythologeme sind Fiktionen. Als ob ich damals ertrunken wäre, als man mich taufte. Ich bin nur gleichsam ertränkt worden, während der Geisteskranke behaupten kann, daß er tatsächlich ertrunken sei. Wir werden an den Streit der Reformatoren erinnert, der sich darauf bezog, ob die Hostie nur das Fleisch bedeute und der Wein nur das Blut symbolisiert, oder ob Brot tatsächlich transsubstantiiertes Fleisch und Wein transsubstantiierter, d. h. in Blut umgewandelter Wein ist. – Nicht nur die Geisteskranken, auch die Fanatiker neigen zu dieser unkritischen Haltung, woraus sich auch ihre Intoleranz erklärt. Es bleibt zu erwägen, ob man die Fanatiker nicht überhaupt als Geisteskranke bezeichnen sollte. Selbst dann aber, wenn es eine neue Substanz gäbe, die aus der alten Substanz hervorging, das zentrale Moment, das wir als Kern der Persönlichkeit bezeichnen oder vielleicht auch als »Selbst« oder als »personale Mitte«, bliebe dennoch identisch. Man erinnere sich der wahnhaften Vorstellungen, die sich auf die Lehre von der Seelenwanderung beziehen: Trotz des Gestaltwandels bleibt die zentrale Instanz identisch.

Es ist die überraschende Tatsache festzustellen, daß Geisteskranke sich nicht selten mit dem Problem ihrer Identität herumschlagen müssen, im besonderen dann, wenn sie sich im Spiegel erblicken: Sie sehen ihr Abbild, aber sie zweifeln daran, ob sie identisch sind mit dem anderen, der ihnen aus dem Spiegel entgegenblickt. Einer der Kranken, und zwar handelte es sich um einen jungen Mann, der in einem epileptischen Ausnahmezustand in den Spiegel blickte, meinte, daß ihm ein böser Dämon, wenn nicht der leibhaftige Teufel, begegnete. Vielleicht könnte man sagen, weil sich der junge Mann ein paar Tage nicht rasiert hatte und in der letzten Zeit sichtlich abgemagert war, erschrak er bei seinem Anblick, während er sein eigenes Spiegelbild in anderer Erinnerung hatte. Sein Spiegelbild oder auch sein Schattenbild verloren zu haben, ist ein Thema der romantischen Dichtung. Merkwürdig mutet uns auch der Volksbrauch an, unmittelbar nach dem Hinscheiden eines Menschen die Spiegel zu verhängen, während die Fenster zu öffnen sind.

Wir haben in unserer Sprache das Wort »Wasserspiegel«, woraus man den Schluß ziehen kann, daß unseren Vorfahren das Spiegelbild in einem stillen, d. h. unbewegten Gewässer so eindrucksvoll war, daß sie vom »Spiegel« sprachen. Man wird an das Märchen von der Frau Holle (KHM 24) denken, wo es heißt, daß das Mädchen, das in die Unterwelt eintrat, durch den Brunnen, d. h. den Wasserspiegel des Brunnens, diese unsere Welt verließ. So wird der Spiegel offenbar als eine Tür oder ein Ausgang resp. Eingang aufgefaßt. Die Spiegel verhängen, wenn ein Mitglied der Familie stirbt, hieße dann möglicherweise, diese Tür schließen.

Uns im Spiegel zu sehen, d. h. uns als spiegelbild-identisch zu erleben, will gelernt sein. Kleine Kinder erfassen zunächst ihr Spiegelbild nicht als ihr eigenes Bild, was ebenso von den Hunden gilt. Sie haben, wenn sie vor ihrem eigenen Bild stehen, ein Partner-Erlebnis. Einer meiner Enkel rief, wenn er sein Bild in einem großen Spiegel sah, das Wort »Ansi!« (Anselm). Er hielt das Bild für seinen etwa gleichaltrigen Vetter »Anselm«. Als das Kind nach längerer Abwesenheit – es war inzwischen 2¼ Jahre alt – wieder zu Besuch bei uns war, nannte es beim Anblick seines Spiegelbildes seinen eigenen Namen. Das Kind hatte inzwischen gelernt, sich mit seinem Bild für identisch zu halten, d. h. es trug ein Erinnerungsbild seines eigenen Aussehens mit sich herum. Ob Tiere, etwa Hunde, die zunächst ihr eigenes Spiegelbild für einen Partner-Hund halten und auch entsprechend beschnuppern, dazu gebracht werden können, dieses Partner-Erlebnis aufzugeben, ist mir nicht bekannt. Das Kind erlangt ein Identitäts-Bewußtsein, während eine Reihe von Geisteskranken eben dieses Bewußtsein mit dem Ausbruch der Psychose wieder verlieren. Sie fallen damit zurück auf die Stufe des kleinen Kindes. Wenn es zur Sonderstellung des Menschen gehört, ein Identitäts-Bewußtsein beim Anblick seines Spiegelbilds zu erwerben, d. h. zu erlernen, daß der im Spiegel oder der auf dem Photo erscheinende Mensch identisch mit ihm selbst ist, so geht ihm dieser Lern-Erwerb jetzt wieder verloren. Der »böse Dämon«, der dem Kranken aus dem Spiegel entgegenblickt, ist ein Feind.

Das Wiedererkennen dagegen, das die menschlichen Säuglinge bezeugen, die ihre Pflegerin wiedererkennen, gehört zu den geistigen Leistungen, die auch den Tieren zukommen. Bei unserem Hund, der uns am Morgen stürmisch begrüßt, ist das Wiedererkennen vorauszusetzen. Es scheint allerdings auch, daß beim geisteskranken Menschen das Wiedererkennen in Frage gestellt sein kann. Möglicherweise können auch Tiere, mit denen wir bisher befreundet waren, plötzlich das Wiedererkennen vermissen lassen: Wenn mein Sohn, der meinen Krähen wohlbekannt war, in der Fastnachtszeit verkleidet vor ihnen erschien, zeigten sie aggressives Verhalten. Erkannten sie ihn nicht wieder? Vielleicht müßte man von einer Superposition sprechen, d. h. daß der fremde Flitter es war, der das Wiedererkennen verhinderte resp. dieses Erlebnis abschwächte. Man wird vom Affekt des Anstoßnehmens sprechen, wenn jetzt die gewissen fastnachtlichen Attribute dominieren, so daß die freundliche Begrüßung davon in Frage gestellt war. Das Anstoßnehmen (Mobbing) kann sich auch auf einen Bekannten beziehen, ja sogar auf den Freund, der sich uns damit »verfremdet«. Die bisherige Gestalt, der gewohnte Sinneseindruck, weist überraschende neue Merkmale auf, denen die Mitglieder der uniformierten Sozietät haßerfüllt-feindlich gegenüberstehen. Das Subjekt, die Krähe z. B., die erkrankt ist und jetzt die Flügel hängen läßt und einen watscheligen Gang zeigt, ist den Artgenossen infolge der Abweichung »verfremdet«, was nicht heißen muß, daß nicht zugleich Bekanntheits-Qualitäten im Spiele sein können. Vom anstoßnehmenden Menschen kann man sagen, daß er sehr wohl einen alten Bekannten wiedererkennen kann, während zugleich die jetzt feststellbaren Abweichungen von der bisherigen Norm – er ist z. B. inzwischen Vegetarier geworden – die Aggressivität erregen. Es gibt eine Geisteskrankheit, die man schlechthin als die Mobbing-Psychose bezeichnen könnte: die Alkoholhalluzinose. Der Trinker Adam (1), der gegen 4 Uhr morgens durch die Straßen seiner Heimatstadt ging, begegnete einem Trupp angeheiterter Besatzungssoldaten. Erleichtert atmete er auf, denn von diesen fremden Menschen hatte er nichts zu befürchten. Gefährlich allein waren seine

Mitbürger, die ihn seit langem kannten. Von ihnen, was mit dem Stadtklatsch zusammenhing, drohte ihm, daß sie »über ihn herfallen und auf ihm herumhacken«. So wird man sagen können, daß das Moment der Identität gleichzeitig neben dem der Verfremdung im Spiele ist. Jemand als »verfremdet« erleben, bedeutet nicht, ihn als einen völlig fremden Menschen erleben und sich entsprechend verhalten.

Wenn ich Wachsfigürchen in eine heiße Bratpfanne setze und zerschmelzen lasse, werde ich nach einiger Zeit von der Identität des einzelnen Gebildes nicht mehr sprechen können. Wenn sie alle zur Gestaltlosigkeit, d. h. zu einem Brei verschmolzen sind, gilt der Satz a = a nicht mehr. Lediglich in meiner Erinnerung hält sich das Bewußtsein ihrer Gestalt. Identität setzt mnestisch-fixierte individuelle Unterscheidbarkeit und Unverwechselbarkeit (Einmaligkeit) voraus.

In unseren Sozietäten, etwa unter den Bewohnern eines Dorfes oder den Mitgliedern eines Betriebs, gilt der Satz der Identität: *semper idem.* Nicht nur das Subjekt, auch die anderen werden immer dieselben bleiben, zum mindesten makroskopisch gesehen. In Wahrheit ist jeder von uns in unablässigem Wandel und Umbau begriffen, aber es kommt auf den Gesamt-Eindruck an. Angenommen, wir alle stünden als extrem sich wandelnde Proteus-Wesen in Erscheinung, die unablässig in großer Umwandlung begriffen sind, so wäre das Wiedererkennen in Frage gestellt. Wir wandeln uns zwar – Nietzsche sprach von den wiederholten »Häutungen« –, aber im Kern bleiben wir dieselben. Es könnte von der personalen Identität die Rede sein, wie bereits bemerkt. So darf von einer Identitäts-Stabilität die Rede sein, die unser Zusammenleben ermöglicht.

Wir hörten, daß das Identitäts-Bewußtsein in Frage gestellt sein kann, wenn Merkmale in Erscheinung treten, die den Affekt erregen. Als Paradigma führte ich die Verfremdung an, die mein Sohn erfuhr, wenn er in der Fastnachtszeit vor meinen Krähen erschien. Interessant ist die Tatsache, daß es auch zu einer Verfremdung des Partners kommen kann, wenn sich die Befindlichkeit des Subjekts ändert. Das wäre das Paradigma, das ebenso für die beginnende Geisteskrankheit zutrifft, wobei absurde Beziehungs- und Bedeutungs-Erlebnisse über das Subjekt hereinbrechen können. Auch im Verhalten der Tiere kann sich dieses andere Paradigma ergeben: Ich hielt einen Pavian (2), der mich plötzlich nicht wiedererkannte, wie es schien, wenn er aus dem Nachtschlaf geweckt worden war, und zwar im Zusammenhang mit einem Schreck-Erlebnis. Er verlieh mir alsdann – um in der Sprache J. von Uexkülls zu reden – einen anderen Bedeutungs-Akzent: Er verhielt sich, als ob ich sein Feind sei. Wie ein Wahnsinniger sprang er jetzt mit mir um, obgleich er sich vor dem abendlichen Einschlafen noch verhalten hatte, als ob wir die besten Freunde wären. So könnte man sagen, daß ihm das Erlebnis der Identität versagt blieb, als er mich jetzt in der Nacht, d. h. in der »Vigilität zur Unzeit«, wiedersah.

Als die Krähen meinen Sohn attackierten, handelte es sich darum, daß dieser nicht so, wie sie ihn in der Erinnerung hatten, in die Erscheinung trat. Hier jedoch, bei dem aggressiven Affekt des Pavians (Papio cynocephalus), bin ich derselbe geblieben, der ich am Abend war, so daß man sagen muß, daß der Pavian sich verändert hat. Das Aufwach-Erschrecken hat gleichsam seine bisher geordneten Umwelt-Beziehungen in Unordnung gebracht. Wenn man den Begriff »Stoffwechsel-Bedürfnis« (3) gebrauchen dürfte, so könnte man sagen: Es ist im Zusammenhang mit dem Aufschrecken eine Adrenalin-Ausschüttung erfolgt, womit zugleich eine Fight-or-Flight-Stimmung (= Erlebnisbereitschaft) über das Subjekt gekommen ist. Normalerweise, d. h. in seiner afrikanischen Heimat, ist es eine böse Sache, mitten in der Nacht aus dem Schlaf aufgeschreckt zu werden: der Leopard ist da. Nun ist zwar hier und heute ein Nachtfeind nicht anwesend, aber auf seiten des Subjekts liegt eine Stoffwechsel-Veränderung vor. Die Lücke, in die der Leopard passen würde, muß ausgefüllt werden. Dieses Bedürfnis, sich mit einem Feind auseinanderzusetzen, verlangt, daß ich, der noch vor wenigen

Stunden der Freund des Pavians war, als ein sog. Lückenbüßer in diese Lücke gezogen werde. So wird meine Identität zum mindesten fragwürdig. Wenn sich im Beginn einer Schizophrenie absurde Beziehungs- und Bedeutungs-Erlebnisse einstellen, wie es oben hieß, so könnte man an das Verhalten dieses Pavians erinnert werden, dessen Stoffwechsel jetzt feindbezogen und zugleich feindsüchtig in Unordnung gekommen war.

Es ist die Frage, ob tatsächlich bei Tier (Pavian) und Mensch identische oder zum mindesten annähernd identische Stoffwechsel-Verfassungen vorliegen. Es ist wahrscheinlich, daß sog. Stoffwechsel-Bedürfnisse mitspielen, die vom Subjekt erlebt werden. Ich nehme an, daß zum Ausbruch der Geisteskrankheit tatsächlich die »Vigilität zur Unzeit«, d. h. eine tagelang anhaltende Schlaflosigkeit beiträgt, was zugleich hieße, daß, wie im Falle der Schizophrenie, der Personen-Verkennung Vorschub geleistet würde. Der junge Mann, der im Beginn seiner epileptischen Halluzinose beim Anblick seines Spiegelbildes zusammenschreckte, sah einen Feind, was mit der Nachtfeind-Erlebnisbereitschaft zusammenzuhängen scheint, d. h. mit der Befindlichkeit, die ich als »Vigilität zur Unzeit« resp. als »Übermüdungs-Panik« (4) bezeichne. Daß bei dem Pavian eine Personenverkennung aufgrund des panischen Erwachens vorlag, bezweifle ich nicht, die Frage ist nur, ob auch das Wachbleiben-Müssen in der präpsychotischen Verfassung, d. h. die Schlaflosigkeit, als identische Voraussetzung zu bezeichnen wäre. Es müßten demnach die gleichen Stoffwechsel-Voraussetzungen die identischen Wirkungen haben, nämlich die Personen-Verkennung, und zwar im Sinne nicht nur der Verfremdung, sondern darüber hinaus der Verfeindung.[1]

1 Ich hielt eine Nebelkrähe (Corvus corone cornix), die im Tierzimmer meines Hauses frei umherflog. Wiederholt war es vorgekommen, daß einer der Kater, ohne daß ich es bemerkte, in den Raum schlüpfte, während ich in das Zimmer eintrat. Er kroch dort unter einen Schrank und blieb bis auf weiteres unsichtbar. Die Krähe war nie so unaufmerksam gewesen wie ich: In jedem Falle hatte sie

Wir haben es in der Paläoanthropologie mit zwei Erscheinungen zu tun, die wir scharf auseinanderzuhalten haben: 1) handelt es sich um die Identische Exekutive, in der die Sonderform eines sog. Biologischen Radikals zu sehen ist. Die »Vigilität zur Unzeit« mit ihrem aggressiven Akzent wäre demnach eine Identische Exekutive. Stoffwechsel-Verfassungen, die mit Erlebnis- und Aktions-Impulsen gekoppelt sind, aber auch die entsprechenden Erbkoordinationen im Sinne von K. Lorenz (5) und spezifische Sekretionen, einschließlich der sog. inneren Sekretions-Vorgänge, fallen unter den Begriff der Identischen Exekutive. Tier und Mensch bieten, wenn es sich um die Identische Exekutive handelt, identische oder annähernd die gleichen Erscheinungen dar. Davon sind scharf zu scheiden die Mythologeme. Sie wird man nicht als Biologische Radikale, jedoch auch als Identische Exekutiven bezeichnen, da auch sie mit dem menschlichen Stoffwechsel zu tun haben, wie es scheint. Sie datieren aus einer

bemerkt, wie der »Feind« in das Zimmer gehuscht war. Aber auch dann, wenn der Kater unter dem Schrank verschwunden war, zeigte sie ein verändertes Verhalten. Ich möchte von einer faszinierenden Prä-Panik sprechen, durch die der Vogel gekennzeichnet war: Wenn ich an die Krähe herantrat, um sie am Hinterkopf zu kraulen, was sie sich sonst sichtlich gern gefallen ließ, wehrte sie jetzt, in ihrem Aufmerksamkeits-Einraster-Status, ab. Gewöhnlich wurde ich erst jetzt darauf aufmerksam, daß der Raum »Feindtönung« (Uexküll) aufwies. Die Abwehr der Krähe bestand darin, daß sie mit ihrem Schnabel die sich nähernde Hand zurückstieß, allerdings nicht zornig-aggressiv, sondern ausgesprochen sanft. Diesem Verhalten konnte man – vorausgesetzt, daß der Vogel wie ein Mensch zu sprechen vermocht hätte – die Aussage zuordnen: »Merkst du nicht, daß der Kerl unter dem Schrank sitzt? Jetzt können wir auf keinen Fall miteinander schäkern.« Der Pavian dagegen, der gleichfalls in einem feindbezogenen Einraster-Status war, zeigte ein panisch-aggressives Verhalten, wenn sich meine Hand ihm näherte. So wird man nur von einem graduellen Unterschied sprechen, der sich aus seinem Abwehr-Verhalten, verglichen mit dem der Krähe, ergibt. Es handelte sich um ein Experiment, da man die gleiche Versuchsanordnung immer aufs neue arrangieren konnte. Es ist anzunehmen, daß man mittels dieser Experimente die ganze Skala der fließenden Übergänge von der sanft-zärtlichen Abwehr bis zur brutalen Aggressivität hätte darstellen können. In der vollausgeprägten Panik alsdann wird der Freund wie ein Feind behandelt, weil die motorischen Erbkoordinationen hervorbrechen, die dem eigentlichen Feind zugeordnet sind. (Dieses Experiment demonstriert uns außerdem, daß im Verhalten der Nebelkrähe nicht dem Lust-Prinzip, sondern dem Prinzip der Feindvermeidung der Primat zukommt.)

späteren Zeit der hinter uns liegenden Evolution. Daß man dabei an die prophetisch-schamanistische Stufe denken wird, liegt auf der Hand. Das ist die Stufe, die den Tieren nicht widerfuhr.

In den Spiegel blicken und statt des eigenen Bildes einem bösen Dämon begegnen, ist der Effekt der Übermüdungs-Panik (= Vigilität zur Unzeit), wobei auch die Tatsache zusätzlich im Spiele sein mag, daß das Subjekt seit einigen Tagen nicht rasiert war; dieses Moment dürfte sich sogar als begünstigend ausgewirkt haben. Mit den Mythologemen werden wir uns noch des näheren zu befassen haben. Hier sei nur bemerkt, daß es noch längst nicht bekannt ist, welche Mythologeme im besonderen bei den Geisteskranken zu beobachten sind. Man muß es als erstaunlich bezeichnen, daß wir darüber nichts wissen. Eins allerdings kann man mit Sicherheit sagen: Es kommt im Erleben der Schizophrenen, im besonderen aber auch der Trinker, wenn sie an einer Alkoholhalluzinose erkranken, dem Mythologem vom Tod und der Wiedergeburt Bedeutung zu. Mit anderen Worten: Der Verlust der Identität kann daraus resultieren, daß die Identische Exekutive der nachtfeindbezogenen Panik-Erregung im Spiele ist, zum anderen aber daraus, daß das Subjekt – ich denke an den Trinker Adam – in das Mythologem vom Tod und der Wiedergeburt verstrickt ist.

Adam, ein ehemaliger Theologie-Student (1), brachte in der Nachexploration, d. h. in den Unterredungen nach dem Abklingen der Psychose, die Wassertaufe im Stadtteich damit in einen Zusammenhang, daß er als Kind gemeint hatte, er selbst, aber auch die anderen Bübchen und Mädchen seiner Heimatstadt, stammten aus diesem Teich. Der Klapperstorch hatte sie dort abgeholt und den Eltern ins Haus gebracht. So war dieser Teich ein »Ort des Ursprungs«, man könnte auch sagen: der Ort seiner Präexistenz. Es ist bemerkenswert, daß Aussagen dieser Art, die man als Ammengeschwätz bezeichnet, weithin über den Planeten bei vielen Völkern als sog. Elementargedanken (Bastian) verbreitet sind. Das ist das

Mythologem unseres Ursprungs, das uns in Aussagen dieser Art entgegentritt. Selbstverständlich glaubte Adam bewußt, auch in der Psychose, nicht an diese Aussage, aber im Unbewußten wirkte dieses Mythologem noch nach.

Unsere Vorfahren wußten gewiß, daß der Mensch über die geschlechtliche Vereinigung zustandekommt, wofür ihre Hochzeits-Rituale sprachen, trotzdem gab es dabei noch das Mythologem vom Ursprung, d. h. von der Präexistenz. Wilhelm Mannhardt (6) zählt eine ganze Reihe von Plätzen auf, die dafür bekannt waren. Er nennt Teiche und Brunnen oder andere Gewässer, aber auch Bäume und Felsen, auch Felsenhöhlen. Bekannt unter den deutschsprachigen Volkskundlern (Ethnologen) ist der heilige Baum von Nauders in Tirol. Richard Beitl (7) hat dem Thema eine Monographie gewidmet. Da handelt es sich um die präexistentielle Identität des Subjekts. Die englischen Ethnologen Spencer und Gillen (8), die sich um die Erforschung der Eingeborenen in Zentralaustralien bemühten, sprachen von den *spirit children*, die vor ihrer Geburt auf heiligen Bäumen oder in Wasserstellen verweilten, die als Orte des Ursprungs zu gelten hätten.

Das Mythologem vom Ewigen Leben, das sich im besonderen auf die postmortale Identität bezieht, d. h. auf das Leben nach dem Tode, ist gleichfalls weltweit verbreitet. Wenn es eine präexistentielle Identität gibt, desgleichen eine postmortale Identität, so kommen wir auf die Vorstellung einer Kreis-Kontinuität der Identitäts-Gestalten, da dem postmortalen Ich aufs neue eine Befleischung und Geburt erfolgen kann. Als eine Variante dieses Kreislauf-Mythologems darf das Mythologem von der Ewigen Wiederkunft gelten, mit dem wir uns zum Schluß dieses VIII. Kapitels befassen werden.

Literatur

1 R. Bilz: Trinker. Eine Untersuchung über das Erleben und Verhalten der Alkoholhalluzinanten, Stuttgart 1959
2 derselbe: Psychotische Umwelt. Versuch einer biologisch orientierten Psychopathologie, Stuttgart 1962
3 E. S. Russell: Lenkende Kräfte des Organischen, Bern 1943
4 R. Bilz: Die Übermüdungs-Panik, Med. Welt 1964, 2027-2055, 2099-2102, 2211-2218
5 K. Lorenz: Die Bildung des Instinktbegriffs, Naturwissensch. 25 (1937), 289-300, 307-318, 324-331
6 W. Mannhardt: Germanische Mythen, Berlin 1858
7 R. Beitl: Der Kinderbaum, Berlin 1942
8 B. Spencer u. F. J. Gillen: The Native Tribes of Central Australia, London 1899

37. Identische Exekutive und Mythologem

(Mitteilung der Krankengeschichte Leo)

Wenn bisher von den Biologischen Radikalen die Rede war, so sollte damit ausgedrückt werden, daß gleiche Phänomene, etwa auch gleiche Partnerschaften, bei Tier und Mensch zu beobachten sind. Die Grundformel der Identität, a = a, bezog sich in unseren Ausführungen zunächst nur auf das Subjekt und sein entsprechendes »Identitäts-Bewußtsein«: semper idem. Wenn nunmehr von den Identischen Exekutiven die Rede sein soll, ist die funktionale Identität gemeint. Im grammatikalischen Denken unterscheidet man zwischen dem Substantivum und dem Verb, zu Deutsch: der Tätigkeitsform. Hier nun, wenn von den Identischen Exekutiven die Rede ist, kommt es auf das Verbale an, also die Freß-Mechanismen, das Schlafen, das Kohabitieren. Ganz allgemein gesagt, es kommt auf die unterschiedlichen Formen tierlichen Verhaltens an. Die Freß-Stimmung des Subjekts (Hunger, Appetenz) ist die Freß-Erlebnisbereitschaft, die zur Freß-Exekutive (Freß-Tätigkeit) führt. »Das Tier sucht (id est Appetenzverhalten) nach Futter (id est Auslöser), nicht um satt oder größer zu werden, sondern um zu fressen« (Detlev Ploog [1]). Die »Erbkoordinationen« (K. Lorenz) der Nahrungsaufnahme manifestieren sich.

Der Begriff der Bereitschaft ist grundlegend bedeutsam: Stimmung = Bereitschaft. Es liegt nahe, daß wir mit dem Gebrauch dieses Terminus an den zeitgemäß-modernen Begriff der Programmierung erinnert werden. Das Subjekt, so könnte man sagen, ist »programmiert«. Es ist aufgeladen mit Tätigkeitsbereitschaften, die in entsprechenden Situationen »losgehen« resp. infolge der Programmierung zu diesen entsprechenden Situationen (führen. Um diese vererbten Mechanismen (Exekutiven) handelt es sich im folgenden: Ihre Identität hängt damit zusammen, daß sie uns von unseren

Vorfahren unverändert-identisch vererbt worden sind, die eine begrenzte Anzahl von identischen Möglichkeiten in ihrem Erbgut mit sich herumtrugen. Wir alle, Subjekt für Subjekt, sind von den gleichen, d. h. identischen muskulomotorischen oder sekretorischen Bereitschaften, d. h. Verwirklichungs-Möglichkeiten erfüllt, die Vorgänge der inneren Sekretion eingeschlossen.

Bevor ich die psychoanalytische Krankengeschichte mitteile, die mir Veranlassung gab, in einer vor 30 Jahren erschienenen Publikation (2) von den Identischen Exekutiven (= funktional-identischen Vollzügen) zu sprechen, gestatte ich mir eine Vorbemerkung über die psychoanalytischen Assoziations-Methoden: 1) Seit den Anfängen dieser therapeutischen Möglichkeiten bedient man sich der Ähnlichkeits-Assoziationen, die in die Tiefe der Biographie führen. 2) Ebenso bedeutungsvoll sind die Assoziationsketten, die uns mit den Mythologemen des Subjekts konfrontieren. Die Einfälle des Kranken werfen Licht auf seine Glaubenssätze, d. h. darauf, was ihm als wichtig oder vielleicht sogar als lebensnotwendig erscheint. Hier kommen seine Wahnstimmungen (Wahn-Erlebnisbereitschaften) zum Ausdruck. In der vorliegenden Krankengeschichte handelt es sich im wesentlichen um das Mythologem von Schuld und Sühne, das diesen Menschen bedrängt. In der Ausdrucksweise S. Freuds wäre von dem strengen Über-Ich des Subjekts die Rede. 3) Hier geht es nicht, wie bei den Mythologemen, um die weltanschaulichen Leitsätze und Überzeugungen des Subjekts, sondern um die Phänomene, die Freud unter dem Begriff der Triebhaftigkeit, d. h. des Es verstand. Die Einfälle des Kranken beziehen sich auf seine eigene Leiblichkeit, die ihm zu schaffen macht. Hier wären Begriffe wie der des »eingeklemmten Affekts« (S. Freud) am Platze. Der Aufhellung der Biographie dienen auch diese auf das Es des Subjekts, d. h. auf seine Leiblichkeit (Triebhaftigkeit) bezogenen Aussagen. Diese Trias von Erfahrungs-Möglichkeiten scheint mir grundlegend bedeutsam zu sein.

Wenn wir die Frage stellen, woher die mit dem sog. Über-Ich

verknüpften Mythologeme auf die Welt gekommen sind, wird man an die prophetisch-paläoanthropologische Stufe unserer Menschwerdung erinnern, als der Wahn unser Dasein wesentlich mitbestimmte. Schon in der biblischen Schöpfungsgeschichte findet sich eins der Mythologeme, nämlich das Mythologem von der Ungehorsams-Schuld, der die Strafe folgt. Man könnte von identischen Denkzwängen sprechen, die uns seit Urzeiten mehr oder weniger beherrschen. Freud hat sich für dieses Problem interessiert, wenn er auch den Terminus »Mythologem« nicht gebrauchte. Ich erinnere an seine Publikation »Totem und Tabu« (3). Er ist sogar, was im allgemeinen nur bei den sog. Religionsstiftern nachweisbar ist, soweit gegangen, ein Mythologem zu erfinden: das Mythologem von den Söhnen, die in der Urzeit des Menschengeschlechts den dominierenden Urvater erschlugen. Es ist nicht anzunehmen, daß ihm mit diesen Aussagen ein tatsächlich-geschichtliches Ereignis vorschwebte, das in unsere dritte Gruppe einzureihen wäre, nämlch in die Gruppe der Identischen Exekutiven, von denen hier des näheren die Rede sein wird. Mythologeme sind lediglich Phantasmen, Gedankendinge, aber es kann ihnen der Charakter eines Zwangs zukommen, was ich anhand der vorliegenden Krankengeschichte zu demonstrieren habe.

Die dritte Gruppe, die ich paradigmatisch belegen möchte, und zwar gleichfalls in der folgenden Krankengeschichte, handelt, wie bemerkt, von den triebhaft-instinktiven Gemeinsamkeiten zwischen Mensch und Tier, vorsichtiger gesagt: gewissen Tieren. Ich glaube in dieser Gruppe von erforschbaren Tatsachen Ordnungen erkennen zu dürfen, nicht etwa – um es negativ auszudrücken – ein chaotisch-anarchisches »Es«.

Das mir vorschwebende Paradigma, d. h. die vorliegende Krankengeschichte, handelt von einem etwa zwanzigjährigen jungen Mann, einem Studenten der Rechtswissenschaften, dessen Denken unter dem Mythologem von Ungehorsam (= Schuld) und Strafe stand. Er unternahm unfreiwillig, ohne zu ahnen, was sich dabei ergeben könnte, ein Experiment.[1] Sicherlich haben auch andere vor ihm das gleiche Experiment unfreiwillig vorgeführt, und sogar im Traum, wie wir noch hören werden. Ich bewegte mich damals auf Neuland. Es ist interessant, daß in dieser Krankengeschichte sowohl Punkt 2 als auch Punkt 3 der oben angeführten psychoanalytischen Verfahrens-Trias bedeutungsvoll in Erscheinung treten.

Der zwangsneurotisch-skrupulantische Student – wir nennen ihn Leo –, der in meiner nervenärztlich-psychotherapeutischen Behandlung war, gestand mir, daß er sich seit dem zwölften Lebensjahr mit Masturbations-Impulsen herumschlug. Geschlechtsverkehr hatte er noch nicht gehabt. Auch zwangsneurotische Störungen anderer Art quälten ihn. Daß die Menschen sterben müssen (Thanatophobie), beunruhigte ihn bereits seit dem 6. oder 7. Jahr. Es fiel ihm in einer der Behandlungsstunden ein, daß er sich, als er an seinem achten Geburtstag vorübergehend allein in der elterlichen Wohnung war, vor einen Spiegel stellte, wo er sich fasziniert betrachten mußte. Er war sich selber unheimlich. Die Angst, mit der er sich auseinanderzusetzen hatte, bezog sich auf die Frage: »Wer bin ich?« Er bezweifelte nicht, daß das Bild im Spiegel sein Abbild war, aber wer war er selber? Die Antwort, daß er Leo sei, genügte ihm nicht. Er wußte um seine Vergänglichkeit, um nicht zu sagen: Verweslichkeit. Kommentierend möchte ich dazu sagen: »Gesund wie Marmor« (Shakespeare) müßte man sein! Plötzlich wurde Leo von einem Impuls gepackt: Er lief in die Küche, holte das Salzfaß und bestreute sich ausgiebig mit Salz. Es bleibt dahingestellt, ob man sagen kann, daß er sich »einpökeln« wollte. Das hieße also, seine

1 Man sollte das unfreiwillige Experiment bevorzugen, soweit es nur möglich ist. Das Gefühl der Befangenheit, wenn nicht sogar das Gefühl der Verlegenheit, kann sich einstellen, wenn das Subjekt weiß, daß es beobachtet wird. Auch bei der Beobachtung von Tieren sollte man so vorgehen, daß das Subjekt sein unbefangenes Verhalten zeigt. In dem Aufsatz VIII/42, »Einblicke in die Werkstatt des Wahns«, handelt es sich ausschließlich um unfreiwillige Experimente, d. h. daß der Mensch in Versuchs-Situationen gerät, ohne sich dessen bewußt zu sein.

Identität bewahren. Er lebte in einem ländlichen Milieu und hatte wiederholt Schweineschlachtungen beigewohnt. Was es mit dem Einpökeln auf sich hatte, war ihm geläufig. Seine Eltern hatten selbst ein Pökelfaß.

Leo brachte seine Masturbation mit dem Sterben-Müssen in einen Zusammenhang. Ich werde davon später berichten. Immer wieder ist er »gestrauchelt«, d. h. der Masturbation verfallen. Unter Aufbietung aller Energie nahm er unlängst, als er schon in meiner Behandlung stand, mitten im Masturbations-Akt die Hand vom Genitale. Im gleichen Augenblick, geradezu blitzartig, stellte sich ein schmerzhafter Wadenkrampf ein. Das Subjekt war geschlechtlich bereits in starker Erregung, als der Wadenkrampf einschoß. Das war sozusagen das unfreiwillige Experiment, das im Blickpunkt unserer folgenden Erörterungen zu stehen hat.

Ich habe später, als ich diese Relationen und motorischen Zuordnungen in dem Buch *Pars pro toto* (2) publiziert hatte, von verschiedenen Seiten gehört, daß sich dieses Quasi-Experiment auch anderweitig beobachten ließ. Eindrucksvoll war mir der folgende Bericht: Ein verheirateter junger Krankenhaus-Arzt hat sich in eine junge, verführerische Kollegin verliebt, mit der er zusammenarbeitet. In der Nacht träumt ihm von dieser Circe-Erscheinung, die ihn verzaubert hat. Als er schon in der Situation ist, mit ihr den Geschlechts-Akt auszuüben, reißt er sich noch eben los und erwacht, und zwar mit einem schmerzhaften Wadenkrampf. Möglicherweise wurde er sogar durch das lebhafte Schmerz-Erleben geweckt. Ich wies in der Veröffentlichung im Jahre 1940 auf die folgende Tatsache hin: In einer Heil- und Pflegeanstalt beobachtete ich, wie ein masturbierender Kranker, der wiederholt hintereinander eine Ejakulation herbeigeführt hatte, die Beine krampfhaft adduzierte. Vielleicht müßte ich sagen: wie sich ihm die Beine zusammenpreßten, während es nun nicht mehr zu einem sekretorischen Orgasmus kam. In dem Augenblick vermutlich, als der Samenerguß hätte erfolgen müssen, d. h. als er vor dem emotionalen Höhepunkt stand, wurden ihm beide Beine steif, die sich dabei eng aneinanderpreßten. Die Zehen gingen dabei nach unten, was, wenn dieser Mann neben seinem Bett gestanden hätte, zu einem Zehenstand geführt hätte.

Der Assoziationen ist jedermann fähig, doch verrät sich dabei ein persönlicher Stil. Dem Studenten fiel ein, wie schädlich die Masturbation ist. Er hatte in gewissen frommen Broschüren gelesen, daß die »Rückenmarkschwindsucht« die Folge sein kann. Böses Siechtum im Alter hänge gewöhnlich zusammen mit den geschlechtlichen Ausschweifungen in der Jugend. Er sah, wenn ich so sagen darf, drohend erhobene Zeigefinger. Hier bezeugte sich das Mythologem von Sünde und Strafe.

Es ist therapeutischer Brauch, zunächst das Subjekt assoziieren zu lassen. Was dabei an das Licht kommt, bezeichnete man früher als das »authentische Material«. Der schmerzhafte Krampf, der so bald nicht nachließ, war sozusagen bereits ein Vorgeschmack der Hölle, die er zu gewärtigen hatte. Auch mir, dem Therapeuten, kamen Einfälle zu den Schilderungen des Kranken: Ich wurde an den Masturbanten in der Heil- und Pflegeanstalt erinnert, der, wie man heute sagen würde, frustriert war und bei dem sich in dieser Verfassung die Verkrampfung und Versteifung der Beine und Füße einstellte. Ich mußte dabei auch – und hier sind wir bei der Identischen Exekutive – an kohabitierende Quadrupeden denken, die den Coitus stans a tergo vollziehen. Die Pointe schien mir zu sein, daß im Orgasmus ein Zehenstand automatisch einsetzt. Da hätten wir den Wadenkrampf vor uns, isoliert, wie auf einem anatomischen Präparations-Tablett vor uns liegend. Anders gesagt: Bei Quadrupeden, zu denen der Mensch von Haus aus gehört, ist bei der Ejakulation die Zehenstands-Muskulatur engagiert. Wenn es auch nicht zu der Ausschüttung des Samens kommt, der muskulomotorische Vollzug manifestiert sich trotzdem. Noch anders gesagt: Der Krampf der Wadenmuskulatur, als Leo die Friktionen plötzlich einstellte, und bei dem Masturbanten in der Anstalt die Adduktion der Beine in der Verbindung mit der Innervation der Wadenmuskulator,

sind das trocken-krampfige Äquivalent der Ejakulation: pars pro toto.
Das Funktions-Ensemble, die Erbkoordinationen, die einander zugeordnet sind, kann gleichsam aus dem Leim gehen. Statt der Ejakulation kann jetzt ein muskulomotorisches Element in die Erscheinung treten. Ich gebrauchte damals in der Publikation *Pars pro toto* (2) den folgenden Vergleich: In einem Konzertsaal musiziert eine Kapelle. Der Dirigent gibt plötzlich das Zeichen zum Schweigen, aber ein einziger aus dem koordinierten Ensemble, sagen wir ein Trompeter, bläst trotzdem den Ton, der ihm beim Schluß-Akkord zufallen würde: *antecipatio finis.* Man könnte an Jakob von Uexkülls Metapher von der »Partitur der Natur« erinnert werden. Auch die Freudsche Formulierung vom »eingeklemmten Affekt« drängt sich uns auf. Das unfreiwillige Experiment, über das Leo berichtete, ließ den Schluß zu, daß ein sekretorischer Akt durch einen muskulomotorischen Vollzug ersetzt werden kann, was voraussetzt, daß sie einander a priori zugeordnet sind. Die Natur wollte das letzte Wort haben, und sie erzwang dieses letzte Wort, indem der Wadenkrampf in die Erscheinung trat.
Ich hatte damit ein Prinzip der Stellvertretung (Äquivalenz) entdeckt, und zu meiner Überraschung zeigte sich, daß es diese Gesetzlichkeit der Affekt-Vollzüge nicht nur im Bereich der geschlechtlichen Zuordnungen gab: Es ist im Erleben der Trauer eine krampfig anmutende Erscheinung bekannt, die sich im Hals des Subjekts manifestiert. Man spricht vom Globus funebralis (Trauer-Kloß). Wenn die Familienangehörigen an der offenen Bahre stehen, leiden einige unter dem Globus, ohne weinen zu können. Es manifestiert sich bei ihnen das Äquivalenz-Phänomen, während bei den anderen die Tränen fließen. Eine Reihe von Menschen berichtet, daß bei ihnen, bevor es zum Tränenfluß kommt, regelmäßig die trokken-krampfige Mißempfindung im Hals besteht. »Mir stehen die Tränen im Hals«, lautet die Aussage. Damit kann es sein Bewenden haben. Das krampfige Globus-Erleben im Hals,

das den Schluck-Akt behindern und zu einer qualvollen Trokkenheit im Mund (Xerostomie) führen kann, und ebenso der Wadenkrampf stehen ihren sekretorisch-flüssigen Äquivalenten gegenüber. Die krampfigen Erscheinungen können an die Stelle der vollendeten sekretorischen Terminal-Funktion treten.

Dieses Prinzip der Stellvertretung, d. h. daß ein Krampf-Erlebnis für eine sekretorische Entäußerung stehen kann, war zweifellos eine Entdeckung. So standen sich die Assoziationskette des Studenten, die in dem Mythologem von Ungehorsams-Schuld und Strafe (Wadenkrampf) zum Ausdruck kam, und die Assoziationskette des neurophysiologisch interessierten Arztes gegenüber. Leo, der sich jahrelang mit seinem Über-Ich, d. h. mit seinem Mythologem, herumgeschlagen hatte, erkannte nun, daß der plötzliche Schmerz in der Wade nicht mit Jupiters Blitzstrahl zu vergleichen war. Das hatte nichts mit Strafe zu tun. Ich selbst war in dieser Behandlungsstunde bereichert worden: Ich erkannte, was es mit einem Parsprototo-Äquivalent auf sich hat. Mir war es gelungen, damit in die Bereiche vorzudringen, die Freud unter den Begriff »Es« faßt. Die therapeutische Wirkung, die unser Gespräch auf den kranken Studenten hatte, könnte man als »Entmythologisierung« bezeichnen. Es gab allerdings damals, als ich die Analyse durchführte, diesen Begriff Rudolf Bultmanns noch nicht. Anders gesagt: Der Student, der den Schmerz als sinnvoll, nämlich als Strafe erlebte, akzeptierte nun eine Sinngebung anderer Art. Statt des Mythologems vom Gehorsams-Bruch, dem die Strafe folgt, begegnen wir Punkt 3 der Trias, nämlich dem Es, genauer gesagt: der Identischen Exekutive im Vollzug der Affekt-Aktion.

Ich bekenne, daß ich damals – in den dreißiger Jahren – stolz auf die Entdeckung eines neuen Naturprinzips war. Eine Reihe von Symptomen, die man bisher als »hysterisch« bezeichnet hatte, gewannen nun einen biologisch-anthropologischen Aspekt. Der funebrale Globus galt z. B. als »Globus hystericus«, und der mysteriöse Wadenkrampf wäre sicherlich

in die gleiche Kategorie von Krankheitserscheinungen eingestuft worden. Der Globus muß früher einmal als außerordentlich bedeutsam gegolten haben. Es hat Wallfahrtskirchen gegeben, zu denen man pilgerte, um das lästige Symptom zu verlieren. Als Votiv-Gaben dortselbst konnte man Fremdkörper aller Art sehen, z. B. Stachelkugeln, die wie Roßkastanien aussahen, aber auch Kröten. Damit bezeugte sich die mittelalterliche Stufe, die so lange in Geltung war, bevor der Begriff »hysterisch« dominierte. Und nun wurde auch diese Erkenntnis-Stufe abgelöst. »Hysterisch« hatte soviel wie »nervös« bedeutet.
Viktor von Weizsäcker, ehemals mein Lehrer in Heidelberg, unterhielt in den dreißiger Jahren ein Colloquium an seiner Klinik, wo sich auch Vertreter anderer Kliniken und Disziplinen einfanden. Ich nahm die Gelegenheit wahr, die Krankengeschichte des Studenten Leo zur Diskussion zu stellen. Ich prägte, wie bemerkt, damals den Begriff der Identischen Exekutive neben dem der Archaischen Funktions-Reserve, womit ich zum Ausdruck bringen wollte, daß es latente paläoanthropologische Exekutiv-Möglichkeiten gibt, die hervorbrechen, wenn es sich um »eingeklemmte Affekte« (S. Freud) handelt. Es war mir wichtig zu hören, was die anderen von der Hypothese hielten, daß beim Menschen im Vollzug der Kohabitation unterschwellig ein Vollzugs-Motorium bereitliegt, das aus der Quadrupedenzeit stammt. Die Diskussion des paläoanthropologischen Aspekts war mir sehr willkommen.
Als Untertitel des Buches *Pars pro toto*, das im Jahre 1940 erschien und das u. a. die Krankengeschichte des zwangsneurotischen Studenten brachte, setzte ich: Ein Beitrag zur Pathologie menschlicher Affekte und Organfunktionen.

Literatur

1 D. Ploog: Zur Geschichte der Ethologie, Kriminolog. Aktualität, IV (1969), 15-22
2 R. Bilz: Pars pro toto. Ein Beitrag zur Pathologie menschlicher Affekte und Organfunktionen, Leipzig 1940
3 S. Freud: Totem und Tabu, Ges. Schriften, Bd. X, Leipzig/Wien/Zürich 1924

38. Identische Exekutiven in der Negierung

Als ich im Jahre 1940 das Buch *Pars pro toto* (1) schrieb, steuerte ich ihm ein Kapitel bei, das mit »Zweierlei Nein« betitelt war. Ich war damals der Meinung, es gäbe nur zweierlei »Nein«, und zwar physiognomisch zweierlei Nein. Später kam ich zu der Erkenntnis, daß es mancherlei Nein-Bekundungsweisen gibt. Das allererste Nein, das sich mir gleichsam aufdrängte, war das »Non-habeo-Nein«: Es war das bettelnde Nein der sich vorstreckenden Hände. Es müssen übrigens nicht beide Hände sein, die das Nichts demonstrieren, auch die Rechte allein kann mittels ihres leeren Handtellers auf das Defizit hinweisen. Bei dem Missionar Carl Strehlow (2) ist zu lesen, daß die zentralaustralischen Aranda neben ihrer Lautsprache eine Zeichensprache gebrauchen. Das Vorzeigen der leeren Handteller bedeutet »Nein, kein, nichts da«. Auch Darwin (3) hatte dieses Ausdrucks-Verhalten bereits erwähnt.

Es muß gesagt werden, daß nicht nur die Bettler diesen Gestus gebrauchen, indem sie die leere Rechte vorstrecken, oder statt ihrer sogar den leeren Hut, sondern daß andererseits auch der Partner, der nichts geben kann oder will, genauso, d. h. spiegelbildlich, reagieren kann: Er streckt beide Arme vor und supiniert die Hände. Das bedeutet soviel wie: »Das tut mir leid. Ich bedaure sehr. Ich habe selber nichts.« So steht Vacuum spiegelbildlich gegen Vacuum. Man könnte sagen, daß mit diesem Hohlraum, den wir »Handteller« nennen, Haben-Wollen sowohl als auch das Nicht-Geben-Können zum Ausdruck gebracht werden. Jane van Lawik-Goodall (4) berichtet, daß die Schimpansen im Gombe-Strom-Nationalpark (Ostafrika) voneinander Nahrung erbetteln, indem sie die leeren Handteller vorstrecken. Ich werde auf diese Identische Exekutive zurückkommen, wenn ich ausführen werde, wie dabei auch dem Problem des biologischen Ranges eine Bedeutung zukommt.

Es gibt dieses Defizit-Nein auch im übertragenen Sinne: In einer Stadt in einem fremden Lande, dessen Sprache ich nur mangelhaft beherrsche, bitte ich einen vorübergehenden Bürger um eine Auskunft. Sei es, daß er rein akustisch nicht versteht, was ich will, sei es, daß er mich verstanden hat, aber nicht weiß, wo das Museum liegt, nach dem ich ihn frage: Er bleibt einen Augenblick stehen und streckt beide Hände vor. Es erübrigt sich, daß er ein Wort spricht. Sein Verhalten besagt: Er bedauert sehr, daß er mir eine Auskunft nicht geben kann. – Dieses Hände-Vorstrecken bringt in jedem Falle den Akzent einer Höflichkeit zum Ausdruck. Ich selbst glich in dieser Situation einem Bettler, der »haben« möchte, nämlich Information haben. Ursprünglich, in unserer paläoanthropologischen Urzeit, waren es vermutlich jeweils eßbare Dinge, die die bettelnde Hand »haben wollte«. Das Bettler-Verhalten erweist sich bei den Menschen und ebenso bei dem Schimpansen als Identische Exekutive. van Lawik-Goodall (4) berichtet, wie ein ranghoher Schimpanse des Gombe-Strom-Reviers einen Colobus-Affen getötet hatte. Nun saßen die Artgenossen mit vorgestreckten Händen und »mit Stielaugen« um den hohen Herrn herum. Sie fielen nicht über ihn her, um ihm das Fleisch wegzunehmen, sondern bewahrten in einer nach unseren Begriffen höflichen Weise Disziplin. »Mit dem Hute in der Hand, kommt man durch das ganze Land«, das war eins der Sprichwörter, die man noch im ersten Dezennium dieses Jahrhunderts in unseren Schullesebüchern fand. »Höflich« ist, wer sich so benimmt, wie es bei »Hofe«, d. h. in den Alpha-Herrschaftsbereichen, von ihm erwartet wird. Auch das Wort »hübsch« dürfte hier seinen Ursprung haben. »Hübsch höflich sein«, das zahlt sich am Ende aus. Jedenfalls lehrte man uns das damals so.

Höflich war auch der fremde Bürger, der mir die leeren Handteller demonstrierte, als ich ihn um eine Auskunft gebeten hatte. Er wollte mich auf keinen Fall kränken. Es ist interessant, daß auch der »angebettelte Fremde« die Bettler-Höflichkeit demonstriert. Offenbar ist diese emotionale

Befindlichkeit, die wir Höflichkeit nennen, an die offenen Handteller um jeden Preis gebunden: Höflich ist, wer sich als bescheidener armer Schlucker ausgibt. – Die Emotionalität der Gesten ist ein Thema, das schon Lessing in seiner *Hamburgischen Dramaturgie* beschäftigte. Natürlich kann der hohe Herr, dem der Bettler die Defizit-Hand entgegenstreckt, auch unhöflich reagieren. Dann allerdings demonstriert er nicht die Non-habeo-Hand. Vielleicht ballt er seine Faust, während er dem Bettler zuruft: »Scheren Sie sich zum Teufel!« oder »Wenden Sie sich an das städtische Fürsorgeamt!« Er kann dabei dem Bettler mit einer brachialen Auseinandersetzung drohen, indem er ihn wie ein bösartiger Kettenhund anknurrt.

Die menschliche Ur-Höflichkeit, die sich in Redewendungen wie »ich bedauere sehr«, »I am sorry« manifestiert, ist in einer echten oder nur geheuchelten Bescheidenheit des Subjekts begründet. Das ist genau die Bescheidenheit, die Goethe meinte, als er die Wendung gebrauchte, daß »nur die Lumpe ... bescheiden« sind. Daß es auch aggressive Bettler gibt, soll uns hier nicht interessieren. Man wird sagen dürfen: Als die Menschenwelt in der Frühe ihres Morgens »noch so in Ordnung war«, wie sie bei den wilden Schimpansen im Gombe-Strom-Reservat »noch heute in Ordnung ist«, waren die Bettler wahrscheinlich ausnahmslos höflich-bescheiden. Mit der Menschwerdung im Verlaufe unserer weiteren Evolution ging diese autoritative »Ordnung« allerdings aus dem Leim. Man kann die Prometheus-Mythe auch so darstellen, daß nicht der technische Fortschritt, d. h. die Erfindung der Feuer-Erzeugung, in den Vordergrund gestellt wird. Der Fortschritt kann sich auch in anderem Verhalten bezeugen.

Das andere »Nein«, das ich damals – 1940 – darzustellen versuchte, ist das Nein der ekelnden Disjunktion. Wenn ich ihm eine lateinische Wendung zuteilen dürfte, hätte diese zu lauten: *Me taedet* (mich ekelt; es widert mich an). Hier ist mein Magen-Darm-Trakt im Spiele, und zwar der obere Teil. Dieses »Nein« wird man im Gegensatz zu dem »Non-habeo-

Nein« der offenen Hände nicht gut als höflich bezeichnen können. Im Gegenteil! Dieser Mensch, den ich als abscheulich empfinde, »stinkt« oder »kotzt mich an«. Ich habe Mühe, ihm diese meine Befindlichkeit zu verbergen, vorausgesetzt, daß ich es ihm nicht gar übertreibend demonstriere. Der physiognomische Ausdruck ihm gegenüber kann in einem Naserümpfen, aber z. B. auch in sog. wegwerfenden Handbewegungen zu sehen sein. Da sind nun gleichfalls die Hände im Spiele, aber eben nicht die höflichen Hände, sondern Hände, die sich gebärden, als ob sie etwas Stinkendes, Aashaftes wegschleuderten. Unser negierendes Kopfschütteln gehört – wie mir scheint – gleichfalls in diese Identischen Exekutiven, und zwar als Pars-pro-toto-Äquivalent. Während sich jedoch der Ausdruck des Ekelns im Akte des Kopfschüttelns verloren hat, ist der Akzent der bescheidenen Höflichkeit mit der offenen Defizit-Hand über die Jahrtausende hin erhalten geblieben. Kränkend und unhöflich dagegen wirkt das Kopfschütteln, wenn es mit einem Naserümpfen verbunden ist. Das olfaktorische Moment weist auf etwas Übelriechendes hin, so daß das Schütteln hier als ein ekelndes Sich-Schütteln demonstriert wird. Es ist beleidigend, wenn man dem anderen zeigt, daß man von ihm angewidert ist. So geben wir zu, daß »Nein« und »Nein«, wenn man dabei konkrete Urszenen und die entsprechende Befindlichkeits-Physiognomik des Subjekts in den Blickpunkt rückt, nicht dasselbe ist. Lediglich im phonetischen Ausdruck liegt die Identität vor.

Interessant wäre die Frage, die man an C. Strehlow (2) zu richten hätte: Die Aranda haben in ihrem Lexikon lautloser Gesten das »Non-habeo-Nein«. Wie soll man es sich erklären, daß dabei das andere, das disjungierende »Me-taedet-Nein« nicht in den Vordergrund gerückt ist? Handelt es sich bei unseren ekelnden Ablehnungs-Gesten um neugeschichtliche hysterische Übertreibungen, die für die Zivilisation charakteristisch sind? Gehört dieses Sich-Aufspielen, das Vornehm-Tun, das im Mitbürger ein »Aas« sieht, zu unserer Hybris? Zum mindesten wird man fragen dürfen, ob diese Ekel-Gestik

nicht generell Ausdruck unserer »nervösen« Mund-Magen-Sphäre ist: Es hängt mit unserer Nahrungs-Suggestibilität zusammen, daß wir Nahrung, die unsere Vorfahren mit Appetit verzehrten, inzwischen längst nicht mehr essen. In Afrika gibt es Stämme, denen Mäuse eine willkommene Nahrung sind, während sie, die auch in anderen Verhaltensweisen als »archaisch« anmuten, von ihren Nachbarn als »Mäusefresser« verspottet werden.
Soviel zunächst über die Gestik des »Zweierlei Nein«, die mir vor dreißig Jahren vorschwebte, womit es nun freilich, wie bemerkt, nicht sein Bewenden hat. Ich teile einige weitere Situationen mit, die man als Situationen eines Negierens bezeichnen muß: Ein junger Kavalier schleicht um das Haus eines Teenagers. Sie hat es bemerkt und ist davon peinlich berührt, weil sie sich einen Skandal nicht leisten möchte. Unsympathisch ist ihr dieser Mann nicht, so daß von einem Degout keine Rede ist, im Gegenteil, aber es darf nicht sein, daß er sie bloßstellt. Als er wieder vor ihrem Balkon steht, erscheint sie, hebt die rechte Hand und läßt den vorgestreckten Zeigefinger pendeln, was uns an das Pendeln eines Metronoms erinnern könnte. Was hat es mit diesem Gestus auf sich? Handelt es sich um eine Identische Exekutive? Festgestellt haben wir bisher nur, daß es sich um einen Ausdruck ekelnder Disjunktion nicht handelt, auch nicht um das bedauernde »Non-habeo«. Das wäre nun also ein drittes Nein, denn daß es sich um eine Negierung handelt, brauche ich nicht extra zu sagen. Da ich als Psychoanalytiker vorgehe, d. h. Assoziation an Assoziation reihe und damit unablässig in der Contiguität bleibe, komme ich zu der Aussage, daß der Teenager dem jungen Mann »droht«. Es wurde bereits angedeutet, daß die Drohungen auch Negierungen, d. h. Ablehnungen sind: Der Mann, der den Bettler mit geballter Faust abwies und zum städtischen Fürsorgeamt schickte, drohte ihm. Drohen bedeutet: Da siehst du meine schwingende Faust. Das ist der Anfang einer aggressiven Gewaltsamkeit. Noch ist es Zeit, sich zurückzuziehen. Ultimatum.

An sich ist das Drohen Ausdruck einer Brutalität. In der menschlichen Zivilisation allerdings gibt es auch Formen des Drohens, die man beinahe als höflich zu bezeichnen hätte. Man könnte sagen, daß dieses Mädchen ein »charmantes Drohen« zeigt. So, wie in Shakespeares *Sommernachtstraum* die Handwerker-Schauspieler in Verlegenheit kommen, wie sie einen Löwen darstellen sollen, ohne daß sich die Damen ängstigen, wird hier, in unserer Situation einer Negierung, der Löwe unserer Aggressivität ebenso »nur ganz leise brüllen«.

Alle Drohungen sind Negierungen, auch die Drohungen der Tiere. Hier handelt es sich um eine Identische Exekutive ganz ohne Frage: Der Hund, der drohend vor uns steht, wenn wir das fremde Haus betreten wollen, zeigt die Zähne und zieht die Nase in Falten, während er uns scharf ins Auge faßt und dabei knurrt. Damit ist uns klar, daß wir es besser nicht darauf ankommen lassen, ihm zu widersprechen, sondern daß es geraten ist, uns zurückzuziehen. So dürfen wir also sagen, daß wir in den Formen der Negierung, die wir bisher aufzuzeigen versuchten, Identische Exekutiven in jedem Fall vor uns haben. Das Scenarium vitale des rezenten Menschen ist sozusagen gespickt mit paläoanthropologischen Relikten.

Als viertes Beispiel, das uns zeigt, wie – aus unserem »Es« hervorbrechend – motorische Impulse stammesgeschichtlichen Ursprungs eine Negierung zum Ausdruck bringen, dient uns die bekannte Anekdote, die sich mit dem Namen des französischen Generals Cambronne verbindet: Als während der Schlacht von Waterloo die französische Garde in die Situation der Ausweglosigkeit geriet, wurde er aufgefordert, sich zu ergeben. Cambronne soll daraufhin ausgerufen haben: »La garde meurt et ne se rend pas!« In Wahrheit jedoch lautete seine stolze Antwort: »Merde!«[1]

1 Die Historiker haben sich später darüber gestritten, ob man Cambronne das Wort »Merde!« in den Mund legen dürfe. Andere schrieben diesen negierenden Ausruf dem französischen General Michel zu, der gleich darauf einer feindlichen Kugel erlag.

Man ergibt sich nicht, so, wie sich das Tupaia-Männchen nicht damit abfand, daß ich in sein Territorium eingedrungen war, und nicht vom Platze wich. Ich sprach in dem Aufsatz über den »Umweltbezug der Darmfunktion« (III/16) von der »Platzbehauptung«, die mittels der Defäkation bezeugt wird. Da melden sich auch beim Menschen Erbkoordinationen, so daß von einer Identischen Exekutive in der identischen Situation die Rede sein könnte. Das Kothäufchen des Tupaia-Männchens Theo sagte schlicht und einfach »Nein«. (»Merde« = Nein.) Es könnte von der Organsprache (S. Freud) die Rede sein. Ich wies in diesem Zusammenhang auf eine meiner früheren Patientinnen hin, der ich des öfteren in einem Berliner Luftschutzkeller begegnete, als uns während des Zweiten Weltkriegs die feindlichen Flieger ein Waterloo bereiten wollten. Immer, wenn oben, über uns, die Bomben detonierten, wurde sie von einem unbezwingbaren Stuhldrang heimgesucht. Es handelte sich um eine Frau, die durch Merkmale einer Vagotonie gekennzeichnet war: Sie hatte eine blasse Haut, fror viel, hatte einen auffallend langsamen Herzschlag, und wenn ihr hydrotherapeutische Maßnahmen verordnet wurden, die zu einem Schweißausbruch führen sollten, so schwitzte sie nicht. (Wegen einer hartnäckigen Migräne war sie in meiner Behandlung, während ich zugleich Hausarzt der Familie war.)

Man hätte auch das Verhalten dieser Frau als ein Droh-Verhalten auffassen können, höflich war es auf keinen Fall. Natürlich steckte auch eine Angst dahinter, zugleich aber auch der Trotz, um nicht zu sagen: der Stolz der Platzbehauptung. »Ich scheiße euch eins«, das ist die Wendung, die wir im Deutschen kennen, entsprechend dem »Vous m'en merdez!« unserer Nachbarn.

Es ist ein Irrtum zu meinen, daß das Erlebnis der Angst im Mittelpunkt stehen müsse. Da mich die Identische Exekutive interessiert, d. h. die Motorik der angeborenen Mechanismen, weniger das emotionale Erlebnis, das allerdings als ein Bedeutungs-Erlebnis im Spiele ist, bringe ich noch ein Beispiel: Ein Universitätsprofessor war mit Freunden im hohen Norden auf einem Ski-Urlaub. Am Nachmittag hatte er sich aufgemacht, fand aber den Rückweg nicht wieder. Er war ganz allein in der menschenlosen Landschaft. Es gab Wölfe und Bären dort, so daß die Situation der Ausweglosigkeit, in die er geraten war, eine Beunruhigung brachte. Er beschloß, ein Feuer anzuzünden, selbstverständlich an einer Stelle, die weithin sichtbar war, so daß er hoffen konnte, daß seine Freunde ihn vielleicht finden würden, wenn sie sich aufmachten, ihn zu suchen. Als er nun in dieser Einsamkeit stand, kam ein mächtiger, unwiderstehlicher Stuhldrang über ihn, ohne daß er von einer heftigen Angst sprechen mußte. Die Befindlichkeit, in die er geraten war, hätte man eher als die einer kalten Entschlossenheit bezeichnen können, etwa in die Worte zu kleiden: »Komme, was mag!« Platzbehauptung. Trotz.

Schon im Weltkrieg 1914-18 wurde ich Zeuge, wie eine Frau eine anale Trotz-Aggression zeigte: In einer kleinen Stadt auf dem Balkan sah ich, wie eine Frau im ersten Stock ihres Hauses auf die deutschen Soldaten mit den Fäusten hinabdrohte. Sie brachte damit ihre Abneigung gegen die Eindringlinge zum Ausdruck. Es handelte sich um einige junge Rekruten, die allerdings diese handfesten Drohungen von der heiteren Seite nahmen. Schließlich konnten wir nichts dafür, daß man uns in diese ferne Landschaft verfrachtet hatte. Im Übermut warfen wir der zornigen Frau Kußhändchen zu. Es war die folgende Eskalation festzustellen: Die Frau lief plötzlich weg, schleppte einen Stuhl vor das Fenster, den sie bestieg. Dann wandte sie uns ihre rückwärtige Front zu, beugte sich tief nach vorn und riß ihre Röcke hoch. Unterwäsche trug sie nicht, so daß sie uns ihren nackten Hintern präsentierte. Das Gelächter derer, die auf diese Weise gekränkt werden sollten, erschallte weithin. Selbst die Bürger der Stadt, dic zufällig die Straße passierten, lachten lauthals. Vielleicht kannten sie diese temperamentvolle Frau seit langem. – Ich habe bei den bisher dargestellten Negierungen

immer zugleich die Frage gestellt, ob man den Gestus als »höflich« bezeichnen kann. Hier erübrigt sich die Frage.
Man hätte die Sprache dieser Einwohner kennen resp. einen Dolmetscher befragen sollen, ob es dortselbst die Redewendung gibt, die in Deutschland mit dem Namen des Ritters Götz von Berlichingen verknüpft wird. Was es mit dieser Formel auf sich hat? Es ist anzunehmen, daß sich der Defäkations-Impuls dahinter verbirgt, aber nicht unabweisbar wie bei der Frau im Luftschutzkeller. Wenn dieser Impuls der erste Akt dieser barbarischen Trotzhandlung war, dann ist die Aufforderung, »den Hintern abzulecken«, der zweite Akt. Ich habe von einem Ethnologen gehört, der sich bei einem Volksstamm in Hinterindien aufhielt, wie dort die Schweine die Straßen der Dörfer säubern, indem sie organische Reste aller Art auffressen, auch die Kothäufchen der Kinder. Der Zufall fügte es, daß er Zeuge wurde, wie eine Frau ihr Kind, das soeben defäziert hatte, einem dieser Säuberungs-Schweine entgegenhielt, das den Anus des Kindes ableckte. Hinter dem Ausruf des Ritters Götz von Berlichingen, der zu dem »Ablekken« auffordert, wäre möglicherweise, wenn ich dem psychoanalytischen Gesetz der Ähnlichkeits-Contiguität folgte, eine Analogie zu vermuten. »Du Schwein!« hätte die Beschimpfung zu lauten, und dasselbe träfe dann auch für die Frau in der Balkan-Stadt zu. Wenn ich das degoutierende Nein bezeuge, indem ich Gesten ekelnder Ablehnung demonstriere, etwa das Naserümpfen oder das Vorstrecken der Zunge, so könnte man von der unmittelbaren Ablehnung sprechen, während hier ein Schauspiel aufgeführt wird resp. zu einem schweinischen Schauspiel aufgefordert wird: »Geniere dich nicht«, lautet der volle Text resp. die Aufforderung im Gestus des Hintern-Zeigens. »Hier hast du Gelegenheit. Tue das, was man von dir erwarten kann, du Schwein.« So läuft diese metaphorisch-pantomimisch dargestellte Negierung in ihrem zweiten Akt auf die ekelnde Absage hinaus.
Es ist bemerkenswert, daß wir im Deutschen weit öfter auf diese Metapher anspielen, als wir es wahrhaben möchten:

Statt der groben Aufforderung des Ritters gebrauchen wir verschleierte Wendungen, etwa: »der kann mir den Buckel herunterrutschen«, »der kann mir im Mondschein begegnen« usw. Alle diese Zuordnungen beziehen sich auf die Rückseite des Subjekts. Die Wendung von dem »Mondschein« lag damals sehr nahe, als uns die fremde Frau in der fremden Stadt ihren dicken Hintern entgegenstreckte.
Ich möchte diesen Essay über die Physiognomik der Verneinungen nicht abschließen, ohne vorher noch eine – vermutlich archaische – Negierung zu beschreiben, die sich gleichfalls bis in unsere Tage gehalten hat. In der Literatur tritt sie uns bei Rabelais (5) entgegen, zum mindesten wird man sagen können, daß sie seit der Rabelais-Übersetzung, die durch Gottlob Regis erfolgte, einen deutschen Namen hat. Ob der Terminus »Maulfurz« auch bei Fischart oder einem anderen grobianischen Autor belegt werden kann, entzieht sich meiner Kenntnis. Bemerken möchte ich, daß dieser Gestus als Identische Exekutive auch bei kleinen Kindern, und zwar schon bei unseren Säuglingen, beobachtet werden kann. Im Rahmen der sog. Lallmonologe machen sie in spielerischer Weise den Rabelais-Regis'schen Maulfurz. Es handelt sich um ein labiales Geräusch, das wie eine Explosion anmutet. Mit vorgestülpten Lippen, die uns an das sog. Schippenphänomen der Schimpansen erinnern könnten, stoßen sie plötzlich Luft aus, und zwar häufig, in rhythmischer Abfolge. Man kann beobachten, daß sich dabei auf den vorgestülpten Lippen Speichelblasen bilden. In meiner Heimat sagte man, daß das Kind »Seifenblasen macht«. Das akustische Moment der Luft-Explosion wurde nicht bezeichnet. Ob die Pädiater oder die Kinderpsychologen, die dieses merkwürdige Phänomen sicherlich kennen, dafür einen Namen haben, weiß ich nicht. Unbekannt ist mir auch, ob Regis, der Sachse war, das Wort aus dem sächsischen Jargon entnommen hat, was nicht wahrscheinlich ist. Ich könnte mir denken, daß es sich bei dem Wort »Maulfurz« um eine Übersetzung handelt, so daß der Terminus aus dem Französischen stammt. Es wäre Rabelais ohne weiteres zuzutrau-

en, daß er diesen Terminus überhaupt geprägt hat. In einer Fußnote setzt Regis, als er erstmals vom »Maulfurz« spricht: »Laut der Verhöhnung«.
Man kann nicht sagen, daß diese verhöhnende Negierung nur von Mädchen und Frauen gebraucht wird, aber man wird zugeben, daß sie ihnen besonders leicht »von den Lippen geht«. Bei Rabelais handelt es sich, als von diesem Explosionsgeräusch die Rede ist, um Panurg, d. h. um einen Mann.
Die Situationen, in denen dieses labiale »Nein« erfolgt, sind dadurch gekennzeichnet, daß das Subjekt in einer spöttisch-aggressiven Verfassung ist. Ich mache z. B. einem Bauernmächen, mit dem ich im Dorfgasthof tanze, das Kompliment, daß sie eine ausgezeichnete Tänzerin sei, und die Antwort seitens der Schönen ist der Maulfurz. Dieser Negierung kommt ein ausgesprochen schnippischer Akzent zu. Daß im Anstandskodex dieses »Nein« verpönt ist, brauche ich nicht extra zu sagen. Man wird sich nicht vorstellen können, daß eine Dame, d. h. eine wirkliche Dame, im Gespräch plötzlich einen »Maulfurz« von sich gibt, sowenig wie man sich vorstellen kann, daß sie plötzlich, uns ihren Rücken zukehrend, den Hintern zeigt, indem sie die Kleider hochrafft. Unsere Zivilisation, die uns Anstandsregeln ins Haus gebracht hat, läßt nicht jede der archaischen Gesten gelten.

Literatur

1 R. Bilz: Pars pro toto. Ein Beitrag zur Pathologie menschlicher Affekte und Organfunktionen, Leipzig 1940
2 C. Strehlow: Die Aranda- und Loritjastämme in Zentralaustralien, IV. Teil, II. Abt.: Das soziale Leben der Aranda- und Loritjastämme, Frankfurt/M. 1915
3 Ch. Darwin: Der Ausdruck der Gemütsbewegungen bei dem Menschen und bei den Tieren, Stuttgart 1872

4 J. van Lawik-Goodall: My Friends – The Wild Chimpanzees, Washington 1967

5 F. Rabelais: Gargantua und Pantagruel. Aus dem Französischen verdeutscht von Gottlob Regis. Neu herausgegeben von Wilhelm Weigand. Dritte Auflage, Berlin 1923

39. Die Identische Exekutive einer Bejahung

Wir sind Zeuge, wie ein Kindermädchen, das soeben gemeinsam mit einem drei- oder vierjährigen Kinde eine Leckerei aufgenascht hat, ihm klarmachen will, daß nun nichts mehr »vorhanden« oder »zuhanden« ist. Unsere Hände sind es, die – ebenso wie die Affenhände – die Nahrung dem Munde zuführen. Das Mädchen streckt die offenen Handteller vor, während es mit weit offenem Munde sagt: »Ah, alles alle.« Die Anhäufung des A-Lautes besagt: »Schaue mir in den Mund, da ist auch nichts mehr.« In den Händen nicht und im Mund nicht. Man kann tatsächlich feststellen, wie Kinder sich gegenseitig den Mund inspizieren. Man stellt empirisch das Nichts fest, ob es sich auf die Hände oder den Mund bezieht. Non habeo. Man kann auch feststellen, wie Hunde, die noch nicht gesättigt sind, einander die Schnauzen beschnuppern.
Die Stimmung (Erlebnisbereitschaft), die nun in dieser Situation aufkommt, könnte man als die Verzichts-Stimmung bezeichnen. Es gibt drei Möglichkeiten menschlichen Reagierens im Appetenz-Verhalten resp. im Hungern: 1) Das Kind bettelt, d. h. es streckt die Non-habeo-Hände vor. Betteln ist sozusagen das angeborene Recht des Kindes. Man wird nicht sagen können, daß die kleinen Kinder neidisch auf ihre Eltern sind. Im Gegenteil, je reicher die Eltern anmuten, desto mehr erhöht sich das Selbstwert-Gefühl der Kinder, vorausgesetzt, daß es sich um biologisch-gesunde Relationen handelt. Angenommen, das Kindermädchen hätte einige Brocken versteckt, so würde das Kind endlos betteln, hätte es davon Kenntnis. Das Mädchen steht als eine Mutter-Imago vor ihm. Jetzt dagegen, nachdem das Mädchen dem Kind das Nichts sinnfällig demonstriert hat, so daß Mißtrauen nicht besteht, ist das Kind beruhigt. Verzichts-Stimmung. Es gibt 2) die Möglichkeit, daß zwei etwa gleichaltrige Geschwister gemeinsam über Nahrung verfügen. Ob in diesem Falle das Mißtrauen so rasch

erlischt, ist die Frage. Hier bettelt man nicht, wenn das Subjekt Nahrung auf der anderen Seite vermutet, sondern man fühlt sich betrogen, fordert und wird aggressiv. So praktiziert sich »Brüderlichkeit« bei Kindern. Situation 3) ist gegeben, wenn Alpha über Nahrung verfügt, der Herr, der seit Urzeiten als der »Nahrungs-Oberherr« respektiert wird. Wenn der mächtige Pavian mit einigen Weibchen oder auch untergeordneten Männchen im Käfig sitzt und ich werfe Bananen in den Raum, so gehören zunächst alle Früchte dem hohen Herrn. Er wird nicht von den anderen belästigt, weder angebettelt noch angegriffen, solange das »Prinzip des geleckten Knüppels« gilt, d. h. solange er sich radikal durchsetzen kann: Wenn er sie mißhandelt, weil sie sich unbotmäßig verhielten, nehmen sie ihm das nicht übel, sondern buhlen trotzdem oder sogar »erst recht« um seine Gunst. Geduldig warten sie, bis er gesättigt ist und in der Stimmung einer Jovialität das Interesse an den Früchten verliert.

J. van Lawik-Goodall (1) berichtet aus ihren Aufzeichnungen: Ein junger Schimpanse hatte einen Colobus-Affen getötet. Ohne viel Aufhebens wurde die Beute zerrissen »und unter der ganzen Gruppe verteilt, ohne Kampf und Streit«. Diesem jungen Burschen kam das Nahrungs-Privileg nicht zu, darum konnte man nach dem Likendeeler-Prinzip verfahren: Aufteilung zu etwa gleichen Teilen, ohne daß Neid-Gefühle zustande kommen. Ganz anders dagegen liegen die Voraussetzungen, wenn einer der hohen Herren am Hebel sitzt. Ich möchte diese ganz andere Situation als die Feudal-Situation bezeichnen: »Die anderen Mitglieder der Gruppe zeigen Ehrerbietung. Sie sitzen so nahe wie möglich bei dem Männchen, schauen mit Stielaugen auf das Fleisch und halten die Hände bittend hoch«, lesen wir bei van Lawik-Goodall. Von einer Gleichteiler-Gerechtigkeit kann hier so wenig die Rede sein wie in dem Pavian-Käfig. Im Gegenteil, van Lawik-Goodall berichtet, daß der Herr des Fleisches die Artgenossen unterschiedlich behandelt, so daß es – wie in der Feudalzeit »bei Hofe« – Günstlinge gibt, die bevorzugt werden. Ich

könnte mir denken, daß die in unserer Sprache geläufige Wendung »jemand wird abgespeist« auf Situationen dieser Art hinweist: Der Herr selber »speist«, während die armen Schlucker »abgespeist« werden. Neid wird es in diesen Situationen nicht geben, solange die »Ehrerbietung« oder zumindest der Respekt vorhält.
Welche von den drei Situationen dominiert, wenn bei uns Notzeiten herrschen? Wir haben es erlebt, daß die Nahrung knapp war, im besonderen während der beiden Kriege, aber auch unmittelbar nach den beiden Kapitulationen. Die Ranghohen sind auch bei uns die Nahrungs-Oberherren. Das Verteilungs-Privileg liegt in des Wortes wahrster Bedeutung »in ihren Händen«. Irgendwie müssen wir »abgespeist« werden, was so geschieht, daß man sog. Kartenstellen errichtet: Wir erscheinen bei Alpha, diesen Ämtern, und erhalten Nahrungs-Äquivalente, d. h. farbige Karten, die mit Anweisungen bedruckt sind und die man damit den Banknoten vergleichen könnte. Aber wir haben keine Kontrolle und Mitbestimmung. Eins steht fest, wenn es wirklich zu einem allgemeinen Verhungern käme, würden die »Oberherren unserer Nahrung« die allerletzten sein, die am Nahrungsmangel sterben. Mit anderen Worten: Die »Stielaugen« derer, denen der Magen knurrt, und die Alpha-Gestalten, denen die Verfügung über die eßbaren Dinge zusteht, sind auch noch bei uns, zum mindesten in den Hungerzeiten, sichtbar.
Bei uns ist es Alpha, die Bürokratie, die den Platz des ranghohen Schimpansen einnimmt und den Leuten den Brotkorb mehr oder weniger hochhängt. Was man am Gombe-Strom in Ostafrika als die »gemeinsamen Futterstellen« (van Lawik-Goodall) bezeichnet, sind bei uns die Lagerhäuser resp. die Lebensmittel-Geschäfte. Bei uns sind die Beamten »die großen Tiere«, denen wir Respekt zollen. Gleichzeitig, während in den Hungerzeiten die staatliche Bürokratie sich als die Nahrungs-Oberherrin aufspielt, gibt es eine zweite Erscheinung, die einen paläoanthropologischen Akzent aufweist: Während in den Städten die Nahrungsknappheit herrscht,

gewinnt das Land eine bis dahin unvorstellbare Bedeutung. Es etabliert sich dortselbst ein Tauschhandel allerprimitivster Art. Während des letzten Krieges ging das bittere Scherzwort um, daß die Bauern ihre Kuhställe mit Perserteppichen auslegen könnten, wenn sie wollten, da die hungrigen Städter ihnen unglaubliche Tauschangebote machten. Wer Nahrung »erzeugt«, also die Bauern, erlangt jetzt ein Prestige, während die Städter, unabhängig von ihren Bankkonten, zu »armen Schluckern« degradiert sind. Geld oder Kontoauszüge sind nicht eßbar. Nahrungs-Oberherren sind nun die Bauern, die »Erzeuger«, so daß man sagen kann, daß sich die Relationen einer Urzeit in Annäherung aufs neue etablieren: Die »Stielaugen« glotzen nun aus den freundlich-höflichen Gesichtern der Stadtbewohner, die mit Rucksäcken weite Wanderungen über die Dörfer machen, um sich bei den »Erzeugern« anzubiedern. Fleisch und Feldfrüchte sind nun Trumpf. Diese Non-habeo-Hände kommen zu Fuß anmarschiert, da ihnen das vordem so repräsentative Automobil von der Wehrmacht beschlagnahmt wurde. Mit dem Aufkommen des Hungers ist ihnen die Tünche des Grandseigneurs abhanden gekommen. So treten sie bescheiden in die Erscheinung, wie es sich für »arme Schlucker« gehört. Selbst ein armer Dorfbewohner, der nichts als ein Schwein und eine Ziege besitzt, ist jetzt ein »Herr der Tiere«, verglichen mit diesen Leuten, die von der »Hand in den Mund« leben und die man »Hamsterer« nannte.

Bevor ich die Identische Exekutive einer Bejahung beschreibe, die noch heute, mitten im üppigsten Wohlstand, nahrungsbezogen lebendig ist, gebe ich noch einen Bericht über das Verhalten der wilden Schimpansen wieder: In dem Grundriß der vergleichenden Verhaltenserforschung von I. Eibl-Eibesfeldt (2: S. 142) finden sich zwei Photos, die Schimpansenhände darstellen. Gerade auf die Hände kommt es mir an. Diese Aufnahmen gehen zurück auf die Eheleute van Lawik-Goodall. Frappierend ist dabei die Tatsache, daß die Non-habeo-Hand erscheint, die bettelnd vorgestreckt wird. Man wird ohne weiteres erraten, daß hier ein Subjekt Nahrung »haben« will. Wenn Non-habeo-Hand gegen Non-habeo-Hand steht, so bedeutet die zweite Hand, daß die Bitte der ersten, die zugleich eine Frage-Hand ist, negiert wird. Hier dagegen ist die zweite Hand in Pronations-Stellung, d. h. daß der Handrücken nach oben gedreht ist. Man sieht auf dem Photo, wie die Pronations-Hand in die Non-habeo-Hand hineingreift. Wir sind gespannt, was sich aus dieser Zuordnung ergibt. Eibl-Eibesfeldt schreibt: »Der Rangniedere hält die Hand mit nach oben gekehrter Handfläche dem Ranghohen hin.« Wir brauchen dazu nichts zu bemerken: das ist die Geste des Bettlers, der die Non-habeo-Hand vorstreckt. Im Text liest man alsdann: »Die Initiative geht vom Rangniederen aus, der in einer Bettelbewegung die nach oben offene Hand dem Ranghöheren reicht.« Und nun der entscheidend bedeutsame Satz, der das Kernstück unserer weiteren Erörterungen über die Identische Exekutive einer Bejahung ist: *»Rangniedere holen auf diese Weise auch das Einverständnis Ranghöherer ein, wenn sie z. B. in ihrer Gegenwart Futter von einer gemeinsamen Futterstelle holen wollen.«*

Hier stoßen wir auf eine Geste der Bejahung: Die pronierte Hand des ranghohen Schimpansen bringt eine Zustimmung zum Ausdruck: »Ja, du darfst dir Nahrung von der gemeinsamen Futterstelle holen.« Wenn man es mit einem im Viehhandel geläufigen Ausdruck der deutschen Sprache bezeichnen wollte, so müßte man sagen: Der Schimpanse, der die Non-habeo-Hand vorstreckt, erhält seitens des Ranghohen, der die pronierte Hand ausstreckt, »den Zuschlag«.

Es soll meine Aufgabe sein, abschließend über das Brauchtum des »Zuschlags« zu sprechen: Wenn wir im Krieg auf der sog. Kartenstelle die Lebensmittelkarten abholten, wurden uns diese in einer formlosen Weise ausgehändigt. Um es negativ zu sagen: Wir streckten die Non-habeo-Hände nicht vor, und der Beamte gab uns nicht mit betont pronierter Hand die Lebensmittelkarte in die offene Hand, die uns berechtigte, zu einer »gemeinsamen Futterstelle«, nämlich in das Lebensmittelgeschäft, zu gehen. Dieses Parallel-Verhalten (Identische Exekutive) war nicht festzustellen, aber es gab und gibt genau diese Verhaltens-Exekutive bei dem sog. Zuschlag: Wenn ein Metzger auf dem Dorf eine Kuh kauft, die er schlachten und deren Fleisch er an die städtische Bevölkerung verkaufen wird, so hält er dem »Oberherrn der Nahrung«, in diesem Falle dem Bauern, die Non-habeo-Hand vor, in die dieser genauso wie der ranghohe Schimpanse auf dem Photo mit pronierter Hand »einschlägt«. Aus der Vereinigung der supinierten (offenen) und der pronierten Hand ergibt sich der »Zuschlag«. Es hat sich uns bei diesem Anblick das Paradigma für die Identische Exekutive einer Bejahung bezeugt.

Ich darf sagen, daß ich in meiner Kindheit des öfteren einem Kuhhandel auf dem Dorfe beigewohnt habe. Bauer und Metzger mochten miteinander feilschen oder sich sogar Grobheiten sagen, d. h. sich als »Spitzbuben« titulieren, wenn der »Handel« – ein Wort, das auf die Hand hinweist – zustande kam, streckte der Metzger die Non-habeo-Hand vor, während der Bauer seine pronierte rechte Hand in die offene Hand des Partners hineinschob. Nun war das Rechtsgeschäft gültig. Seitens des Bauern war der »Zuschlag« erfolgt. Es ist unvorstellbar, daß umgekehrt der »Oberherr der Nahrung«, nämlich der Bauer, die offene Hand vorschiebt. Das wäre unsinnig, denn er will ja nichts »haben«. Er kann bei diesem »Handel« nur geben, nämlich sein »Ja« und mit diesem zusammen die Kuh. Dem Geld-Äquavilent kommt dabei nur eine sekundäre Bedeutung zu. Ich habe mich überzeugt: Das Zuschlags-Brauchtum ist noch heute – im Jahre 1969 – auf den Dörfern in der Umgebung von Mainz bekannt.

Es war mir wichtig, auch eine Geste der Bejahung als Identische Exekutive zu zeigen. Man darf annehmen, daß die Gestik älter ist als die verbale Sprache. Wer von uns hätte gedacht, daß sogar schon die wilden Schimpansen einen nahrungsbezogenen »Zuschlag erteilen«. So darf man wohl sagen, daß dieses »Ja« aus einer fernen Urzeit auf uns gekommen ist. Auch in dieser Situation – und zwar identischen Situation –

gilt die Formel: Semper idem. Es handelt sich um eine Abfolge von motorischen Zuordnungen, die so und nicht anders erfolgen. Die Umkehrung ist, wie bemerkt, unvorstellbar, wenn diese Situation gegeben ist. Das alles liegt in unserem »Es«. C. G. Jung würde sagen: in unserem »kollektiven Unbewußten«.

Einen »Oberherrn der Nahrung« gab es im menschlichen Dasein wohl seit den Uranfängen, was damit zusammenhängt, daß der Mensch als zoon politikon lebt, ebenso wie die Schimpansen. Das Nahrungs-Privileg steht Alpha zu. Als unsere Vorfahren im Verlaufe der Evolution, wobei ich an die europäische Steinzeit denke, als Jäger und Sammler in Erscheinung standen, gab es Herren sogar der lebenden Wildtiere. Streng genommen müßte man den Alpha-Schimpansen als »Herrn der Beute« und der »gemeinsamen Futterstellen« bezeichnen. Man stellte sich »Herren der Wildtiere« noch unlängst bei den Eskimos und den sibirischen Jägervölkern vor, nämlich göttliche Wesen, wie sie Speck (3) in seinem Buch *Naskapi* beschreibt. Auch da war von Zuteilungen die Rede, auch von Günstlingen, die bevorzugt wurden. Wir würden heute vom »Jagdglück« sprechen. Diese Vorstellungen gehörten zur Religiosität dieser Jäger, so wie sie zum religiösen Repertoire unserer Vorfahren gehörten, die mancherlei tabus zu beobachten hatten, d. h. daß sie auch Verpflichtungen auf sich zu nehmen hatten.

Die nächste Stufe auf dem Wege dieser Evolution wäre darin zu sehen, daß sich eine Anzahl der Wildtiere zähmen ließ. Das war nun gleichsam der Akt einer Säkularisation: Jetzt waren die Viehzüchter »Herren der Tiere«, was zugleich heißt: Oberherren der Nahrung. Ich könnte mir vorstellen, daß es Jäger in der vorgeschichtlichen Zeit gegeben hat, die nach einem vergeblichen Jagdzug zusammensaßen und dabei die utopische Idee aussprachen, daß einmal die Zeit kommen möge, wo man die Tiere in seinem eigenen Gewahrsam hat, d. h. auf Viehweiden oder in Ställen, wo man sie ohne weiteres wegführen und töten kann. Um dieses »Wegführen« handelt es sich, wenn der Metzger auf dem Dorfe erscheint, der gleichsam im Namen der anderen, die über Schlachtvieh nicht gebieten, von einem Gutsherrn oder Bauern ein Tier kaufen will. Die utopische Idee, daß Menschen zu Herren der Tiere werden, wurde Wirklichkeit. Wenn wir in dem Aufsatz VII/34 hörten, daß der Eskimo-Schamane bei der »Herrin der Tiere« erschien, um von ihr Rentiere zu erbitten, so darf man daran denken, daß nun, einige tausend Meilen entfernt, bei uns der Metzger zum Bauern geht, um für die Stadtbevölkerung Fleisch zu beschaffen. Jetzt fällt dem Viehzüchter die Alpha-Rolle des Herrn resp. der Herrin der Tiere zu, während der Metzger in der Rolle des Eskimo-Schamanen ist. Metzger wie Schamane sind in der Rolle des Mittlers oder Vermittlers, und in beiden Fällen muß eine Zustimmung eingeholt werden. Das Ziel ist dasselbe: Nahrungsbeschaffung für die hungernden Mitbürger. Überraschend ist die Tatsache, daß die genaue Übereinstimmung des Verhaltens festgestellt werden kann: Die Photos, die wir den Eheleuten van Lawik-Goodall verdanken, zeigen uns die Non-habeo-Hand und die »Zuschlagshand«, d.h. die pronierte Hand, die die Zustimmung ausdrückt. Hier bezeugt sich ein »Ja«.

Die Tatsache, daß Alpha der Herr der Nahrung ist, was sich auf Fleisch ebenso wie auf vegetabilische Nahrung beziehen kann, zeigt uns auch die vierte Bitte des »Vaterunsers«. Der Passus lautet: »Unser täglich' Brot gib uns heute«. Die Idee eines göttlichen Zuschlags (Zustimmung) ist eine der elementaren Vorstellungen im Sinne des Ethnologen Adolf Bastian (4). C. G. Jung würde von den archetypischen Zuordnungen sprechen. Da hat sich im Verlaufe der Jahrtausende nichts geändert. Man kann nicht sagen, daß das, was sich am Combe-Strom in Ostafrika ereignete, als die rangtiefen Schimpansen ihre Non-habeo-Hände vorstreckten, viel zu lange zurückliegt, als daß es für uns noch bedeutungsvoll sein könnte. Man wird sich vorstellen dürfen, daß es im Dasein unserer Vorfahren auch einmal das gleiche Betteln um die »gemeinsame Futterstelle« gegeben hat. Hier handelt es sich um Identische Exekutiven. Ich erinnere an das menschliche Küssen, das ebenfalls zu den nahrungsbezogenen Erbkoordinationen des Menschen gehört, d. h. als Identische Exekutive gelten muß. Das Küssen vollzieht sich ebenso beim modernen Menschen, wie es sich noch bei den wildlebenden Schimpansen vollzieht. Ich spiele damit auf die Zählebigkeit der Erbkoordinationen (= Identische Exekutiven) an. Nachdem ich eine Reihe von Identischen Exekutiven aufweisen konnte, die sich auf die Negierung beziehen, wollte ich auch eine auf die menschliche Hand bezogene Identische Exekutive der Bejahung beschreiben. Übrigens fällt das Küssen bereits in die Gruppe der bejahenden Gesten.

Man wird zweierlei Identische Exekutiven unterscheiden: Die eine Gruppe wird von der Tradition gepflegt, während die andere als verpönt gelten muß. Man wird nicht sagen können – wenn ich an den Wadenkrampf erinnern darf, der auf einen Zehenstand anspielt –, daß der coitus stans a tergo in den zurückliegenden Jahrhunderten christlich-abendländischer Prägung propagiert wurde. Im Gegenteil. Trotzdem gab und gibt es diese Erbkoordinationen unverändert. Mit anderen Worten: Lernvorgänge müssen dabei nicht im Spiele sein. Wenn die affektiv-eigengesetzliche Situation es erfordert, und zwar von sich her, bricht diese motorische Exekutive als »archaische Funktionsreserve« (5) unwillkürlich hervor, unwillkürlich und unerwünscht. Bei der anderen Gruppe von Identischen Exekutiven kann man dagegen von »Tradition« sprechen, und man wird sogar sagen müssen, daß dabei Lernvorgänge in einem gewissen Ausmaße im Spiele sind. Die Zuschlags-Erteilung, die ein Rechtsgeschäft besiegelt, d. h. die Endgültigkeit einer Bejahung zum Ausdruck bringt, wurde von Metzger-Generation zu Metzger-Generation weitergegeben, und zwar in dem doppelten Sinne: sie wurde vererbt, weil dieser Impuls seit der Zeit in uns liegt, als unsere Vorfahren ihren Vettern, den Schimpansen, noch weitgehend glichen, sie wurde aber auch in dem anderen Sinne vererbt, wie Brauchtum und Sitte über das Vorbild und ein Erlernen weitergegeben werden. Erlernen bedeutet hier Billigung. Der Impuls wird alsdann geduldet und kultiviert. Dieser Impuls übrigens muß nicht in jedem Falle als Rechtsbrauch-Gebärde in die Erscheinung treten, sondern kann auch in einem allgemeineren, umfassenderen Sinne Bejahung oder Wohlwollen ausdrücken oder besiegeln: Wenn zwei Freunde sich streiten und fürchten müssen, daß die »Entzweiung« zu einem Status andauernder Aggressivität wird, kann einer von beiden dem anderen die Non-habeo-Hand entgegenstrecken, etwa mit den Worten: »Ich schlage dir vor, daß wir uns nun wieder versöhnen.« Wenn der Partner jetzt seine Rechte proniert und sie in die dargereichte offene Vola manus schiebt, so bedeutet dieser »Zuschlag« dasselbe wie bei einem hitzigen Viehhandel, nämlich die Zustimmung. Ja, man wird unsere alltäglichen Begrüßungen, soweit sie mit einem Handschlag verbunden sind, in diesem weiteren, allgemeineren Sinne zu deuten haben. Eine Atmosphäre der Zustimmung, der Friedfertigkeit, wird damit gleichsam besiegelt.

Ich weise in diesem Denk- resp. Deutungs-Zusammenhang auf die Tatsache hin, daß Menschen, die einander ablehnen, einander die Hand nicht zum Gruß reichen, und zum anderen, daß wir unseren Kindern sagen, daß sie dem fremden Besucher »das Patschhändchen geben« sollen, was als Ausdruck der Höflichkeit gilt. Später allerdings hat man zu warten, ob der Ranghohe uns mittels des Händedrucks seiner Huld versichern will. Ich kann nicht einfach dem hohen Herrn meine Non-habeo-Hand entgegenstrecken. Sind wir etwa ranggleich, was man nie so genau wissen kann, und ich strecke meine Hand aus, ohne daß der andere einschlägt, so gilt das als eine schwere Kränkung. Ist er eindeutig ein Mann hohen Ranges und ich habe ihm meine Rechte »geboten«, so gelte ich als ein Tölpel. Es muß dem hohen Herrn überlassen bleiben, ob er sich mir gegenüber als »jovial« erweisen will. Ich habe abzuwarten. Er bezeugt, wenn überhaupt, eine »herablassende« Brüderlichkeit. Man sieht, wie unser Anstands-Kodex auf Zeiten feudaler Ordnung zurückweist.

Ganz allgemein gilt der Handschlag als eine Geste bejahender »Brüderlichkeit«. Unklar bleibt in diesem Zusammenhang, ob die Männer hohen Ranges prinzipiell die Pronations-Hand vorstrecken, etwa in gewissen Riten, so daß die Rangtiefen damit gezwungen sind, die Bettler-Hand vorzuweisen, die sich in die huldvolle Pronations-Hand schiebt. Ich habe einen englischen Film gesehen und glaube mich erinnern zu dürfen, daß der ranghohe Offizier, der ein Kriegsschiff inspizierte, die Front der Offiziere langsam abschritt, die ihm namentlich vorgestellt wurden, wobei er jedem einzelnen, Mann für Mann, die pronierte Hand entgegenstreckte, in die sie alsdann ihre Non-habeo-Hände einlegten. Man wird sagen können, daß hier ein huldvoller Akt demonstriert wurde, da ja die Pronations-Hand die schenkende Hand ist. Es könnte allerdings auch behauptet werden, daß die rangtieferen Offiziere damit gedemütigt wurden, denn es wurde ihnen damit klar gemacht, daß sie nur »Almosenempfänger« sind. Verlangt ein Anstands-Kodex, daß der ranghohe Offizier bei Ritualen dieser Art niemals seine Non-habeo-Hand vorstrecken darf?

Eine Feststellung empirischer Art liegt eindeutig vor: Wenn eine Dame der sog. oberen Zehntausend, z. B. auf einem Symposion von Wissenschaftlern, die männlichen Teilnehmer begrüßt, so wird sie ihre Rechte in Pronationshaltung vorstrecken. Von Männern, die »Kinderstube haben« oder die zum mindesten bemüht sind, diesen Eindruck zu erwecken, wird diese Hand ergriffen und zum Mund geführt. Das ist der Handkuß, der auf den Handrücken gehaucht wird, nie jedoch in die offene Hand hinein. Nicht alle Männer sind zum Handkuß bereit. Sie schieben dann in diese Pronations-Damenhand ihre Non-habeo-Hand. Man beachte die Hände der Frauen: die einen strecken einem die Non-habeo-Hand entgegen, während die anderen, die sich dabei auf einen Anstands-Kodex berufen können, den Männern die Pronations-Hand huldvoll-herablassend wie eine Kostbarkeit reichen. Diagnostik zu treiben ist in dieser Situation ermöglicht. Man sieht, das hat alles Bedeutung sowohl als auch Geschichte.

Wenn ich darauf hinweisen darf, daß es sich dabei letzten Endes – wir erinnern uns der Szene am Gombe-Strom – immer um Nahrungsmittel-Probleme handelt, wozu selbst das Küssen in der Begrüßung gehört, könnte man an Bert Brecht erinnert werden und in Abwandlung eines häufig zitierten Wortes sagen: »Erst kommt das Fressen« (= die Stoffwechsel-Notwendigkeit), damit verknüpft alsdann sind die Fragen der Rangbehauptung, worin der menschliche Anstand begründet ist. Vielleicht ist ein »Fressen«, das uns nicht in das Rang-Gefängnis zwingt, das sprichwörtlich gerühmte »gefundene Fressen«.

Ob es diese überraschende Aussage auch in anderen Sprachen gibt? »Es war mir ein gefundenes Fressen«, diese Wendung besagt, daß wir durch einen ungewöhnlichen Glücksfall überrascht wurden. Ich erlangte plötzlich Nahrung (Fressen) in Hülle und Fülle, ohne daß ich dabei in eine Partnerschaft verstrickt war.

Literatur

1 J. van Lawik-Goodall: My Friends – The Wild Chimpanzees, Washington 1967

2 I. Eibl-Eibesfeldt: Grundriß der vergleichenden Verhaltensforschung, 2. Auflage München 1969

3 F. G. Speck: The Savage Hunters of the Labrador-Peninsula, Oklahoma 1935

4 A. Bastian: Ethnische Elementargedanken in der Lehre vom Menschen, Berlin 1895

5 R. Bilz: Pars pro toto. Ein Beitrag zur Pathologie menschlicher Affekte und Organfunktionen, Leipzig 1940

40. Die menschheitsgeschichtlich ältesten Mythologeme

Hugo Ball hat einmal geäußert: »Es ist zu befürchten, daß immer nur unsere Irrtümer neu sind.« Hinzufügen müßte man diesem Satz: »Während immer aufs neue Wahrheit ans Licht kommen sollte.« Für die Fortschritte in der Chemie, Physik und Technik gilt die Befürchtung Hugo Balls sicher nicht. Da sieht man, wie es in der Schüler-Szene in Goethes Faust heißt, »wie und wo«. Auch gewisse medizinische Fortschritte sind unbestreitbar, aber in der Psychologie und Soziologie, kurz in den anthropologischen Wissenschaften, muß man es für möglich halten, daß wir von Irrtum zu Irrtum stolpern.
Daß es in unseren Tagen so viele Menschen gibt, die von »festen Überzeugungen« erfüllt sind, besagt nichts. Im Gegenteil, es scheint eher zu gelten: je weniger Überzeugungs-Starre, desto näher der Wahrheit. Eins wird man auf jeden Fall sagen dürfen, was übrigens schon Nietzsche zum Ausdruck gebracht hat: Simplex veri sigillum, dieser Satz gilt nicht, während er der Grundsatz aller Fanatiker ist. Wir sind in einer Situation der Ausweglosigkeit. Die Chemiker und Physiker befassen sich mit den Phänomenen, die »von sich her sind« (Heidegger), während wir anderen – wenn ich es einmal sehr grob sagen dürfte – dem Geschwätz ausgesetzt sind, das speziell auf uns gemünzt ist. Hier bezeugt sich unser Subjektzentrismus (1). Anders gesagt: Wir leben in Mythologemen, die von einer in uns liegenden Regie geformt und gesteuert werden. Ich hoffe, zum Schluß dieses Kapitels zeigen zu können, wie es in der »Werkstatt des Wahns« zu einem Mythologem kommen kann, dem »Mythologem von der ewigen Wiederkunft« (VIII/42).
Ich verstehe unter einem Mythologem ein phantastisch anmu-

tendes Gedanken-Elaborat, das den Eindruck erweckt, als ob es gleichfalls »von sich her« (Heidegger) sei, dem Menschen subjektdienlich zugeordnet. Vielleicht könnte man sagen, daß ihm die Bedeutung einer Prothese zukommt. Eine Erscheinung, die im Gegensatz zum Mythologem, »von sich her« ist, wäre z. B. der Duft einer Rose. Shakespeare hat von dem Duft der Rose gesagt, daß er wäre, auch wenn wir diese Blüte mit einem anderen Namen belegten. Für die Mythologeme dagegen gilt dieser Satz nicht: Sie sind an die Worte gebundene, verbale Gebilde, und zwar nichts als verbale Gebilde, die allerdings zu starken Bedeutungs-Erlebnissen führen. Das Shakespearesche Gleichnis von dem Duft der Rose und unserer Namengebung ist mir darum so interessant, weil das Duften im weitesten Sinne ein Sezernieren ist. Was ich unter der Identischen Exekutive verstehe, ist motorische und sekretorische Exekutive. Duften ist »Exekutive«.
Der Wert der Mythologeme ist darin zu sehen, daß sie auf unser psychophysisches Äquilibrium einwirken, ja einwirken sollen. Darum müssen wir Mythologeme haben, so wie die Suchtkranken ihre Suchtmittel haben müssen. Die Tiere dagegen stehen nicht unter dem Zwang und der dynamischen Einwirkung der Mythologeme. Ich habe schon denken müssen, ob unsere Suchtmittel nicht überhaupt ein Ersatz für die Geschwätz-Drogen sind, die man als Mythologeme bezeichnet. »Verrückt machen« kann man die Leute sowohl durch Pillen als auch durch Überzeugungen, die wahnhafter Natur sind. Es wird zum mindesten von »Umstimmungen« die Rede sein dürfen.
Hier bekundet sich die Sonderstellung des Menschen. Genauer müßte ich sagen: Zu den zahlreichen Momenten, die diese Sonderstellung bezeichnen, gehören auch die Mythologeme. Um sich scherzhaft auszudrücken: Der Mensch lebt nicht vom Brot allein, sondern auch von seinen subjektdienlich-heilsamen Überzeugungen. Erst als auf diesem Planeten Lebewesen, und zwar gesellig lebende Wesen, mit einem pathologisch anmutenden Seelen-Binnenleben in die Erschei-

nung traten, d. h. mit einem defizitären, des Wahns bedürftigen inneren Haushalt, wurden diese Einbildungs-Phänomene erforderlich. Da wir im Menschen ein Evolutions-Wesen sehen, muß man annehmen, daß seine Vorfahren ihre ursprünglich-prästabilisierte Harmonie verloren, was man als eine Katastrophe unvorstellbaren Ausmaßes ansehen muß. Die Erdichtung der Mythologeme hat vermutlich den Sinn, neue, in sich harmonisierende Zustände zu begründen, da es kein Zurück gibt.

Die Mythologeme sind auf dem Wege der Tradition auf uns gekommen. Sie bestehen als Notwendigkeit, und zwar als eine gesundheitliche Notwendigkeit. Ich komme zu dieser Aussage vom Standpunkt des Psychoanalytikers und Psychopathologen. Die Tiere bewahrten sich in ihrer Nativität, um nicht zu sagen in ihrer Naivität ihre ursprüngliche Gesundheit, während der Vorfahr des Menschen, wie es scheint, in eine emotionale Misère geriet. Wie man sich das vorstellen soll, lasse ich vorerst unerörtert. Es kommt mir zunächst nur auf die Beschreibung der Tatsachen an: Der Mensch wurde zum Dichter, oder genauer gesagt, zum Erdichter von subjektzentrischen phantastischen Zuordnungen. Es handelt sich um Glaubens-Phänomene, denn »er glaubte es, was ihm einfiel«. Diesen Mangel an Kritikfähigkeit treffen wir auch in den Wahn-Erdichtungen unserer Geisteskranken an. Anders gesagt: Es kristallisieren sich »Überzeugungen« aus. Eben auf die »Überzeugungen«, wie bemerkt, kommt es an. Das gilt für den Wahn unserer Geisteskranken, ebenso auch für die Mythologeme. Man darf annehmen, daß diese in weit auseinanderliegenden Zeiträumen aufgekommen sind. Das Mythologem von der sozialen Gerechtigkeit dürfte erst jüngeren Datums sein, identisch mit dem der Freiheit und Gleichheit. Daß dabei auch die Philosophen als Überzeugungs-Macher im Spiele waren, liegt auf der Hand. Ich könnte mir denken, daß das sogar ihre ureigenste Aufgabe ist.

Diese die Welt verändernden neuen Propheten, die der herrschenden Alpha-Clique zunächst als »falsche« Propheten erschienen, sorgten dafür, daß Omega jetzt Alpha näherrückte. Das ist ohne weiteres verständlich, da es ja Alpha-Absolut so wenig gibt wie Omega-Absolut. Ich habe schon ausgeführt, daß jeder von uns Alpha sein könnte, denn die Voraussetzung ist, wie sich die anderen Mitglieder seiner Sozietät verhalten. »Unter den Blinden ist Omega, der Einäugige, König«. Viele unserer Mitbürger hassen alles, was auf Alpha hinweist, aber sie wissen nicht, daß eben Alpha auch in ihnen selbst liegt, und wenn Alpha in gewissen Situationen soviel wie Tyrannei bedeutet, so ist jedermann der Tyrannei fähig. Die Macht-Versuchung wird von Haus aus immer gegeben sein. Das »verdanken« wir unserer animalischen Basis. Man muß ein neues kritisches Bewußtsein gewinnen, und das bedeutet, daß man sich über sich selber im klaren sein sollte. –

Was der Emotionalität der Vorväter »frommte« – ich gebrauche den Terminus »frommen« nicht von ungefähr –, erwies sich auch für die Nachkommen als subjektdienlich. Selbst wenn es die Mythologem-Traditionen nicht gäbe, so könnten wir sie gleichsam aus wilder Wurzel immer aufs neue erwerben, was andererseits den unablässigen Prozeß einer Entmythologisierung nicht ausschließt. Ich gebrauche hier den Begriff der Entmythologisierung in einem weiteren Sinne als Rudolf Bultmann. Ganz allgemein gesagt sind Mythologeme Paßformen im Rahmen unseres emotionalen Haushalts. Das Mythologem von der Gerechtigkeit z. B., d. h. das »Mythologem von der strafenden Gottheit«, gibt es seit Jahrtausenden, was auch für das »Mythologem von der unabänderlichen Identität« gilt. Shakespeare gebraucht in *Macbeth* die Metapher »gesund wie Marmor«. Damit spielt er auf die »Gesundheit« identisch bleibenden Seins an. Selbst das »Mythologem von Tod und Wiedergeburt« gehört in diesen Zusammenhang. Es wurde bereits bemerkt, daß diese abergläubischen Glaubenssätze, die auf unser Denken und Handeln gemünzt sind, indem sie determinierende, im besonderen kalmierende Wirkung entfalten, in ihren Anfängen auf die Zeit der prophetisch-schamanistischen Stufe unserer Menschwerdung zurückzudatieren sind. Hier handelt es sich um den heilsamen Wahn.

Wie konnte es zu einem »Mythologem von den strafenden Göttern« kommen? Waren die stammeseigenen Alpha-Gestalten nicht gerecht genug? Wir wissen es nicht. Darum erscheint es mir so bedeutsam, »Einblicke in die Werkstatt des Wahns« (Aufsatz VIII/42) zu gewinnen. Man muß von empirischen Gegebenheiten ausgehen, während ich hier lediglich auf die psychoanalytische Assoziations-Methode, d. h. auf meine Intuition angewiesen bin.

Wenn ich trotzdem, obgleich ich hier nicht experimentell vorgehen kann, mich zu dieser Frage äußere, so möchte ich mit allen Vorbehalten sagen: Einmal darum vielleicht kam es zu der Idee von den strafenden Göttern, und zwar gerecht strafenden Göttern, weil wir eine Wahn-Erlebnisbereitschaft in uns tragen, die es als Identische Exekutive selbst bei den Pavianen gibt, wenn diese nachts, d. h. zur Unzeit, in Angst-Zornes-Verfassungen versetzt werden. Ihr Verhalten alsdann weist auf einen unsichtbaren überlegenen Feind hin. Das Moment der Überlegenheit dürfte entscheidend bedeutsam sein. Außerdem werden seitens der Primitiven die Naturgewalten personifiziert, man denke an die »Windsbraut« der deutschen Sprache oder an das »Grollen des Donners«. Das »Gebrüll« eines Gewitters ist eindrucksvoller als Alpha, der es am Imponieren gleichfalls nicht fehlen läßt, aber in diesem Falle zusammen mit Omega in der gleichen Situation ist. Das wäre zum anderen Male das Moment der Überlegenheit: Überlegener selbst als unsere Alpha-Figuren. Vielleicht ist auch die Tatsache im Spiele, daß unsere Alpha-Herren Günstlinge bevorzugen, wie es in dem Bericht von Lawik-Goodall (2) hieß, während die gewaltigen Polterer, vor denen sich sogar unsere Herren fürchten, möglicherweise weniger korrupt sind. Entscheidend bedeutsam ist, daß sich der Mensch Grade einer Vollkommenheit vorstellen kann, die unsere Erfahrungen weit übertreffen. Es liegt in uns ein Trend zum Über-Optimalen.

Es mag mancherlei Wege gegeben haben, wie sich die Götter den Menschen offenbarten. Man wird auch daran denken dürfen, daß die Geister der Verstorbenen noch immer »umgingen«, auch wenn sie längst unter der Erde waren, was mit dem »Mythologem von der postmortalen Ich-Identität« im Zusammenhang stehen dürfte. Es gibt heute noch im Volksaberglauben die »Wiedergänger«, worunter man Tote versteht, die nachts (bezeichnenderweise nachts!) aus den Gräbern steigen, um die Überlebenden zu ängstigen, ihnen z. B. Blut abzuzapfen, oder unter ihnen Opfer auszusuchen, deren Seele sie mit sich in die Totenwelt nehmen. Das »Mythologem von der Totenwelt« scheint sehr alt zu sein: Es wird bei uns kaum ein bronzezeitliches Grab geöffnet, in dem nicht ein kleiner Bronzespieß gefunden wird, der etwa hutnadelgroß, d. h. etwa 30 cm lang ist. Wenn man weiß, daß noch in jüngster Zeit bei uns, wobei ich mich auf C. Seyfarth (3) berufe, in den Nachtstunden seitens ängstlicher Mitbürger Gräber geöffnet wurden, um die Leichen im Grab zu fixieren, ihnen etwa Pfähle durch die Brust zu schlagen, so wird man sich vorstellen können, daß in der Bronzezeit von vornherein die Wiedergängerei bekämpft wurde, indem man dem Toten bereits bei der Beerdigung einen Spieß in das Herz stieß.[1]

Am eindrucksvollsten war möglicherweise die menschliche Bereitschaft, sich von starken Geräuschen einschüchtern zu lassen. Unsere Phon-Überempfindlichkeit war es wahrscheinlich, die uns an unsichtbare, jedoch hörbare Götter glauben ließ. Der Löwe erschien uns wahrscheinlich darum auch als der »König der Tiere«, weil er so weithin schallend brüllt. Die Unteroffiziere auf den Kasernenhöfen verschafften sich mit-

1 Es ist mir ein Rätsel, weshalb die Vertreter der Vorgeschichte nicht auf diese Deutung kommen. Man wird sich doch nicht vorstellen können, daß ihnen der Volksaberglauben vom »Wiedergänger« unbekannt ist. In der angelsächsischen Literatur ist von den Vampiren die Rede, die nachts aus den Gräbern kommen. Es sei an die Dracula-Filme in diesem Zusammenhange erinnert. In einem der letzten Dracula-Filme, den ich sah, schlagen die Experten vor, dem nächtlichen Ungeheuer, das sich gegen den Morgen hin in seinen Sarg zurückzieht, den Längsbalken eines Kreuzes ins Herz zu stoßen, wodurch Dracula fixiert wird.

tels ihrer lauten Stimmen Respekt. Schebesta (4), der sich als Pygmäenforscher einen Namen machte, berichtet, daß er bei den Semang-Pygmäen auf der Malayen-Halbinsel im Zusammenhang mit einem Gewitter-Erlebnis einem moralischen Skrupulanten begegnete: Ein junger Mann klagte sich an, weil er am gleichen Tag, noch bevor das Gewitter ausbrach, über einen Hund gelacht hatte. Das Tier zeigte das gewisse Verhalten, über das auch wir zu lachen pflegen und das wir als »Schlittenfahren« bezeichnen. Als dann in der Nacht Karei, der Donnerer, über den Urwald hinzog, sozusagen auf seiner Inspektionsreise begriffen, sprang der junge Mann hinter seinem Windschirm hervor und beichtete diese Sünde. Er sah seine Heiterkeit als Schuld an, während andere, die zur Publik-Beichte vortraten, handfeste Sünden vorbringen konnten. Es fiel dem jungen Mann diese vermeintliche Sünde ein, als er akustisch so stark beeindruckt wurde.[2] Da Alpha, wie einleitend schon bemerkt wurde, »eine laute Stimme im Hals« (Nietzsche) hat, wirkt er auf die »blöde Demütigkeit«. Es werden seitens der Menschen nicht nur die Naturgewalten personifiziert, sondern auch die Gewalten, die man als Schicksals-Gewalten bezeichnen könnte. Goethe sprach von den »himmlischen Mächten«, wobei er diese Gewalten meinte, denen die strafende Gerechtigkeit zukommt: »Ihr führt ins Leben uns hinein und laßt den Armen schuldig werden, dann überlaßt ihr ihn der Pein, denn alle Schuld rächt sich auf Erden.« Bezogen auf den Studenten Leo hieße das: Ihr gabt

2 Auch unsere Haushunde zeigen Reaktionen, die man als Ausdruck der Schuld-Angst bezeichnen könnte. Wenn der Hund in der Küche z. B. eine Wurst »gestohlen« und aufgefressen hat, verrät er sich sofort, wenn die Haushälterin nach der Tat die Küche betritt: Er pflegt dann einen krummen Buckel zu machen und den Schwanz einzuziehen. Dieses Verhalten deutet auf einen bedingten Reflex (Pawlow) hin. Das Tier zeigt, sobald es seiner Erzieherin ansichtig wird, die gleiche Haltung, die es zum Ausdruck bringt, wenn es von dieser verprügelt wird. Anders gesagt: Das Subjekt weist damit, daß es diese Pose einnimmt, auf seine »Sünde« hin. In Analogie dazu wäre zu sagen: Für die Pygmäen ist das Donnern Ausdruck eines Zorns, nämlich des göttlichen Erzieher-Zorns. Sofort, wenn sich Karei der Donnerer nähert, fallen ihnen ihre Sünden ein. Ausdruck der Schuld-Angst.

ihm dieses Nervensystem mit auf den Weg, das die Voraussetzung seiner Übermüdungs-Schlaflosigkeit war. Außerdem war er mit einem Ausmaß von Geilheit (Libido sexualis) begabt, mit dem er nicht fertig wurde. Wenn er dann masturbierte, um nachts den Schlaf zu finden, sucht ihr ihn mit Schuldgedanken heim. In Sätzen wie diesem bezeugt sich ein Trotz, aber man kann nicht sagen, daß der Student eine Gegenklage wie diese zu denken wagte. Er nahm die Schuld auf sich, und er war bereit, sich dafür strafen zu lassen. »Strafe muß sein«, lautet eine sprichwörtliche Redensart, die bei uns noch allenthalben kursiert.

G. van der Leeuw (5) sprach in seiner *Einführung in die Phänomenologie der Religion* den Gedanken aus, daß die Götter als »Spätankömmlinge« zu gelten haben. Vor ihrem Erscheinen bereits gab es Heils-Überzeugungen. Den Terminus »Mythologeme« gebraucht er nicht. Mit anderen Worten: Bereits in der Zeit, noch bevor Götter im Spiele waren, erwiesen sich gewisse emotionale Korrektive als notwendig-nützlich. Dieselben Fanatiker, die sich im besonderen auf die Beachtung und Pflege der Mythologeme spezialisiert hatten, die man als die uranfänglichen bezeichnen darf, waren vermutlich später die Mittler zu den Göttern, d. h. die frühesten Schamanen. Es sei hier an den Eskimo-Schamanen im Aufsatz VII/34 erinnert. Mit anderen Worten: Noch bevor es Mittler dieser Art gab, d. h. noch vor der Zeit der Götter, blühten bereits die Mythologeme. G. van der Leeuw weist im besonderen auf das »Mana« hin.

Interessant wäre, wenn man uns sagen könnte, seit wann auf diesem unserem Planeten Mythologeme gängige Münze wurden. Ich stelle mir tatsächlich eine Art Währung vor, sozusagen eine Währung festliegender, identischer Überzeugungen, die sich allenthalben, wo es Menschen gibt, ausbreiteten. Es kommt mir auf eine Datierung an: Der Etat eines naiven Daseins wurde überschritten, man könnte auch sagen: er kam in Unordnung, als unsere Vorfahren die Stufe überschritten, die etwa der Stufe des Orang Utans oder des Schimpansen vergleichbar war. Das Bedürfnis nach den Artefakten, die ich einer Währung verglich, kam auf, als sich der sog. binnenseelische Haushalt unserer Vorfahren änderte, wobei sich gewöhnlich auch sog. nervöse Erscheinungen bezeugen. Da mich hier nur die Frage der Datierung interessiert, zunächst aber nicht der ökonomische Zuordnungs-Zusammenhang, weise ich darauf hin, daß man seit der Zeit von Mythologemen sprechen kann, seit es »magische Zuordnungen« gab. Es ist bekannt, daß der Peking-Mensch als Kopfjäger gelten muß. Hier haben wir es möglicherweise mit dem allerfrühesten Mythologem zu tun. Er tötete und verzehrte, im Gegensatz zu den Menschenaffen – Orang Utan, Schimpanse, Gorilla, Gibbon – seinesgleichen. Die Kopfjägerei, die man als magisches Verhalten kennzeichnet, setzt eine wahnhafte Überzeugung voraus, nämlich die Überzeugung, daß es – mit Shakespeare zu reden – eine »marmorne Gesundheit» gibt, die sich übertragen und damit erwerben läßt. Man kann, anstatt das Wort »Gesundheit« zu gebrauchen, auch von Kraft oder Macht sprechen, vielleicht sogar von Prestige. Es ist bemerkenswert, daß die Ethnologen und Religionspsychologen erst seit dem Jahre 1891 über einen Terminus verfügen, der diese transportable Kraft bezeichnet: Der englische Missionar Codrington brachte das Wort »Mana« in den wissenschaftlichen Sprachgebrauch. Es wurde einer der melanesischen Sprachen entnommen.

Der Affenmensch von Peking gewann, wenn ich den germanischen Ausdruck für »Mana« gebrauchen dürfte, »Heil«, indem er seinesgleichen umbrachte und etwa das Gehirn des getöteten Artgenossen verzehrte. Dem Begriff »Heil« kam im Seelenbinnenleben unserer Vorfahren, und das bedeutet zugleich, im Umgang miteinander, eine hohe Bedeutung zu: Wir lesen bei Grönbech (6), daß bei ihnen die sublimierten Formen des Mana-Heils gängige Münze waren. So hören wir, wie König Harald der Strenge, der in Norwegen regierte, in diesem Sinne Psychotherapie trieb: Als nämlich eine Frau zu ihm kam, deren Sohn das Gedächtnis verloren hatte, riet er ihr, sie möchte diesen im Bett des königlichen Prinzen schlafen lassen, und in der Tat, dieser Schlaf erwies sich als ein Heil-Schlaf. Das Königs-Heil stand besonders hoch im Kurs. Anderseits war auch das Heil der Kinder begehrenswert: Jugendkraft und Heil der gesundheitlichen Bewahrung, nämlich der Bewahrung vor den Prozessen des Alterns, gewann man, wenn man einem Kind einen Finger oder einen Zeh abbiß. Als die Norweger bereits »christianisiert« waren, mußten Gesetze erlassen werden, um der brutalen Art einer Mana-Übertragung Einhalt zu gebieten (7, 8). Dieser Methode kam ein kannibalistischer Akzent zu. Ich habe mir auch gedacht, wenn ich in den Pygmäen-Höhlen an den Wänden die Hand-Abdrücke der eiszeitlichen Menschen sah, daß die nicht selten zu beobachtenden Hände, bei denen ein Finger fehlt, auf Heils-Erwerb im Sinne des nordeuropäischen Kannibalismus hinweisen. Um wenigstens anzudeuten, wie sich das Mythologem von der übertragbaren Gesundheit noch in unseren Tagen findet, deute ich auf den Aberglauben hin, der darin zu sehen war, daß es vor wenigen Jahren bei uns in Westdeutschland Firmen gab, die angebrütete Eier in Umlauf brachten, deren Verzehr angeblich den gesundheitlichen Status erhöhte. Daß es diese Eier, die uns embryonale Potenzen vermitteln, heute nicht mehr zu kaufen gibt, hängt damit zusammen, daß sie als »verdorbene Lebensmittel« im Sinne des Gesetzes gelten. Alpha, die Ministerialbürokratie, hat diesem Treiben ein Ende gesetzt. Man wird diese Auswirkungen des Mythologems von der übertragbaren Gesundheit, die es noch heute bei uns gibt, als ein wenig peinlich empfinden. Wenn ich auch nicht behaupte, daß wir direkt vom Peking-Menschen abstammen, der vor 700 000 Jahren gelebt hat, so nehme ich doch an, daß unsere Vorfahren ebenso wie dieser Affenmensch »des Heils bedürftig« waren. Jetzt gewinnt der Begriff »Paläoanthropologie« eine neue Beleuchtung: Da der Peking-Mensch zu den Affenmenschen gehörte, ebenso wie der Java-Mensch, kann man dieses Mythologem als pithekanthropologisch, d. h. als affenmenschlich bezeichnen. Vulgär ausgedrückt: So tief sitzen wir noch in der Patsche. Alfred Adler, der zur ersten Psychoanalytiker-Generation gehörte, war zu der Erkenntnis gekommen, daß neben dem Sexus der Tendenz zur Macht, d.h. dem Prestige-Streben, in unserem Dasein eine grundlegende Bedeutung zukommt. Unsere Status-Symbole bezeugen es. Wie die afrikanischen Häuptlinge imponierende Viehherden halten, obgleich die Kühe nicht gemolken und für die Volksernährung nicht geschlachtet werden, so halten wir uns Automobile, auch diejenigen unserer Mitbürger, die sie nicht unbedingt brauchen. Wir müssen uns damit, ebenso wie die Häuptlinge mit den Rindern, »ein Ansehen geben«. Wenn inzwischen der Kult mit den angebrüteten Eiern auch hinter uns liegt, so wird man dennoch nicht sagen können, auch die hypochondrische Angst wäre inzwischen ausgestanden. Ich könnte mir denken, daß es sich bei unserem gegenwärtigen Trend zur Pornographie u. a. um die Gesundheit handelt: Die Victorianisch-Wilhelminische Ära, die durch Prüderie gekennzeichnet war, galt als krankmachend, im besonderen konnte Freud die hysterischen Neurosen darauf zurückführen. Jetzt sind wir aufgeklärt und auf dem Weg zur Emanzipation, und der Zug zur Pornographie beweist uns, wie »gesund« wir inzwischen sind.

Ich könnte mir denken, daß der Sexus-Trend wieder umschlagen könnte, wenn etwa Wissenschaftler aufstünden, die die neue Überzeugung stiften, daß dem geschlechtlichen Sich-Ausleben eine frühzeitige Vergreisung oder sogar Verblödung folgt. Außerdem hat »die Wissenschaft erwiesen«, daß die Herzinfarkte mit dem Hypersexualismus zusammenhängen. Man schwört noch immer auf die Propheten, nur müssen es neuerdings die Vertreter der alleinseligmachenden Wissenschaft sein. Neue Gesundheits-Überzeugungen können sich ohne weiteres manifestieren, weil wir ständig mit der hypochondrischen Angst zusammenzuleben gezwungen sind.

Bei alledem wollen wir die Mitwirkung derer nicht vergessen, die aus allen Trends Kapital schlagen. Sie sorgen für die Reklame. Das zeigte sich bei der Propagierung der faulen Eier und zeigt sich nun in der Ausbreitung der Pornographie. Es ist interessant, daß selbst bei diesen Profitmachern – man bezeichnet Leute dieser Art neuerdings als »clever« – gesundheitliche Tendenzen, wenn auch in einem weiteren Sinne, im Spiele sind: Sie machen sich auf ihre Weise »gesund«.

Inzwischen kennen wir eine Anzahl von Mythologemen, die nicht nur das Dasein des einzelnen Subjekts determinieren, sondern auch weltgeschichtlich bedeutsam sind, indem sie die Politik bestimmen. Ich denke an das »Mythologem vom großen Reich«, das in den Köpfen vieler Staatsmänner spukt oder spukte. Mit Stolz konnte der sog. Mann von der Straße sagen: Civis Romanus sum. Es erhöht das Selbstwert-Bewußtsein, ein Römer zu sein, während die anderen nur Barbaren sind. Hochbedeutsam ist auch das bereits erwähnte Mythologem von der Gerechtigkeit. Als ob es Gerechtigkeit »von sich her« (Heidegger) gäbe. Ich gehe nicht auf das Thema der sozialen Gerechtigkeit ein, d. h. auf die Konsumgüter-Verteilungs-Gerechtigkeit, sondern fasse allein die Straf-Gerechtigkeit ins Auge: Leo, der masturbierende Student, hatte es nicht mit der sozialen Gerechtigkeit zu tun, auch nicht mit der Wehr-Gerechtigkeit oder der Steuer-Gerechtigkeit, sondern mit dem Begriff der Sünde. Der fundamentale Satz der Straf-Gerechtigkeit lautet: Schuld verlangt Sühne. Nur nebenbei sei erwähnt, daß es auch bei den Griechen Straf-Dämonen gegeben hat, nämlich die Erinnyen.

»Ist das vielleicht eine Gerechtigkeit?«, diesen Ausruf konnte man im Kriege nicht selten hören. Darauf hätte man den verdrossenen Kameraden antworten können: »Hattet ihr denn Gerechtigkeit allen Ernstes erwartet?« Die Politiker behaupten zwar, es handle sich um »einen gerechten Krieg«, aber das war eben die Frage, ob es »gerechte Kriege« überhaupt gibt. Wenn – ich erinnere mich vieler Gespräche als Soldat während des Ersten Weltkriegs – einer von uns ums Leben kam, der als ein »anständiger Kerl« oder als »lieber Junge« galt, so war das in den Augen der Freunde »keine Gerechtigkeit«. Hätte die Granate einen anderen zerreißen sollen? Wen vielleicht? Man sah in der Gerechtigkeit eine göttliche Ordnung. »Ich glaube nicht mehr an Gott«, diesen Satz habe ich mehr als einmal gehört, wenn einer der Freunde getötet wurde.

Es gibt Menschen, die sich trotz ihres Protestes gegen die ungerechte Welt und Umwelt den Gedanken »nicht leisten« können, das Mythologem von der Ewigen Gerechtigkeit einfach für eine Erdichtung zu halten. Nietzsche würde von einem »Dichter-Erschleichnis« sprechen. Daß die Mythologeme letzten Endes religiöse Phänomene sind, liegt auf der Hand. Ein Zwang bindet das Subjekt an sein Mythologem, nämlich derselbe Zwang, der den Fanatiker zwingt, sich selber treu zu bleiben. Treue dieser Art ist kein Verdienst, sondern eine Notwendigkeit, die man beinahe als stoffwechselbedingt bezeichnen könnte. Für diese Phänomene, die nach der gewissen Zäsur über uns kamen, gilt, was für die Natur im allgemeinen gilt. Ich erinnere an den Vers des Dichters Horaz, der zum Ausdruck bringt, daß man die Natur nicht »austreiben« kann: *naturam expellas furca, tamen usque recurret.* Anders gesagt: Die Mythologeme sind gleichsam gesundheitliche Notwendigkeiten, so daß man von unserer »zweiten Natur« sprechen könnte. Wenn ich sage, daß diese Menschen »es sich nicht leisten können«, ein bestimmtes Mythologem über Bord zu werfen, so weist die Redensart gewissermaßen auf einen Haushalt hin. Mit anderen Worten: Die Emanzipation aus dem Status der pithekanthropologischen Mythologen-Frömmigkeit wird von diesen Menschen als ein Luxus empfunden, den sie sich »nicht leisten« können. Das wäre der Entmythologisierungs-Luxus.

Es erübrigt sich zu sagen, daß das Problem der Schuld (Sünde) und Sühne (Strafe) und das Mythologem von der Gerechtigkeit identisch sind. Die Strafe soll »eine gerechte Strafe« sein, als ob es eine Adäquatheit gäbe. Ich weise darauf hin, daß die Juristen mit dem Symbol der Waage operieren. Waage = Gerechtigkeit, auf diese Gleichsetzung werde ich im II. Band zurückkommen.

Der zwangsneurotisch-skrupulantische Student zweifelte nicht daran, daß er in Schuld verstrickt, d. h. in einer Situation der Ausweglosigkeit sei. Er »konnte es sich nicht leisten«, das Mythologem von Schuld und Sühne aufzugeben. Richtende, strafende Mächte gehörten zur Ordnung seines In-der-Welt-Seins. Sein Skrupulantismus wurzelte in der Idee von der Straf-Gerechtigkeit, und wenn wir die Etymologie des Wortes »Skrupel« (scrupulum) nachgehen, werden wir zum Gleichnis von der Waage geführt. Es ist ein Zwang, dem er ausgesetzt war, so wie aller Fanatismus ein Zwang ist. So mußte man im Falle dieses Menschen nicht nur von seiner Leidensfähigkeit, sondern sogar von seiner Leidenswilligkeit oder Leidensbereitschaft (Stimmung) sprechen. Diese Stimmung gehörte zu seinem emotionalen Inventar: So war dieser Mensch »eingerichtet«.

Der »Wahn von der Straf-Gerechtigkeit« bekundet sich sinnfällig-ausdrucksvoll, wenn ein Selbstmörder einen Brief hinterläßt, in dem zu lesen ist, wer ihn in die Situation der Ausweglosigkeit brachte. Nicht, daß der Erhängte von der irdischen Justiz eine Vergeltung erwartet, aber die gewissen himmlischen Mächte, numinose Gewalten, werden seinem Widersacher die Schuld heimzahlen, die er ihm zuschreibt. Es gibt Selbstverstümmelungen, die auf das Konto eines anderen Menschen fallen: A. von Le Coq (9) berichtet, wie ein Landstreicher sich ein Ohr abschnitt, weil er sich von einem wohlhabenden Kaufmann benachteiligt fühlte. Nun leidet er, aber die numinosen Mächte der Gerechtigkeit werden abrechnen mit diesem Kaufmann. Hier handelt es sich um eine wahnhafte Überzeugung. Er kann sich alsdann noch das andere Ohr abschneiden und schließlich Selbstmord begehen. Die Strafe wird auf den fallen, der ihn in die Verzweiflung getrieben hat. Auch der Hungerstreik gehört zu den Selbstverstümmelungen heidnisch-primitiver Art. Es handelt sich bei diesen Machenschaften letzten Endes um eine Erpressung. Der damals in Indien in Garnison stehende englische Oberst Yule berichtet in »Hobson-Jobson«, dem berühmten Glossar anglo-indischer Redensarten, was unter »traga« zu verstehen ist: »Der Benachteiligte verstümmelt oder tötet sich selbst oder ein Mitglied seiner Familie, um auf diese Weise die göttliche Rache auf das Haupt seines Feindes zu lenken«.

Es sind Fragen eines inneren emotionalen Haushalts, d. h. daß sich eine Hoffnung auf die ewige Gerechtigkeit immer aufs neue einstellen kann, wenn auch die Erfahrung lehrt, daß es viel Ungerechtigkeit in dieser Welt gibt. Es ist tröstlich zu wissen, daß wenigstens oben, über den Sternen, eine Gerechtigkeit waltet. Wenn dieses unser Dasein auch als ausweglos anmutet, so gibt es dennoch Hoffnung. Man wird sagen können, daß das Mythologem von der Gerechtigkeit mit dem einer Hoffnung verbunden ist. Da die Ausweglosigkeit schwer zu ertragen ist, stellt sich nun diese Hoffnung ein. »Laß alle Hoffnung fahren«, stand über dem Eingang zu Dantes »Hölle«, während über unserem Erden-Dasein zu lesen ist: Es gibt eine göttliche Gerechtigkeit. Die Situation der absoluten Ausweglosigkeit, das ist die Erfahrung der Verhaltensforschung, zieht ohnehin Selbstmord-Impulse herbei, aber die korrigierende Emotion lautet alsdann, daß diesem Tod ein Nachspiel folgt, nämlich das Nachspiel der Rehabilitation. Hier begegnet uns die Märchen-Tendenz, die uns in dem Märchen von der »Frau Holle« (KHM 24) entgegentritt: Bevor das Mädchen durch den Brunnenspiegel in die Unterwelt fiel, wurde es von der Stiefmutter ungerecht behandelt; sein Dasein war eine Qual, während es die faule Trine gut hatte. Zum Schluß wird dem vordem gequälten Mädchen die volle Genugtuung zuteil. Das ist das Mythologem von der Leistungs-Gerechtigkeit: Ende gut, alles gut. Vom Tier her gesehen, angenommen, dieser Standpunkt wäre vorstellbar, muten die Mythologeme als ein Selbstbetrug an. Nietzsche meinte, daß der Mensch, vom Tier her gesehen, als das Tier anmutet, das »den gesunden Tierverstand verloren« hat. Man wird allerdings zugeben müssen, daß auch die Tiere »Auswegs-Möglichkeiten nach oben« in ihrem Kalkül haben: Die Paviane z. B. trinken nur aus Quellen resp. Gewässern, in deren Nähe Bäume stehen.

Sollte der Leopard unerwartet erscheinen, so können sie sich nach oben absetzen. »Das Heil liegt oben«, dieser Satz scheint im Primaten-Einmaleins allgemein zu gelten. Ich habe in Afrika, und zwar beim Nantwich-Camp südlich des Sambesi, in einem kleinen Haus gewohnt, das oberhalb eines Stausees lag: Die Paviane fanden sich genau an der Stelle des Ufers ein, wo einige Bäume standen. Nie sah man sie an dem baumlosen Strand, der sich weithin erstreckte.

Ich möchte hier bereits, wenigstens in einer Andeutung, ein Wort über die paläoanthropologische resp. pithekanthropologische Katastrophe sagen, die uns – wie mir scheint – in die emotionale Misère gestürzt hat: Ich bin mit Adrian Kortlandt der Meinung, daß das Dasein in der Baumlosigkeit, das uns die Flucht nach oben nahm, entscheidend bedeutungsvoll war. Ich werde im II. Band darauf des näheren eingehen. Der Satz, daß das Heil (= Ausweg, Hoffnung) oben liegt, scheint mir von grundlegender Bedeutung zu sein. Wir haben das Urwald-Schimpansen-Paradies verlassen und sind nun gleichsam »in die baumlose Savanne geworfen«, »in das Labyrinth unserer baumlosen (= hoffnungslosen) Ausweglosigkeit«.[3]

3 Der Psychiater und Psychotherapeut C. A. Meier (10) weist darauf hin, daß es bei Geisteskranken die Labyrinth-Angst, d. h. die Angst der Ausweglosigkeit gibt. Kerényi verweist in seinen *Labyrinth-Studien* (11) auf diese Krankengeschichte. Bemerkenswert in dem umfangreichen Material, das uns K. Kerényi vorlegt, ist die Tatsache eines Zusammenhanges zwischen dem Labyrinth und Kranich-Tänzen (Kraniche führen in ihrer Balzzeit tatsächlich tanzartige Bewegungen aus!). Ich stehe unter dem Eindruck, daß es sich hier um ein altes Mythologem handeln könnte, nämlich um das »Mythologem von dem oben liegenden Heil«: Vögel können sich in die Luft erheben, wenn sie in Situationen der Ausweglosigkeit sind. Es ist sehr kühn, hierbei an die Kortlandsche These zu denken, daß der Mensch, als er in der baumlosen Landschaft lebte, in eine innere Bedrängnis geraten mußte. Wer befreit uns aus unserem Labyrinth? Man müßte sich in die Luft erheben können, nachdem uns die bewußte Tendenz zur Vertikal-Flucht infolge der Baumlosigkeit als sinnlos erscheinen muß. Die Züricher Patientin C. A. Meiers hatte während ihres Labyrinth-Erlebens zugleich Erlebnisse einer »Levitation«. »Wer das erleidet«, liest man bei Kerényi, »fühlt die Tendenz, sich vom Boden zu erheben, als ob ihn ein kräftiger Wind packen würde.« Soweit meine Interpretation, die sich auf Aussagen Meiers und Kerényis stützt.

Wenn man die Mythologeme, die unseren emotionalen Haushalt ausgleichen wollen, unter einen Generalnenner stellt, so könnte man an die bitteren Medizinen erinnert werden, die sich in den Apotheken finden. Den Apothekern steht das Recht zu, ihnen Geschmacks-Korrigentien zuzusetzen. Man muß die Bitterkeit oder Widerlichkeit nicht unkorrigiert schlucken. Dieser »Heroismus« wird von keinem Menschen erwartet. Trotzdem ist es noch schlimm genug. Man könnte auch an den Falschspieler in Lessings *Minna von Barnhelm* erinnert werden, der gleichfalls vom »Korrigieren« spricht. Er verfügt über Tricks, die man als subjektdienlich bezeichnen könnte: *corriger la fortune.* So stehen wir, verglichen mit den Tieren, die ihrem Repertoire naiv ausgeliefert sind, als Falschspieler da. Man könnte auch von einer Hochstapelei sprechen, wenn man sieht, wie sich das Subjekt einbildet, daß Götter in seinem Dienst stehen, die die Bösewichte bestrafen. Man kann nun, ohne sich selber rächen zu müssen, in der Situation seiner Ausweglosigkeit Selbstmord begehen, denn man weiß, daß die Götter rächend ausgleichend eingreifen werden. Diesen Modus der Selbsttötung kann man bei uns antreffen. Die vielzitierte Anekdote von dem kleinen Jungen, der sich im Winter die Hände mit dem Hinweis erfriert, daß seine Mutter ihm die Handschuhe vorenthielt, gehört in diesen Denkzusammenhang. Nicht er, aber die Mutter wird es büßen müssen. So begeht er Selbstverstümmelung.

Es gibt eine Rache-Gerechtigkeit, die auch beim Menschen beobachtet werden und auch im Verhalten des Menschen sich generalisieren kann. Wenn wir Götter erfunden haben, die uns rächen, so haben wir uns Überzeugungen ausgeliefert, die wir als tröstlich empfinden müssen. Durch unser Wohlverhalten gelten wir für sie als Lieb-Kind, umso mehr werden sie bereit sein, uns zu rächen, wenn es offenbar wird, daß meine Mitbürger mich in eine Situation der Ausweglosigkeit und damit zum Selbstmord getrieben haben. Daß wir von einem »Gerichtsherrn« sprechen, geht darauf zurück, daß es früher tatsächlich Herren waren, die Gericht hielten. Aber auch bei

den Tieren sind es die Herren, denen die Exekutive zusteht: Rudolf Schenkel berichtete mir, daß er im Basler Zoo Zeuge wurde, wie ein männlicher Hamadryas-Pavian ein Weibchen strafte, das eine Mohrrübe entgegengenommen hatte, die ihr ein Besucher zugesteckt hatte. Das Vorrecht, Nahrung seitens der Zoo-Besucher entgegenzunehmen, kam nur ihm zu. Die anderen Weibchen respektierten diese Ordnung. Bevor er eine Mohrrübe verspeiste, pflegte er sie mittels der Zähne zu schälen. Er aß nur das sog. Herzstück, während die botmäßigen Weibchen die Schalen verzehrten. Die unbotmäßige Frau wurde empfindlich gestraft: Er fiel über sie her und biß ihr ein Loch in das Fell des Rückens. »Strafe muß sein«.
Ob man es wahrhaben will oder nicht, man muß diese Affen-Strafsache mit dem Verstoß des Weibchens in einen Zusammenhang bringen, den es sich »zuschulden kommen« ließ. Es wurde eine Norm verletzt. Von seiten Alphas, des Hamadryas-Mannes, handelte es sich um ein Anstoßnehmen (Mobbing), dem zugleich ein Akzent der Rache zukam.
Daß auch der Mensch heute noch »straft«, darf als bekannt gelten. Es scheint, daß er damit einer drohenden Anarchie begegnet. Auch seine Rechtsordnung weist auf Normen hin, die nicht verletzt werden dürfen. Es wird angenommen, daß unsere Gerechtigkeit zu den Phänomenen gehört, die »von sich her« (Heidegger) existieren. In Wahrheit dürfte es sich um unsere Instinktsphäre (Biologische Radikale) handeln, zugleich aber um mythologische, spätere Überformungen. Richter und Gesetzgeber sind in jedem Falle sog. hohe Herren. Außerdem gibt es noch immer den himmlischen Gerichtshof der strafenden Mächte, an den sich die Selbstmörder wie an ein Appellations-Gericht wenden, indem sie etwa auf einem Zettel hinterlassen, wer sie in den Tod der Ausweglosigkeit getrieben hat. Auch die einen anderen Menschen anklagende Selbstverstümmelung – im besonderen von seiten der Kinder – beobachten wir heute noch.

Literatur

1 R. Bilz: Psychotische Umwelt. Versuch einer biologisch fundierten Psychopathologie, Stuttgart 1962
2 J. van Lawik-Goodall: My Friends – The wild Chimpanzees, Washington 1967
3 C. Seyfarth: Aberglaube und Zauberei in der Volksmedizin Sachsens, Leipzig 1913
4 P. Schebesta: Mündliche Mitteilung
5 G. van der Leeuw: Einführung in die Phänomenologie der Religion, München 1925
6 W. Grönbech: Kultur und Religion der Germanen, Hamburg 1937/1938.
7 Gehring: Über Weissagung und Zauber im nordischen Altertum (Rektoratsrede), Kiel 1902
8 Aeldre Borgathings-Christenrett. Norges gamle Love I (Handschriften des 14. Jahrhunderts)
9 A. von Le Coq: Von Land und Leuten in Ostturkistan, Leipzig 1928
10 C. A. Meier, Zbl. Psychother. XI, 284 ff.
11 Karl Kerényi: Labyrinth-Studien, Zürich 1950
12 R. Schenkel: Mündliche Mitteilung

41. Das Mythologem vom Tod und von der Wiedergeburt

(Fortsetzung der Krankengeschichte Leo)

Wir leben in einer Welt der tradierten Mythologeme, und jeder von uns ist Erlebnis-Mittelpunkt in dieser seiner Welt. Einschränkend wird man sagen müssen, daß unsere Empfindlichkeit und Empfänglichkeit individuell-spezifisch ist. Mehr oder weniger sind wir auch den ganz alten Mythologemen noch verbunden. Von den Menschen z. B., die wir als zwangsneurotisch-skrupulantisch bezeichnen, darf man annehmen, daß sie den ganz alten, unbarmherzigen Göttern dienen, auch wenn sie als praktizierende Christen gelten.[1] Zum Repertoire der menschheitsgeschichtlich alten Mythologeme gehört auch das vom »Tod und der Wiedergeburt« sowie das von der »Ewigen Wiederkunft«. Die Anfälligkeit gegenüber den Mythologemen würde ich unter »Daseinsanalyse« verstehen, abgesehen von unserer Abhängigkeit von den biologisch-animalisch begründeten Identischen Exekutiven.

Prima vista, wenn man sich nicht um eine Differenzierung bemüht, könnte man meinen, daß das »Mythologem von der Ewigen Wiederkunft« und das »Mythologem vom Tod und

1 Man kann daraus, daß ein Mensch als Kind christlicher Eltern eine christliche Erziehung erfahren hat, nicht den Schluß ziehen, daß die Gottesvorstellung und das Verhalten dieses Menschen identisch sei mit dem eines Christen, dessen Gott der väterlich-barmherzige Gott ist. Es gibt offenbar Menschen, deren Gottes-Erlebnisbereitschaft strengeren, strafenden Göttern gemäß ist. Hier käme das Moment der Angemessenheit zur Geltung, die auf eine entsprechende Konstitution schließen läßt. Der Donnergott Karei, bei dessen Gebrüll die Pygmäen öffentlich beichten, dürfte in die Gruppe der strengeren Götter gehören (Gebrüll = Zornesgebrüll), ebenso auch die Götter oder Dämonen, auf die sich die Selbstmörder berufen, von denen von Le Coq berichtet. In Ostasien scheinen diese strafenden Götter besonders bekannt zu sein, aber auch bei uns gibt es Selbstmörder, die sich auf Götter dieser Art berufen, wobei sie sich den christlichen Gott in dieser Rolle vorstellen. Daß von Ostasien her neuerdings der Verbrennungs-Selbstmord bei uns »Schule macht,« ist kein Zufall.

der Wiedergeburt« nichts als zwei Namen für das nämliche Mythologem sind. Bei näherem Zusehen jedoch wird man zu folgender Unterscheidung kommen: die Konzeption vom Tod und der Wiedergeburt (Wiederkunft) besagt, daß ich sterbe und zurückkomme, während die Welt noch immer dieselbe oder annähernd die gleiche ist. Dagegen das Mythologem von der Ewigen Wiederkunft bringt zum Ausdruck, daß der Schauspieler mit seiner Bühne verbunden bleibt: Sein Dasein verschwindet, und mit diesem seinem Dasein verbunden kehrt er zurück, und wenn es nach Billionen und Aberbillionen von Jahren wäre. Ich bleibe der Mittelpunkt meines Kreises, und zusammen mit diesem Kreis lösche ich aus und kehre ich wieder.[2]

Ausgerechnet Leo, der zwangsneurotisch-skrupulantische Student, dem, als er die Masturbation unterbrach, der Wadenkrampf wie ein Blitz widerfuhr, war von einem zweiten Mythologem erfüllt, das ich allerdings zunächst nicht durchschaute. Ich darf zu meiner Entschuldigung sagen, daß damals, in den dreißiger Jahren, die Psychoanalyse den Stand noch nicht erreicht hatte, der mir den Einblick in die unbewußt-imaginäre Umwelt dieses Menschen heute ermöglicht. Damals stand uns diese Optik nicht zur Verfügung. Daß die Lehre von den subjektdienlichen Mythologemen in den Rahmen der psychoanalytischen Forschung und Therapie fällt, wird man nicht bestreiten können. Was heißt »Analyse«, wenn nicht auch die Differenzierung der Als-Ob-Fiktionen menschlichen In-der-Welt-Seins interessant ist? Mit der sog. Libido allein kann es sein Bewenden nicht haben.

Leo hatte als Kind an einer Gewitter-Angst gelitten, die sich über einige Jahre hinzog. Auch Dunkel-Angst und abendliche Einschlaf-Störungen hatten ihm zugesetzt. Heute würde man vielleicht von einer »Angst der Nachtfeind-Gewärtigung«

2 Man könnte an die Umweltlehre J. von Uexkülls erinnert werden, wenn man der Konzeption folgt, die sich in dem Mythologem von der Ewigen Wiederkunft ausdrückt. Interessant ist die Tatsache, daß es in Westafrika eine Schrift gibt, nämlich die sog. Bamum-Schrift, in der das Pronomen »ich« in folgender Weise dargestellt wird: ◉ (1).

sprechen. In der Gewitter-Angst manifestieren sich die zornig-unbarmherzigen Götter. Vielleicht müßte man sagen, daß sich in diesen Ängsten bereits die Konstitution des Subjekts bezeugte.
Daß der streng erzogene Student Leo es mit den strafenden, und zwar gerecht strafenden, Göttern hielt, wurde bereits gesagt. Es gab früher in Deutschland eine Redewendung, die etwa auf einen Lehrer oder eine Ordensschwester bezogen war: »streng, aber gerecht«. Ich habe diese Formel seit vielen Jahren nicht mehr gehört. Es gibt Götter, denen es in Verbindung mit Zucht und Ordnung auch auf die Reifung (Individuation) ankommt. »Wer nicht geschunden wird, wird nicht erzogen« oder »Vor den Erfolg setzten die Götter den Schweiß«, Wendungen wie diese deuten auf die erzieherischen Götter hin. In diesen Zusammenhang gehört auch das Moment der Askese und Manneszucht: Leo meinte, daß ihm die Masturbation gesundheitlich schade, aber vielleicht war es noch mehr die Beeinträchtigung seines Selbstwert-Gefühls, da er in der geschlechtlichen Selbstbefriedigung eine lausbübische Unart sah. – Diesen Göttern ergeben zu sein, bedeutet, von ihnen neidlos gefördert zu werden: »Carior est illis (den Göttern) homo quam sibi.«[3]

3 Im Garten des Rubens-Hauses in Antwerpen findet sich ein Säulengang. Über einem der Schlußsteine einer Säule, in eine sog. Kartusche eingemeißelt, liest man den folgenden Text, der Juvenals *Satiren* entnommen ist: »Permittis ipsis expendere numinibus, quid conveniat nobis, rebusque sit utile nostris. Carior est illis homo quam sibi« (»Überlaßt es den Göttern zu entscheiden, was uns gemäß und nützlich ist. Sie lieben die Menschen mehr als wir selbst«). Wenn ein hochtalentierter Mann wie P. P. Rubens ausgerechnet diese lateinischen Zeilen aus den *Satiren* auswählte, um sie täglich vor Augen zu haben, darf man den Schluß ziehen, daß er sich ständig einhämmern wollte, wie er in der Geborgenheit der Götter steht. Weit mehr als die Menschen sind sie auf seine Notwendigkeiten bedacht. Man muß es dieser numinosen Regie überlassen, was sie vorhat mit uns. Das, was wir als das innere Ingenium bezeichnen, ist Ausdruck dieser auf unsere Erziehung und Individuation bedachten Mächte. Wenn das »Mythologem von Tod und Wiedergeburt« – Goethe sprach von dem Imperativ »Stirb und werde!« – Ausdruck unserer Krisen ist, um uns zu ständiger innerer Erneuerung zu führen, so bedeutet dieses Mythologem einen göttlichen Auftrag. – Das »Mythologem von der ewigen Wiederkunft« dagegen ist nicht auf unsere krisenbedingte Menschwerdung bezogen.

Der Mensch, und zwar der eine mehr als der andere, möchte im Schutze ewiger Gerechtigkeit leben, und zum anderen, was damit sogar zusammenhängt, er möchte nicht sterben. Wenn der eine mehr, der andere weniger an diese Wunsch-Muß-Dogmen gebunden erscheint, so ist das nicht in sein Ermessen gestellt. Hier entscheidet eine unbewußte innere, um nicht zu sagen: eine konstitutionell-bedingte Angst-Regie. Mit anderen Worten: Es handelt sich um die Fragen des emotionalen Haushalts, der bei dem einen Menschen mehr, beim anderen weniger labil ist, und es soll unter uns sogar Roboter-Naturen geben, »gesund wie Marmor« (Shakespeare). Auch vegetative Dysfunktionen, seit einigen Jahren als »Vegetative Dystonien« oder als »Psycho-Vegetatives Syndrom« bezeichnet, drücken sich in diesen affektiven Störungen aus.

Die Menschen, die wir als zwangsneurotisch-skrupulantisch bezeichnen, sind eben die, die des Heils in ganz besonderem Maße bedürfen. Unser Da»sein« möchte zugleich ein Da»bleiben« sein. »Sein« und »bleiben« sind nicht dasselbe, aber sie möchten identisch sein. Ich erinnere an das Spiegel-Erlebnis des Studenten Leo, das ihm an seinem achten Geburtstag zuteil ward, verbunden mit einer Faszination.

Auf das »Mythologem vom Tod und der Wiedergeburt« des näheren einzugehen, soll meine Aufgabe sein. Den Gesamt-Katalog der subjektdienlich-phantastischen Artefakte darzustellen, liegt nicht in meiner Absicht, obgleich man Paradigma an Paradigma reihen sollte, wenn man über paradigmatische Erfahrungen verfügt, was ein jahrzehntelanger Umgang mit Kranken mit sich bringt. Den Gesamt-Katalog sollte man bringen, weil sich damit eine neue wissenschaftlich-anthropologische Sprache kreieren ließe. Es wäre so beispielsweise auch Klarheit in die Benennung der sog. Vegetativen Dystonien zu bringen. Ich habe schon angedeutet, wie wichtig es ist, möglichst viel über die Biologischen Radikale, d. h. über die tierliche Natur des Menschen zu wissen, aber die Befassung mit den Mythologemen, d. h. mit der sog. zweiten Natur des Menschen, dürfte nicht weniger bedeutungsvoll sein. Beide

Erscheinungen fallen unter den Begriff der Paläoanthropologie.
Krankengeschichte: Der Student Leo hatte, während er in meiner Behandlung stand, zwei weitere Erlebnisse, die sich auf seinen Sexus, und sogar wieder auf einen masturbatorisch herbeigeführten Orgasmus bezogen. Beide Erlebnisse fielen auf den gleichen Tag: Er hatte, als er am Nachmittag in der Stadt war, gesehen, wie ein Hund von einem Lastkraftwagen überfahren wurde. Das Tier hatte laut geschrien, wodurch überhaupt erst die Fußgänger auf die katastrophale Szene aufmerksam wurden. Leo sah, wie der Hund, als das Fahrzeug über ihn hinweggerollt war, in einer letzten Aufwallung von Kraft hochzuspringen versuchte, dann aber umfiel und bewegungslos liegen blieb. Der letzten Kraftentäußerung folgte der Tod. – Leo war tief erschüttert. Mea res agitur. Das war sein eigenes Schicksal. Es wurde bereits gesagt, daß er seit seiner Kindheit an einer Thanatophobie litt, d. h. daß ihm das Todesproblem tiefen Eindruck machte. Vielleicht war es die Endgültigkeit, die ihn so erschüttert hatte, d. h. daß das Tier nun für alle Zeit tot »blieb«. So wurde ihm, Leo, das Ende demonstriert. Vermutlich war der Kontrast zwischen Hochspringen und Liegenbleiben so eindrucksvoll. Erst nach längerer Zeit, im Verlaufe der folgenden Stunden, kam dem Studenten dieses Erlebnis aus dem Sinn. Als er dann in der Nacht schlaflos in seinem Bett lag – er litt, und zwar besonders nach anstrengenden Tagen, unter Übermüdungs-Schlaflosigkeit – und schließlich, um einschlafen zu können, masturbierte, erschien vor seinem inneren Auge der Hund: Leo sah ihn hochspringen, und er sah ihn tot zusammenfallen, und das im Augenblick der Ejakulation.
Wenn man schon das Blitz-Erlebnis des Wadenkrampfs als eine schwere Erschütterung bezeichnen konnte, das wiederholte Sterben des Hundes war nicht weniger eindrucksvoll, und vor allem: der Zeitpunkt, daß im Orgasmus die Wiederholung des Todes erfolgte. Handelte es sich auch hier um einen Fingerzeig Gottes, um ein schlimmes Omen? Wenn das

menschliche Dasein ein »Sein zum Gericht« ist, dann mußte dieses Sterben an die letzte Stunde erinnern.

Es gibt körperliche Substanzen, die als besonders heils-trächtig gelten. Das Mana eines Menschen, um den Ausdruck des Missionars Codrington zu wiederholen, scheint im besonderen an das Gehirn und an das Sperma gebunden zu sein. Die Kopfjäger von Borneo und Neuguinea haben es auf das Gehirn ihrer Artgenossen abgesehen, was man genauso vom Pekingmenschen annimmt. Vielleicht, so würde ich heute sagen, stand Leo unter dem Eindruck, eine schwere Sünde begangen zu haben, weil er eins der Elixiere des Lebens und der Erneuerung sinnlos vergeudet hatte. Tatsächlich war er der Meinung, daß das biblische Gleichnis vom »Verlorenen Sohn« auf die Masturbation anspielte. Die Wendung im besonderen, daß dieser Mensch sein Gut »mit Prassen umbrachte« (Luk. 15, 13), d. h. daß er mit einem antimortalen Stoff in sträflicher Weise Verschwendung trieb, hatte ihm Skrupel gemacht.

Das Thema, daß das Sperma als Lebens-Elixier an den rechten Ort gebracht werden muß, begegnet uns auch bei Rabelais (8). Er zitiert die Geschichte eines in der Antike weithin bekannten Liebespaares, nämlich die Geschichte von Hero und Leander: Dieser schwamm, wenn er der Aphrodite-Priesterin Hero beiwohnen wollte, »von Abydos in Asien über das Hellespontische Meer«. Hero lebte auf der Insel Sestos. Immer, wenn Leander seine gefährliche Reise antrat, bat er Neptun und die anderen Meeresgötter, daß sie ihm, wenn er mit vollen Hoden über die Meerenge schwamm, »Heil und Glück« gewähren möchten. Kommt er jedoch mit leeren Hoden zurück, so heißt es in dem Gebet: »ersauf ich gern«. Rabelais, in der Übersetzung von Gottlob Regis, bemerkt dazu: »Er wollt nicht mit vollen Eyern sterben. Und bin deß Willens: wann die Justiz hinfüro bey mir in Salmigundien einen armen Sünder will abthun, daß man ihn ein paar Tag zuvor waldeselmäßig soll rammeln lassen, bis er in all seinen Samenbläslein auch nicht soviel mehr hat, daß man ein griechisch ψ schreiben möchte. Solch köstlich Ding darf nicht unnütz verloren gehn.« Regis bemerkt dazu in einer Fußnote, daß es sich bei dieser Aussage um eine »Maxime des kanonischen Rechts« handelt. –

Vielleicht wird man sagen dürfen, daß ein antimortales Prinzip vorliegt, das dem Sperma innewohnt, sozusagen ein Mittel zur emotionalen Stabilisierung derjenigen, die man als thanatophob zu bezeichnen hat. Der Begriff der Libido, mit dem bekanntlich die Physiologen beim besten Willen nichts anfangen können, dürfte in dieses Mythologem gehören.

Eine Krankengeschichte, einige Jahre später, brachte mich der Erkenntnis näher: Es fand sich ein vierzigjähriger Mann in meiner Sprechstunde ein, der mich bat, ihn zu untersuchen. Er meinte, daß er, ohne es genau zu wissen, »verrückt« sei. Er war skrupulantisch beunruhigt. Nun stellte er sich vor, daß ich eine Reihe von Fragen an ihn richten würde, vielleicht brächte ich auch Test-Geräte herbei, um die Wahrheit zu erforschen. Er selbst jedenfalls hatte sich in dem Verdacht, daß mit ihm »etwas nicht stimmte«. Zu meinem Erstaunen ergab sich dann, daß es das »Mythologem von der Erneuerung« war, das ihn vor sich selber in diesen Verdacht gebracht hatte. Man wird sagen können, daß es so abwegig gar nicht war, sich für irrsinnig zu halten, wenn man diesem Mythologem ergeben ist. Nietzsche sagt in *Jenseits von Gut und Böse*, daß der Irrsinn »bei Gruppen, Parteien, Völkern, Zeiten die Regel« ist, beim Einzelnen dagegen »etwas Seltenes«. Einem Mythologem sich ausliefern bedeutet einem Gruppen-Wahnsinn verfallen.

Ich erfuhr über die Ursache seiner Beunruhigung, daß sein Verdacht, der sich gegen ihn selber richtete, mit dem Tod seiner Mutter zusammenhing: Es war ihm vor einigen Tagen ein Telegramm zugesandt worden, des Inhalts, daß seine Mutter schwer erkrankt sei. Nach einer beschwerlichen Eisenbahnfahrt von etwa zehn Stunden trat er in das Sterbezimmer ein. Es war mitten in der Nacht. Der skrupulantische Mann war übermüdet und hätte vielleicht besser ein paar Stunden geschlafen, aber er wollte es sich nicht nehmen lassen, bei der

sterbenden Frau zu wachen. Er schickte seine Geschwister weg. Die Mutter, an der er sehr hing, hatte einen Schlaganfall erlitten und zeigte nun die Symptome eines Lungenödems. In der Ausdrucksweise des Sohnes hieß es: Sie kämpfte »einen entsetzlichen Todeskampf«. Der behandelnde Arzt hatte noch am Abend die Frau besucht. Prognose infaust. Der Sohn war in einer Situation der Ausweglosigkeit. Die Begriffe Ausweglosigkeit und Endgültigkeit sind einander gleichzusetzen: Die Endgültigkeit ist die Ausweglosigkeit in der Zeit.
Wie verhält sich ein Mensch, der in der Ausweglosigkeit ist? Ganz allgemein wird man sagen können, daß er nach Hoffnung (= nach einem Ausweg) sucht. So betete er, und zwar lange Zeit. Gott würde ihm helfen, seiner geliebten Mutter und ihm. Auch die Ratten, die in den Glaszylinder geworfen werden (Aufsatz VI/30), versuchen zunächst noch, einen Ausweg zu finden, indem sie ständig im Kreise schwimmen. Es könnte nun eine Apathie einsetzen, was im Falle der Ratten bedeutet, daß sie apathisch werden und dem Vagus-Tod verfallen. Aber es konnte auch, wenn sich das Gebet als wirkungslos erweist, eine heftige Aggressivität über das Subjekt kommen: Der Sohn hätte vielleicht den Arzt anrufen oder sich an andere Ärzte wenden können, vielleicht auch an die Aufnahme-Station des Krankenhauses, und zwar scheltend, d. h. mit lauter Stimme grobe sprachliche Wendungen gebrauchend. Das wäre das Paradigma »Ratten im Fabrikhof, die in starker Erregung einen Ausweg erzwingen« (2). Nichts von alledem geschah. Der Sohn verfiel einem Mythologem, und zwar dem »Mythologem von Tod und Wiedergeburt«. Das ist typisch-menschlich, daß sich in der Verzweiflung auch ein magischer Weg auftun kann. Der magische Ausweg, um nicht zu sagen: die im Mythologem begründete Hoffnung, kann wie ein Anfallsgeschehen über das Subjekt kommen. Als der Sohn sah, wie die röchelnd atmende Frau erstickte, kam ihm der Impuls, die Bettdecke wegzureißen und mit seiner Mutter einen Geschlechtsverkehr vorzunehmen. Er erlag zwar dieser »Eingebung« nicht, aber es war ihm auch nicht

gleichgültig, daß er in dieser Versuchung gewesen war. Mit einem Wort: Er war entsetzt, wie dieser Impuls über ihn kommen konnte. Daß er zunächst gebetet hatte, Gott möchte seiner sterbenden Mutter helfen, sah er als verständlich an, aber dieser Akt, der sich soeben anbahnen wollte, erschien ihm als eine Ungeheuerlichkeit ohnegleichen. Von Stund an zweifelte er an seinem Verstand. Nur ein Irrsinniger konnte Impulse dieser Art haben. Darum war dieser Mann in meine nervenärztliche Sprechstunde gekommen.

Not lehrt beten, das ist allgemein bekannt, aber die Not einer Ausweglosigkeit kann den Menschen auch auf magisch-zauberische Abwege führen. Es kann sogar geschehen, daß sich dieser Impuls tatsächlich realisiert. J. H. Schultz (3) berichtet, wie ein junger Mann im Zorn seine Schwester erschlug, nun aber nicht, was man vielleicht hätte erwarten können, weglief oder sich auf dem nächsten Polizeirevier einstellte, sondern an der noch warmen Leiche den Geschlechtsakt vollzog. Ich habe vor einigen Jahren einer Gerichtssitzung beigewohnt, in der derselbe Akt einer Wiederbelebung seitens des Totschlägers ganz offensichtlich im Spiele war, was freilich nicht heißen soll, daß die Juristen diese Zusammenhänge kannten. Wir verstehen nun, wie »wahnsinnig« uns das Mythologem vom Tod und der Wiederbelebung anmuten muß. Sperma oder, ganz allgemein gesagt, die Libido sexualis kann als ein antimortales Prinzip zu interpretieren sein. Die Situation, d. h. das Todes-Erlebnis, entscheidet. Ich sage damit nicht, daß jeder, der in einem Eros-Center koitiert, ein Magier sei. Wenn dagegen ein Mensch, der als ausgesprochen thanatophob gelten darf, ein auffallendes Interesse für das Libido-Problem zeigt, so wird er uns zum mindesten als verdächtig erscheinen. Das wäre die sublimierte Form dieser magischen Impulsivität. Der Status des Sterbens wird durch die Zeugungskraft gleichsam korrigiert. Da sind wir wieder bei dem Thema der Schicksals-Korrektur.[4]

4 Auffallend war die Tatsache, daß im Jahre 1945, und zwar in den letzten Wochen vor Kriegsende, eine Sex-Welle durch die Stadt lief. Es erschienen

Es könnte uns nunmehr einleuchten, wie es kam, daß der Masturbant Leo, der selber unter einer Thanatophobie litt, die Verschwendung seines Samens als einen Frevel ansah. So mit dem antimortalen Prinzip umzugehen, müßte als eine schwere Sünde bezeichnet werden. Für diese dem Mythologem zwanghaft ausgelieferten Menschen ist der Tod »verschlungen in einen Sieg«. Möglicherweise hatte sich unterschwellig bereits die Idee gemeldet, wenn auch nur die Idee, die die mildeste Form eines Impulses ist, das sterbende Tier in das Leben zurückzurufen. Ich behaupte nicht, daß es der große magische Impuls war, wie er über den vierzigjährigen Mann kam, der am Bett seiner sterbenden Mutter stand. Vielleicht wird es so verständlich, daß Leo damals im Akte der Ejakulation an den im Sterben sich nocheinmal aufbäumenden Hund denken mußte. Vielleicht aber handelte es sich um die Analogie, nämlich um die Kraftentäußerung und den darauffolgenden endgültigen Tod der Samenflüssigkeit, der dem masturbatorisch zustande gekommenen Orgasmus folgt.
Wie bemerkt, ich konnte damals, als mir Leo sein ihn schwer erschütterndes Ejakulations-Erlebnis schilderte, auf das Mythologem nicht hinweisen. »Blut ist ein ganz besonderer Saft«, heißt es in Goethes *Faust*, aber das Sperma ist nicht minder bedeutsam. Da wir im allgemeinen in einem Clair-

Ehefrauen in meiner nervenärztlichen Praxis, die mich fragten, wie man sich das Verhalten ihrer Männer erklären solle, die früher als treu und zuverlässig galten, jetzt aber ständig in amouröse Abenteuer verstrickt waren. Sie sprachen den Verdacht aus, ob dieses Verhalten nicht mit der bevorstehenden Belagerung der Stadt in Verbindung zu bringen sei. Ich stand unter dem Eindruck, daß diese Sex-Welle mehr war als nur Ausdruck der bekannten Wendung »Nach uns die Sintflut«. – Eine ältere Krankenschwester, die im Herbst 1943 von der Ostfront nach Hause gekommen war, berichtete mir, daß der Urlauberzug in einem riesigen Waldgebiet plötzlich zum Stillstand kam, was mit einem Angriff der Partisanen zusammenhing. Die Ausbesserungsarbeiten an den Geleisen und die Verfolgung der fremden Angreifer dauerten längere Zeit. Die Urlauber, d. h. Soldaten, Nachrichtenhelferinnen und Krankenschwestern, verweilten in dieser langen Pause im Grünen. In dieser Zeit erfolgte eine sexuelle Orgie unvorstellbaren Ausmaßes. Krankenschwestern, denen man diese Laszivität niemals zugetraut hätte, paarten sich mit Soldaten, die ihnen bis dahin völlig unbekannt waren. Es sei ihr vorgekommen, als ob diese Menschen plötzlich alle wahnsinnig geworden seien.

Obscur zu leben pflegen, fiel mir damals, als ich mit Leo psychoanalytisch befaßt war, nicht ein, was ich hätte wissen müssen, denn das Mythologem vom »Stirb und Werde!« war mir sehr wohl früher schon einmal begegnet: Als ich während des Ersten Weltkriegs zum Heeresdienst einberufen worden war, schleuderte man uns Rekruten auf dem Kasernenhof nicht selten recht deftige Flüche entgegen. Man hielt auf seiten unserer Ausbildungs-Unteroffiziere für uns eine Vokabel bereit, die ich als ungemein kränkend empfand: Man betitelte uns als »Geficke«, und zwar als »elende« oder auch »traurige Geficke«.

Die Berserker spielten mit dieser Beschimpfung auf den Akt unserer Zeugung an, der ihnen, so schien es, als nicht wohlgelungen erschien. Sie gingen im Zorn sogar noch weiter und verlangten die Wiederholung der Zeugung. Der Fluch lautete: »Mensch, laß dich umficken!« Das Buch sollte eingestampft werden und in verbesserter Auflage zum zweiten Male erscheinen. Die sächsischen Unteroffiziere, denen ich ausgeliefert war, ließen die Frage offen, wer diesen zweiten Geschlechtsakt vollziehen sollte. Selbstverständlich behaupte ich nicht, daß sich die Männer darüber im klaren waren, was sie uns zumuteten, nämlich eine zweite Metamorphose im Mutterleib und eine Wiedergeburt, d. h. zweite Geburt.

Es gibt eine Variante dieses Fluches, die zum Ausdruck bringt, wer die Mutter des Subjekts schwängern soll: Der Sohn soll es selber sein, der sich über die Schwängerung seiner Mutter zur Zweitauflage verhilft. Ob es im deutschen Sprachgebiet diesen Fluch gibt, ist mir nicht bekannt. »Koitiere mit deiner Mutter!«, dieser Imperativ weist vermutlich gleichfalls auf die Erneuerung hin.

Es gab damals in den Kasernen das Verbum »umficken« außerdem in einem anderen Sinn. Da bedeutete es soviel wie »umtauschen«, und zwar umtauschen eines Gegenstandes. Jemand sollte z. B. »auf seine Kammer gehen und sich seine schlechtsitzende Hose umficken lassen«. Hier erwartete man eine bessersitzende Hose, und zwar eine andere Hose. Von

dem Rekruten dagegen, der sich »umficken« lassen sollte, wurde die Identität seines Ichs erwartet: Schmidt sollte wieder als Schmidt erscheinen, nur eben jetzt »umgefickt«, und Kunze als Kunze. Die sog. Stammrolle des Kompanie-Feldwebels sollte durch die Erneuerung der Rekruten, die nun gleichsam in zweiter Auflage erschienen, nicht in Unordnung kommen.
Es wäre eine interessante Aufgabe, die Korporalsflüche der unterschiedlichen Nationen zu sammeln und zu vergleichen. Es gab, wie bemerkt, bei uns den inzestuösen Fluch nicht, aber es könnte vermutet werden, daß der Fluch, der uns zugerufen wurde, damit aufs engste verwandt ist. Ich darf bemerken, daß dieser Fluch, der unsere Existenz in Frage stellte, als ungemein unflätig empfunden wurde. Vielleicht kann man sagen, daß im Krieg diese Fluch-Sitten besonders verwildert waren. Wie man wohl in den Landsknechts-Heeren früherer Jahrhunderte geflucht hat? Ob da auch das Mythologem von der Wiedergeburt im Spiele war?
Vielleicht kommt den alten Mythologemen im Erleben der Geisteskranken eine besondere Bedeutung zu. Es wäre interessant, das zu wissen. Ich erwähnte, daß dem Trinker Adam (4), der an einer Alkoholhalluzinose erkrankte, das Ritual vom Tod und der Wiedergeburt zugedacht war: Er sollte vier Uhr morgens ins Wasser geworfen werden, was schon am vorhergehenden Abend angekündigt wurde. Das ist das Mythologem von der Erneuerung, das nicht den Uterus, sondern den Teich oder See zur Voraussetzung hat. Seine Mutter ließen sie in diesem Fall aus dem Spiele. Ich erinnere an das Luther-Wort von dem »Ersäufen« und »Auferstehen«, womit auf das Sakrament der Taufe angespielt wird. Ich könnte mir denken, daß der Imperativ »Stirb und werde!« ganz ursprünglich gleichfalls ein Fluch war. Im Verzeichnis der Varianten findet sich neben dem »Umficken« auch das »Umbacken«. C. Seyfarth (5) berichtet im Jahre 1913, daß »noch heute dieses Umbacken von Kranken in manchen Dörfern des Erzgebirges vorgenommen« wird. Noch im Jahre 1906 ist es

dabei in Oberfranken, das auch zu den Rückzugsgebieten des Aberglaubens gehört, zu einem Todesfall gekommen. Es wurden früher im besonderen kranke oder kränkliche Kinder in die Backöfen geschoben und »umgebacken«. In diesem Falle ist es der Backofen, dem Gebärmutter-Bedeutung zukommt.

Ich stelle mir vor, daß die Metapher vom Neubeginn oder der Wiedergeburt zu den uralten Requisiten des Menschengeschlechts gehört. In diesem Zusammenhang leuchtet uns ein, daß in den Reifungsriten der Marind-Anim (Süd-Neuguinea) einem Sperma-Zeremoniell Bedeutung zukam, und daß bei einer ganzen Reihe von sog. Primitiven die Frühzeit der Weltentstehung feierlich-festlich (Mircea Eliade) wiederholt wird: Alles noch einmal von vorn beginnen. Alles, was geschaffen ist, müßte noch einmal »umgefickt« werden. Als ob die gegenwärtige Welt heillos verfahren wäre, so daß in dieser Ausweglosigkeit nur ein radikaler Neubeginn Abhilfe bringen könnte.

Als ich zum ersten Male die Höhle »Le Portel« (Pyrenäen) besuchte, widerfuhr mir ein Unfall: Ich hatte mich, während die anderen Mitglieder der Expedition noch auf der Wiese vor dem Höhleneingang in ein Gespräch vertieft waren, zum Eingang begeben. Unversehens glitt ich auf dem nassen Felsboden aus und rutschte, als ob ich auf einem Rodelschlitten säße, in das Innere des Berges hinab. Abgesehen von dem Erschrecken war mir ein Schaden nicht zugestoßen, als ich unten auf einem schmalen, horizontal verlaufenden Gang die Rutschpartie hinter mir hatte. Es war mir zumute, als ob ich von dem Berg verschluckt worden sei. Ich machte meine Taschenlampe an, erhob mich von dem glitschigen Boden und ging einige Schritte vorwärts. Rechts an der Wand des mannshohen Ganges leuchtete das Bild einer überlebensgroßen Schnee-Eule auf. Konnte man sagen, daß ich im Totenreich angelangt sei? Eulen als Nachtvögel mit ihren schauerlichen Rufen waren vermutlich auch den paläolithischen Jägern unheimlich. Ich erinnere an den Ruf des Käuzchens, der in

unserem Volksaberglauben das Sterben eines Menschen ankündigt, und verweise im besonderen auf die Bedeutung der Eulen im afrikanischen Aberglauben. Da tut sich die gewisse andere Dimension auf. Ob mich der Berg tatsächlich verschlungen hatte, so etwa, wie in den Reifungsriten der Bukaua auf Neu-Guinea (6) das Ungeheuer Balum die Initianden verschlingt, denen das Ritual der Reifung bevorsteht? Stefan Lehner schildert dieses in das Mythologem von Tod und Wiedergeburt verquickte Brauchtum ausführlich.
Der horizontal verlaufende Kanal, in dem ich dann mit den anderen Mitgliedern der Gruppe weiterging, führte in ein ziemlich hohes Gewölbe, das »mit Tropfstein-Säulen ausstaffiert« war, ebenso wie die Nebenräume, und mit Tierbildern »ausgeschmückt«. Wir entdeckten in diesem hinteren Teil des Höhlensystems eine lebendige Fledermaus, die wir offenbar aufgescheucht hatten. Der Schluß lag nahe, daß sich hier ein hinterer Ausgang befand, der vielleicht schon seit Jahrtausenden verfallen, aber immerhin noch so weit offen geblieben war, daß er Fledermäusen einen Durchlaß gewährte. – Von diesem zentralen Gewölbe aus, das wie eine Kapelle anmutete, steigt man in einen schmalen Gang hinauf, der Tierbilder, im besonderen die Abbildungen von Wildrindern, aufweist. Kurz vor dem blinden Ende dieses Gangs, zur rechten Hand, öffnet sich im Felsen eine muschelförmige, flache Erweiterung, in die man sich auf dem Bauche rutschend hineinzwängen kann. An der flachgewölbten Decke dieses Raums, in dem zwei, allenfalls drei nicht allzu dicke, auf dem Bauch oder dem Rücken liegende Menschen Platz finden, erblickt man das Abbild eines gebärenden Rentiers. Hier, nicht weit von dieser seitlichen Ausweitung, die das Thema einer Geburt zum Ausdruck bringt, vermutete ich – und vermute ich noch heute – den hinteren Ausgang des rückwärtigen Höhlensystems. Ich war einige Jahre später noch einmal in diesen Räumen im Inneren des Berges, und ich muß bekennen, daß sich meine Interpretation nur verfestigt hat (7).
Zusammenfassend könnte man sagen, daß der Berg die

Initianden verschlingt, was mir unfreiwillig widerfahren war, und daß sie im Innern des Systems symbolisch sterben, d. h. in das Totenreich gelangen, das zugleich der Ort ihres Ursprungs ist. Hier erleiden sie einen »lebensimmanenten Tod« (V. E. von Gebsattel) und erfahren sie ihre zweite Metamorphose, d. h. die Krise einer Umwandlung. Man kann meinen, daß man im Innern des Balum-Ungeheuers sei. Man könnte auch an das unterirdische Reich denken, in das das Mädchen gelangt war, dem Frau Holle (KHM 24) Tugend-Proben auferlegte, und selbst an einen Backofen wird man erinnert werden, womit ich nicht sage, daß die paläolithischen Jäger schon den Backofen kannten. Der Berg ist schwanger mit neuen Rekruten, die hier ihre Reifungs-Krise erfahren. Waren sie, als sie von ihren Müttern, d. h. zum ersten Male, geboren wurden, Nesthocker gewesen, kreischend-hilflose Säuglinge, so werden sie jetzt, wenn sie die flache Muschel des gebärenden Rentiers passiert haben, als Nestflüchter zum zweiten Male geboren, nicht hilflos und klagend, sondern als junge Männer, gestorben und wiedergeboren.

Ich könnte mir vorstellen, daß das Rentier das Totemtier dieser Jäger war, so daß der Berg als riesiges Ren gelten konnte, durch das diese Initianden sich in ihrer von den Göttern verordneten Lebenskrise hindurch-entwickeln mußten. Die Seitennische vor dem hinteren Ausgang, die das gebärende Rentier zeigte, wäre als bahnende Vorwegnahme oder als »Vorahmung« (Leopold Ziegler) dieser zweiten Geburt zu interpretieren. – So verwirklichte sich in dem Höhlensystem von »Le Portel« das Mythologem von Tod und Wiedergeburt in der Vorgeschichte Europas. Ich sage nicht, daß die Unteroffiziere, die uns auf dem Kasernenhof »Stirb und werde!« zuriefen – in Wahrheit drückten sie sich ein wenig obszön aus –, über paläoanthropologische Kenntnisse verfügten, trotzdem handelt es sich um das zeitlos-identische Mythologem, das noch immer lebendig geblieben ist.

Man sollte sich hüten, nun allenthalben Mythologeme zu sehen. Dem Ethnologen Adolf Bastian und den Psychoanaly-

tikern S. Freud und C. G. Jung, und zwar ganz besonders diesem, gebührt das Verdienst, derlei ubiquitär-archetypische Zuordnungen, die aus zurückliegenden Zeiten datieren, beschrieben zu haben. Nietzsche wußte von der Möglichkeit dieser Wahnbildungen, die – wie ich meine – unserer Psychischen Hygiene und nicht zuletzt auch unserer Individuation dienen: Werde, der du im tiefsten Grund bist! Nimm die Krisen in Kauf! – Wenn Krise »Kontinuitätsbruch« (V. E. von Gebstattel) ist, so weist das »Mythologem von Tod und Wiedergeburt« auf die Krise hin.
Wir sollten streng unterscheiden, ob wir einem Mythologem verfallen sind oder ob wir uns – um die andere paläoanthropologische Erlebnis-Bereitschaft zu nennen – einem situationsbezogenen Biologischen Radikal mit der ihm zukommenden Identischen Exekutive ausliefern. Einschränkend muß ich allerdings bemerken, daß letzten Endes auch die Mythologeme auf typische Situationen zurückzuführen sind. Die Situation der Ausweglosigkeit z. B. kann vom Menschen »schier«, d. h. unmittelbar erlebt werden, so wie das Tier sie erlebt, das in dieser Vagus-Verfassung apathisch werden und sogar den Vagus-Tod erleiden kann. Seitens des Menschen jedoch kann diese Situation mittels eines Mythologems »gepuffert« werden, d. h. daß er sich in dieser Befindlichkeit ein X für ein U macht. Der Notausgang einer Hoffnung, den er sich vorgaukelt, kann die grausame Situation gleichsam polstern. Diese tröstlichen Korrektionen sind gleichfalls Identische Exekutiven, die der identischen Situation einer Ausweglosigkeit zugeordnet sind. Man könnte auch das Moment des Zwangs in den Blickpunkt rücken: Die Identischen Mythologeme bilden sich, ohne daß wir dabei bewußt das Dichter-Erschleichnis (Nietzsche) arrangieren. Es manifestiert sich »von selbst«. Ob uns die Situation reflex-artig unvermittelt – ich gebrauchte den Terminus »schier« – oder mittels des situationsgemäßen Mythologems ergreift und zu einem Verhalten zwingt, so oder so sind wir einem identischen Zwang ausgeliefert. Mythologeme erweisen sich, wenn ihnen die Kritik des

Subjekts nicht Einhalt gebietet, als autosuggestive Methoden, die der Selbstbeschwichtigung oder der Erlangung von Selbstwert-Bewußtsein und Kraftgefühlen dienen.

Literatur

1 H. Jensen: Die Schrift in Vergangenheit und Gegenwart, Glückstadt und Hamburg 1935

2 R. Bilz: Der Vagus-Tod, in: Die unbewältigte Vergangenheit des Menschengeschlechts, Frankfurt 1967

3 J. H. Schultz: Vorschlag eines Diagnosen-Schemas. Zbl. Psychother. XII (1940), 97-161

4 R. Bilz: Trinker. Eine Untersuchung über das Erleben und Verhalten der Alkoholhalluzinanten, Stuttgart 1959

5 C. Seyfarth: Aberglaube und Zauberei in der Volksmedizin Sachsens, Leipzig 1913

6 St. Lehner: Bukaua, in: R. Neuhaus: Deutsch Neu-Guinea, Bd. III, Berlin 1911

7 R. Bilz: Erlebnisse in Höhlen und Abris der Dordogne und der Pyrenäen (unveröffentlichte Aufzeichnungen)

8 F. Rabelais: Gargantua und Pantagruel. Aus dem Französischen verdeutscht von Gottlob Regis. Neu herausgegeben von Wilhelm Weigand. Dritte Auflage, Berlin 1923

42. Einblicke in die Werkstatt des Wahns

(Das Mythologem von der Ewigen Wiederkunft)

Mythologeme können anstecken, so daß von einem »induzierten Irresein« die Rede sein darf. Wenn wir von einem psychophysischen Haushalt des Subjekts sprechen, so liegt die Vorstellung nahe, daß die Haushalte einer Reihe von Menschen gewisse Übereinstimmungen zeigen, so daß man gewisse Bedürfnisse nach Bedeutungs-Erlebnissen (Mythologemen) als identisch oder beinahe als identisch bezeichnen kann. Dieses eine bestimmte Mythologem oder diese Kombination von Mythologemen paßt darum ganz besonders für diese identischen Haushalte. Es liegen für sie gleichsam »Passungs«-Lükken bereit, in die sie sich als Paßformen einfügen. So erklärt es sich, daß sich Religionen, aber auch politische Überzeugungen, wie Steppenbrände ausbreiten können, was freilich nicht ausschließt, daß außerdem »ferro ignique«, d. h. mittels des Terrors, nachgeholfen wird, nämlich bei denen, die diesen gleichen, auf das Mythologem bezogenen identischen Heißhunger nicht verspüren. Insofern, das sagte ich einleitend schon, wird es »Ketzer« wohl schon immer gegeben haben. Darum verhalten wir uns so unterschiedlich. Hier dürfte unsere unterschiedliche Konstitution im Spiel sein: Haustiermannigfaltigkeit.

In der Geschichte hört man von Religionsstiftern, die erstaunliche Erfolge hatten, während die anderen unbekannt bleiben, die es versuchten, aber mit ihrem Mythologem oder ihren Dogmen Erfolge nicht erzielen konnten. Was ihnen selber so sehr einleuchtete, erregte ihre Mitbürger nicht. Sie blieben in ihrer pathologischen Einsamkeit, d. h. sie kehrten in die Wüste zurück, aus der sie gekommen waren. Sogar Philosophen, also Männer, denen wir die Tugend der intellektuellen Redlichkeit zuzusprechen bereit sind, können sich »Überzeugungen« ausliefern. »In jeder Philosophie«, liest man in

Nietzsches *Jenseits von Gut und Böse,* »gibt es einen Punkt, wo die ›Überzeugung‹ auf die Bühne tritt.« Selbstverständlich wird man zwischen »Überzeugung« und »Überzeugung« zu unterscheiden haben: Wenn ich von der Richtigkeit eines mathematischen Satzes »überzeugt« bin, so ist das begründet. Man hat den Beweis im Hintergrund, während die Überzeugungen, die in den emotional determinierten, gleichsam ansteckenden Mythologemen begründet sind, sozusagen auf schwachen Füßen stehen. Hier ist unser inneres Äquilibrium, d. h. der Ausgleich unserer Dysphorie, entscheidend im Spiele.

Ausgerechnet Nietzsche – Ironie des Schicksals – wurde in seinen späteren Jahren das Opfer eines Mythologems. Da gewann er als Philosoph eine »Überzeugung«, und sogar eine recht phantastisch anmutende neue Überzeugung. Man könnte versucht sein, das Zitat aus *Jenseits von Gut und Böse,* das von einem feierlichen Esel handelt, im vollen Wortlaut zu Ende zu bringen. Bumerang: Nietzsche behauptet, plötzlich im Oberengadin, bei einem Felsen, »die höchste Formel der Bejahung«, gefunden zu haben, »die überhaupt erreicht werden kann«. Es handelte sich um das Mythologem von der »Ewigen Wiederkunft« (1).

Der Philosoph konnte nicht nur das Datum dieser plötzlichen Erleuchtung angeben – es war im August des Jahres 1881 –, sondern auch den Ort, an dem er das Damaskus erlebte: Während einer Rast am See von Silvaplana, nachdem er durch die Wälder am See gewandert war, kam ihm die Erkenntnis, und zwar »bei einem mächtigen, pyramidal aufgetürmten Block unweit Surlei«. Es ist bemerkenswert, daß uns Nietzsche den Platz genau bezeichnet: Dort am See, unweit von Surlei, gibt es nur einen einzigen großen »pyramidal aufgetürmten« Felsen, der auf der Wiese liegt, am Waldrand. Unmittelbar hinter dem Block, der offenbar vor langer Zeit von dem Gebirgs-Massiv in das Tal gestürzt ist, läuft der Waldweg, auf dem der Philosoph zu dieser Stelle gekommen ist. Hier machte er Rast, und hier konzipierte er das »Mytho-

logem von der Ewigen Wiederkehr«. Bemerken möchte ich noch, daß sich unweit des »mächtigen, pyramidal aufgetürmten Blocks« ein reißender Wildbach, der vom Corvatsch-Massiv herabstürzt, in den See von Silvaplana ergießt.
Der Zufall fügt es, daß ich die Landschaft dort am See genau kenne, daß mir aber außerdem eine vergleichbare Situation bekannt ist, von der ich sagen möchte, daß sie einen Menschen in die Versuchung bringen kann, hier ebenso an die Ewige Wiederkunft zu glauben: Am Fuße des Fichtelberges (alt. 1204) im sächsischen Erzgebirge liegt eine Mühle, unweit des Dorfes Mittweida-Markersbach, die unter dem Namen Wolfener Mühle bekannt ist. Es war in den Jahren nach dem Ersten Weltkrieg, als ich mit einigen Freunden auf dem Weg war, der an der Mühle vorbei in den Wald und auf den Gipfel des Berges führt. Ein kräftiger, klarer Bach, der in dem Massiv entspringt, rauscht längs des schmalen Fußweges zur Mühle hin. Einige hundert Meter oberhalb zwischen dem Weg und dem Bach, liegt ein mächtiger Felsblock, vor uns. Man wird nicht in Abrede stellen, daß der gewaltige Felsblock den Gipfel des Berges herabgerollt ist.
Ich war noch nie diesen Waldweg gegangen, und vermutlich war es keiner, von dem man annehmen darf, daß er in lange zurückliegender Zeit vom Wanderer beeindruckt. Wir beschlossen, hier eine Rast zu machen. Einer meiner Freunde, ein junger Student, erlag der Versuchung, den Block zu erklettern, so daß er wie der Pfarrer in der Kirche über uns stand und dabei einer zweiten Versuchung stattgab, nämlich im Scherz eine Predigt zu halten, die als die Parodie einer pastoral-salbungsvollen Predigt gemeint war. Sicherlich hatte er keinen Text vorbereitet, sondern stand da oben über dem Bach und überließ sich ex tempore (e situatione) seinen Assoziationen. Es ist unwahrscheinlich, daß dieser Pseudo-Pfarrer Nietzsches *Ecce homo* gelesen und damit Einblicke in die Entstehungsgeschichte des Mythologems von der »Ewigen Wiederkunft« erlangt hatte. Gesagt werden muß noch, daß wir auf dem Wege vorher über ganz andere Dinge gesprochen

hatten. Der Student führte, wenn ich mich recht erinnere, ungefähr aus: ... und nun sind wir an einem Punkt angekommen, den man als denkwürdig bezeichnen muß. Seid euch dieser großen und feierlichen Stunde bewußt! Hier sind wir schon einmal gewesen, vor Jahrbillionen, vor unendlich lange zurückliegender Zeit. Ihr wißt es nicht mehr, und ich weiß es auch nicht mehr, aber ich fühle es. Und hier werden wir wieder sein, einmal, in ferner, ganz ferner Zukunft. Dann wird wieder dieser Bach zur Mühle hinabfließen, und es wird wieder ein entsetzlicher Krieg hinter uns liegen, dem wir gerade entronnen sind. Wir werden wieder Studenten sein, ganz wie jetzt, und an der Universität Leipzig immatrikuliert sein. Alles, auf das Tüpfelchen genau, wird wieder so sein wie heute. – Soviel über den Studenten-Ulk.

Der Prediger hatte zunächst einige Faxen gemacht, um uns über ein Mobbing zum Lachen zu bringen. Die sakrale Situation, in die er sich scherzhaft-übermütig begeben hatte, sollte ein rechter Jux sein. Mehr und mehr jedoch, und zum Schluß sogar ganz auffallend, brachte er ein unheimliches Pathos zum Ausdruck. Napoleon soll einmal geäußert haben, daß es »vom Erhabenen zum Lächerlichen nur ein Schritt« ist, hier jedoch ergab sich das seltene Gegenbeispiel: Vom Lächerlichen zum Erhabenen zeigte sich ein fließender Übergang. Ich bekenne, daß mich das Pathos des absurden Pfarrers gleichfalls ergriff, um nicht zu sagen, seine Ergriffenheit ergriff mich. Natürlich war es nicht das Damaskus, das Friedrich Nietzsche an dem Felsen von Surlei zuteil ward, aber von einer Induktion zum mindesten durfte auch in unserem Erleben gesprochen werden. Grundsätzlich könnte man sagen: Während der Philosoph sein Erlebnis, ein beglückendes Erlebnis, rühmt, wurden wir sentimental traurig. Die gewisse Bejahung unserer selbst hatten wir nicht nötig, Bejahung gleichzusetzen mit Bestätigung. Man wird annehmen dürfen, daß Nietzsche Anzeichen seiner Auflösung empfand: Der rasch dahinfließende Bach deutete seinen Untergang an, während der pyramidengestaltige Schieferfelsen die Ewigkeit repräsentiert, die dem Abfluß entgegensteht. Wir dagegen, an unserem Felsblock, empfanden vermutlich nicht so sehr die Konstanz und Wiederkehr, sondern das Abschiednehmen, das zunächst die Voraussetzung der Wiederkehr ist. Der Akzent kann auf dem Dahinsterben, aber auch auf dem Wiedererstehen liegen, was im besonderen für Nietzsche auf seiner Rast am Felsen zutraf. Den Bach, der mindestens so eindrucksvoll ist wie der Felsen, erwähnt der Philosoph in seinem Bericht bezeichnenderweise mit keiner Silbe. Nur an den Felsblock heftete sich die Erinnerung.

Wenn man die Idee konsequent zu Ende denkt, ergibt sich, daß wir Abschied nehmen müssen, ja, daß unser Dasein ein unablässiges Abschiednehmen ist. Es bliebe zu sagen, daß im Ablauf dieser Abschieds-Szenen plötzlich eine langdauernde Pause eingeschoben ist, nämlich die Pause nach unserem Tod. Da diese Jahrbillionen der Pause nicht erlebt werden, zählen sie nicht, so daß der Eindruck erweckt wird, daß sich Dasein unmittelbar an Dasein reiht. Da zugleich die Bühne mit mir zusammen wieder erscheint, nämlich meine Bühne, ist mir unbekannt, was sich inzwischen ereignet hat: Da gab es wieder Spiralnebel, die man als programmiert bezeichnen kann, und dann wieder die Planeten mit ihren Monden, und wieder das bekannte Programm von Cambrium, Silur, Carbon usw. Diese Wiedergeburt nun, die dann eines Tages erreicht ist, weil das Programm es so vorbestimmt hat, ist eine echte Geburt mit Wehen und Blasensprung und was alles dazu gehört, einschließlich der Ablösung der Nachgeburt. Das alles ereignet sich programmgemäß handgreiflich-real. Mein neues In-die-Erscheinung-Treten ist mehr als nur eine dichterisch-metaphorische Aussage, d. h. nicht nur gleichsam wie eine Geburt.

Sterben und Auflösung einerseits und Wiedergeboren-Werden anderseits, die sich rhythmisch-mechanisch wiederholen, werden vom Subjekt unterschiedlich erlebt. Wer sehr an seinem Dasein hängt, wird den Gedanken an das letzte – bis auf weiteres letzte – Abschiednehmen als schmerzlich erleben.

Schon das ständige lebensimmanente Sterben und Abschiednehmen ist eine bittere Sache, des letzten ganz zu geschweigen, wo es dann bis auf weiteres dunkel bleibt. Für die Morbiden dagegen, die ohnehin ihren letzten Tod vor Augen haben und die Auflösung schon jetzt, bei Lebzeiten, schmerzlich empfinden, ist die Wiedergeburt eine wunderbar-tröstliche Sache. Da erfahren sie die große Bejahung ihrer selbst. Die lange Pause, in der wir »nicht sind«, wird ihnen zur quantité negligeable. Aussichtslos ist ja dieser gegenwärtige Untergang nicht, im Gegenteil, man kann auf eine Wiederkunft hoffen. Von dieser Hoffnung gilt, was von aller Hoffnung zu gelten hat: Sie »lässet nicht zuschanden werden« (Römer 5,5).

Es ist frappierend, wie ähnlich die Situationen am Fuße des Piz Corvatsch und am Fuße des Fichtelbergs sind: ein Waldweg, das Rauschen des Baches, und als Gegen-Phänomen je ein mächtiger Felsblock, der die Konstanz repräsentiert. Und das alles, diese Kontraste, geladen mit Valenzen, für die der Mensch ansprechbar ist. Alles Vergängliche wird uns zum Gleichnis, aber ebenso alles Konstante, das dazu im Widerspruch steht.

Man müßte die Leute von Surlei fragen, wie damals, im Jahre 1881, der Bach geflossen ist. Heute läuft das Wasser so, wie es sich vom Corvatsch-Massiv herabstürzt, direkt in den See. Früher dagegen ist es zu dem »pyramidal aufgetürmten Block« hingeflossen, was man noch heute erkennen kann. Vielleicht ist die Umleitung des Baches erst in den zurückliegenden Jahrzehnten erfolgt. Früher, als der Bach noch zu dem Felsen hinstürmte, hat sich ihm dieser in den Weg gestellt, so daß er fast im rechten Winkel zu dem nahe gelegenen See abbiegen mußte. Eine tiefe Eindellung am See-Ufer deutet an, wo sich das alte Bachbett befunden hat.

Wenn damals, im August des Jahres 1881, der Bach noch von dem Felsblock in seinem Lauf behindert und seewärts abgedrängt wurde, ist die Situation, hier an das Gleichnis von der Ewigen Wiederkunft zu denken, viel verführerischer als heute. Das Moment der Konstanz wurde damals noch mehr als heute betont. Die flüchtige Mobilität fügte sich oder beugte sich dem kräftigen Widerstand. Wie dem auch sei: Der Fels, gleichsam »die marmorne Gesundheit« (Shakespeare), und der Bach, der die Vergänglichkeit zum Ausdruck bringt, sind, wie bemerkt, das Gegensatz-Paar, das uns beeindruckt. Vom Bach, und zwar den Bächen schlechthin, wußte schon Heraklit, daß sie die Vergänglichkeit zum Ausdruck bringen. Mit anderen Worten: Es ist nicht wahr, daß »alles fließt«, denn einiges steht diesem Fließen entgegen. Das ist unsere Hoffnung, die sich der schieren Vergänglichkeit unseres Zeit-Erlebens entgegenstemmt.

An den »Wahn von der sittlichen Weltordnung« (2) – Nietzsche spricht ausdrücklich vom »Wahn« – konnte er nicht glauben. Diese »Überzeugung«, die so viele Menschen vor ihm und nach ihm erfüllte, blieb ihm versagt. Er sagt in diesem Zusammenhang auch, daß es keine »Ewige Gerechtigkeit« gibt, »welche forderte, daß jede Schuld gebüßt und bezahlt werde«, aber dem Mythologem von der »Ewigen Wiederkunft« konnte sich der nihilistische Philosoph nicht entziehen. Dieses Sucht-Mittel, wenn ich das Gleichnis der Süchtigkeit gebrauchen darf, paßte ganz offensichtlich in seine psychophysische Labilität, um sie zu widerlegen. Welch ein Trost: Einmal wird Nietzsche wieder in Sils Maria sein und durch die Wälder streifen und wieder an diesen Felsblock kommen, der, wenn die Sonne scheint, blau aufstrahlt wie ein riesiger Edelstein. Was es auch alles an Vergänglichkeit und Verweslichkeit um uns herum gibt, der Akzent der Endgültigkeit (= Ausweglosigkeit) ist verblaßt. Wenn Endgültigkeit soviel wie Ausweglosigkeit ist, wird es diese Endgültigkeit nicht geben, denn alles kehrt ins Dasein zurück: Unablässige Erneuerung. Alles drängt sich zur Wiederkehr, wobei die Stadien vorübergehender Auflösung in Kauf zu nehmen sind. Sie sind sogar die notwendige Voraussetzung für den Wiederaufbau.

Wenn man an dem Felsblock oberhalb der Wolfener Mühle steht und den Wassermassen entgegenblickt, die aus dem Berg kommen, wird man nicht annehmen, daß diese Vorräte unbegrenzt fließen. Hier gibt es kein unerschöpfliches Noch-und-Noch. Immer aufs Neue müssen die Hohlräume nachgefüllt werden: Es ist das identische Wasser, das soeben zur Mühle hinab floß, das aber später wieder aus dem Berg hervortreten wird, und zwar wieder und wieder. In der Bewegung der Wassermassen kommt das Wieder-und-Wieder ewigen Kreislaufs zum Ausdruck. Die Identität des Steinblocks, die des Wassers und die des erlebenden Subjekts koinzidieren. Das Gegensätzliche des Noch-und-Noch und des Wieder-und-Wieder fallen in der gegenwärtigen Situation, hier am Bach und Felsen, zusammen: coincidentia oppositorum. Es gibt *nur eine* Ewigkeit, die alles umfaßt, das Konstante des unzerstörbaren Steins und das endlos im Kreislauf befindliche Wasser. – Die Assoziationen, die dem Subjekt an diesen Kontrast-Orten zuteil werden, führen automatisch zu der Idee einer festen Achse, das ist der pyramidal aufgetürmte Felsen oder der riesige kanzelartige Felsen, um die sich das bewegliche Fließen wie ein Karussel dreht: perpetuum mobile. Endloses (= nahtloses) Gegenwärtig-Sein. Endlose Kontinuität.

Von der Idee des Wasser-Kreislaufs sind wir alle mehr oder weniger angetan. Bei Goethe heißt es, daß »des Menschen Seele dem Wasser« gleicht. Wir müssen »nach ewigen ehernen großen Gesetzen unseres Daseins Kreise vollenden.« Das ist, in einer Variante, die Idee von der Ewigen Wiederkehr. Natürlich möchten wir auch dem Felsen gleichen – davon hatte Shakespeare gesprochen, als von der marmornen Gesundheit die Rede war. Wenn Heraklit sagt, daß wir nicht zweimal in den gleichen Fluß hinabsteigen, so müssen wir hinzufügen, daß wir selber beim zweiten Male auch nicht mehr ganz die gleichen sind. Identisch allein bleibt das personale Moment, identisch wie der Stein, sich selbst gleich, sosehr wir uns selber auch – ein Mikrokosmos – in unablässigem Wandel befinden. Intregiert sind in uns der feste Kern, unser Selbst, und die ständig im Fluß befindliche Leiblichkeit, die uns Veranlassung gab, von dem »lebensimmanenten Tod (V.

E. von Gebsattel) zu sprechen. »Alles Vergängliche ist nur ein Gleichnis«, heißt es in Goethes *Faust*, nämlich das Gleichnis unserer eigenen psychophysischen Leiblichkeit. Da uns Fragen der Identität interessieren, müßte man sagen: Identisch ist das Bedeutungs-Erlebnis, d. h. daß uns Vergänglichkeit = Verweslichkeit in bestimmter Weise stimmt oder umstimmt. Wir müssen darum konträre Stimmungen haben, was soviel bedeutet wie konträre, gleichfalls identische Bedeutungs-Erlebnisse, sozusagen Konstanz-Erlebnisse, die uns Kraftgefühle vermitteln. Wir sind in dieser Kontrast-Situation, ob sie uns am See von Silvaplana begegnet oder unweit der Wolfener Mühle am Fuße des Fichtelbergs, induzibel. Außer der Identität der an Gegenständliches gebundenen Bedeutungs-Erlebnisse, denen der Akzent des Subjektzentrismus (= der Ich-Bezogenheit) zufällt, gibt es die Identität der Relationen, die man als identisch-bleibende Relationen bezeichnen muß. Das Gegenständliche selbst kann sich als vergänglich erweisen, aber die Relationen bleiben, z. B. die Kontrast-Relationen. Insofern gleichen sich die Situation am See von Silvaplana und die Situation oberhalb der Mühle.[1]

1 Es gibt Erscheinungen, die man als mehrfach determiniert bezeichnen kann. Die wesentliche Determinante beim Zustandekommen des Mythologems von der »Ewigen Wiederkunft« dürfte, wie bemerkt, in dem Kontrast von ewigem Fels und Fluß zu sehen sein, dabei aber können Hilfs- oder Neben-Determinanten im Spiele sein. Bei dem Block von Surlei könnte die Pyramiden-Gestaltigkeit zusätzlich mitgewirkt haben. Man kann in den ägyptischen Pyramiden den Ausdruck menschlicher Trotz-Haltungen sehen, die die Konstanz betonen, entgegen der ephemeren Vergänglichkeit. Hier dürften auch die Sandstürme als Gegensatz zum Bestehenbleiben von Bedeutung gewesen sein. Die Pyramidengestaltigkeit des Felsens kommt stärker zum Ausdruck, wenn man sich ihm vom Waldweg her nähert, was von Nietzsche bezeugt wird. (Der Waldweg ist heute kaum noch begehbar, er ist von Gestrüpp überwuchtert, seitdem am See ein Touristenweg entlangführt, den es früher wahrscheinlich nicht gegeben hat.) Als Neben-Determinanten dürften im Falle des Steinblocks am Fuße des Fichtelberges zwei Gegebenheiten zu gelten haben: Der sakrale Charakter, d. h. daß uns der Block an eine Kanzel erinnert, mehr noch vielleicht an einen riesigen Altar. Außerdem dürfte die Mühle nicht ohne Bedeutung sein: Mühlen sind in der Tiefenpsychologie, im besonderen in unseren Träumen, Orte des Gestaltwandels. Man denke an die Altweiber-Mühlen, die diese Idee der Verwandlung zum Ausdruck bringen. Grundsätzlich darf gelten, daß in den Mühlen das Getreide zu Mehl verwandelt wird, woraus sich dann, wenn auch der Backofen

Wie auch immer das Mythologem zustande gekommen ist, wenn es sich – mit Nietzsche zu reden – als ein »Dichter-Erschleichnis« in uns festgesetzt hat, kann es sich alsdann in anderen Gleichnissen auskristallisieren. Hier erweist sich in der Tat das Bedeutungs-Erlebnis als identisch. Nietzsche gebraucht in seiner Parodie auf Goethes Worte im »Chorus mysticus«, in der sich der Terminus »Dichter-Erschleichnis« findet, das Wort vom »Welt-Rad«, nämlich »Welt-Rad, das rollende, greift Ziel um Ziel«. Das ist unser Mythologem: Was sich historisch verwirklicht, ist jeweils Ziel, wenn man eine Programmierung annehmen darf, und so folgt Ziel auf Ziel. Das ist nun leibhafte Wirklichkeit für Nietzsche, während das, was anderen als das Unvergängliche erscheint, nämlich Gott, für Nietzsche nur »Dichter-Erschleichnis« ist. Damit hebt er das, was andere für »das Absolute« halten, aus den Angeln. Ein anderes Beispiel dafür, wie sich das Mythologem von der Ewigen Wiederkunft anders, mittels anderer Gleichnisse, ausdrücken läßt, findet sich im *Zarathustra.* Nietzsche war überhaupt der Meinung, daß sein Erlebnis an dem Felsen die Geburtsstunde der Zarathustra-Konzeption war. Sein Selbstbericht in *Ecce homo* beginnt mit den Worten: »Ich erzähle nunmehr die Geschichte des Zarathustra«. Der »Ewige-Wiederkunfts-Gedanke« wird in diesem Zusammenhang als »die Grundconception des Werks« bezeichnet. Wir dürfen damit erwarten, daß sich im *Zarathustra* Aussagen finden, die auf das Mythologem hinweisen. So heißt es in den Worten des »Wahrsagers«: »Nun wird immer Kinderlachen aus Särgen quellen; nun wird immer siegreich ein starker Wind kommen aller Todesmüdigkeit«. – Kinderlachen in Särgen, das besagt genau das, was das Mythologem zum Ausdruck bringt, denn dieses lachende Kind ist eben das Subjekt, das zugleich der Tote im Sarg ist oder war. Wenn

mit im Spiele ist, das Brot ergibt. Es ist kein Zufall, daß es in der deutschen Sprache z. B. die Redewendung vom »neugebackenen Ehemann« gibt. »Frisch aus dem Backofen« ist er gekommen. So ergibt sich, daß die Gesetze der Traumdeutung auch für die Mythologem-Deutung gelten. Die Werkstatt des Wahns und die unserer Träume steht unter der gleichen Heils-Regie.

»Welt-Rad, das rollende, Ziel um Ziel greift«, so war der Tote ein Ziel, aber genauso das Kinderlachen, das man bei der Beerdigung des Subjekts bereits aus dem Sarg hören kann. – Daß Nietzsche selbst Aussagen wie diese nicht für »Dichter-Erschleichnis« ansah, weist auf einen Mangel an Kritik hin. Als Psychiater wird man sagen müssen, daß diese Kritiklosigkeit wohl schon selber als ein Symptom des bevorstehenden Untergangs gelten darf. Zum Wahn gehört in jedem Falle die Kritiklosigkeit, sonst könnte er nicht gedeihen. Ein Mann, dem Gott als ein »Erschleichnis« der Poeten galt und dem das, was man »die sittliche Weltordnung« nennt, nichts als ein »Wahn« ist, kann dieses andere Mythologem, das sich auf seinen eigenen Verfall bezieht, als Angst-Heilmittel gut gebrauchen. Da sehen wir, wie sich der Ertrinkende an einen Strohhalm klammert, eben an sein eigenes, anderes Erschleichnis.

Es interessiert, wie andere Dichter oder Philosophen das Sterben darstellen, resp. das Gegenmittel, das dem Sterben-Müssen die Bitterkeit nehmen soll: Schiller läßt in der *Jungfrau von Orleans* den englischen Feldherrn Talbot mit den folgenden Worten sterben: »Der Erde geb' ich nun, der ew'gen Sonne die Atome wieder, die sich zu Schmerz und Lust in mir gefügt«. Hier kommt die Idee einer Leihgabe zum Ausdruck. Die Atome müssen zurückgegeben werden. Allerdings, Talbot erwartet nicht, daß er seine Leiblichkeit eines Tages mittels der Atome zurückhaben wird. Es genügt ihm, einmal gelebt zu haben: Einmal und nicht wieder. Ihm ist mit dem einmaligen Gastspiel Genüge getan. Verbittert klagt er, die einzige »Ausbeute«, die er mitnimmt aus diesem »Kampf des Lebens« – was uns beinahe an Darwin erinnern könnte –, »ist die Einsicht in das Nichts und herzliche Verachtung alles dessen, was uns erhaben schien und wünschenswert«. Er stirbt ohne die Hoffnung auf eine persönliche Wiederkunft seines Selbst, die sich turnusmäßig vollzieht. Resignierend gibt er die Leihgabe zurück, in die er gleichsam gekleidet war.

Auch bei Schopenhauer kann von einer Wiederkehr der Person keine Rede sein. Der Philosoph vergleicht das Sterben mit einer Defäkation. Das Subjekt scheidet damit das Verwesliche ab. Vielleicht könnte sogar von der Identischen Exekutive gesprochen werden, wenn dieser Schluß-Ausverkauf der organischen Substanzen erfolgt. Übrig bleibt alsdann nur das Skelett, wenn diese massive endgültige Ausscheidung erfolgt. Das tertium comparationis, das das Sterben und Verwesen mit der Kot-Ausscheidung verbindet, ist leicht zu erraten: In diesen beiden Vollzügen dominiert das olfaktorische Moment. Ich glaube sagen zu dürfen, daß die Situation des Kontrasts von Fels und fließendem Wasser die Situation unweit von Surlei zu einer Situation der Versuchung werden ließ, vorausgesetzt, daß auf seiten des Subjekts eine Erlebens-Bereitschaft (Stimmung) im Spiele ist, die den sich auswirkenden Gedankengängen vom Noch-und-Noch und Wieder-und-Wieder entgegenkommt. In diesem Kontrast-Erlebnis arrangiert sich das Mythologem von der Ewigen Wiederkehr von selber. Ein Unterschied freilich ist bemerkenswert: Als der junge Student auf dem Felsblock hinter der Wolfener Mühle stand, blitzte die Idee von der Ewigen Wiederkehr flüchtig auf. Es war wie ein Wetterleuchten, das wir alle gewahrten, und der eine war vielleicht, wie bemerkt, mehr als der andere davon beeindruckt. Wir zogen unseres Weges weiter. Niemand sprach mehr von dieser närrischen Predigt. Das skurrile Erlebnis war bald darauf vergessen, was hätten wir auch damit anfangen sollen? Dafür waren wir, wenn ich mich so ausdrücken darf, viel zu »normal« (= gesund). Nietzsche dagegen verfiel einem Einraster-Status. Er kam nicht mehr los von diesem Mythologem, in dem er, wie es oben hieß, die »höchste Formel der Bejahung« sah, »die man überhaupt erreichen kann«. So elementar muß sein Hunger nach dieser »Bejahung« seiner selbst gewesen sein, daß er das Rauschgift dieses Mythologems bedenkenlos aufnahm. Diese »Bejahung« stand der Angst vor der Auflösung und Vergänglichkeit gegenüber. Man darf wohl sagen, daß kaum einer von uns, dem hier, im unfreiwilligen Experiment, das Erlebnis dieser Kontraste zuteil ward, von dem gleichen bleibenden Hoffnungs-Erlebnis ergriffen wurde, dem die Bedeutung einer Bekehrung zukommt. Ein Hauch dieser Idee streifte uns, aber die Quintessenz der Assoziationen setzte sich nicht fest. Einfälle zu haben, sagt Martin Luther, kann niemand verhindern, so wenig wir es verhindern können, »daß Vögel über unserem Haupte hinwegfliegen«. Dieser Satz war für die Skrupulanten gedacht – zu denen der Reformator bekanntlich selber gehörte. Hinzufügen könnte man: Und nicht einmal das kann man verhindern, daß sie sich »einnisten in unserem Haupthaar«. Der sich daraus ergebende Einraster-Status – point of no return – ist identisch mit dem, was man als religiöse oder weltanschauliche Überzeugung bezeichnet.

»Der Wert aller morbiden Zustände«, so hat sich Nietzsche einmal geäußert, ist darin zu sehen, »daß sie wie in einem Vergrößerungsglas Zustände, die normal, aber als normal schlecht sichtbar sind, zeigen«. Ich habe mir vorgestellt, daß man dem Problem der Empfindlichkeit und Empfänglichkeit vielleicht allen Ernstes nachgehen sollte, nämlich der Aufnahme-Bereitschaft oder Ansprechbarkeit für ein bestimmtes Mythologem. Angenommen, man würde unweit des Steins von Surlei oder des riesigen Blockes am Fuße des Fichtelberges ein Zeltlager abhalten, so daß die dort lagernden Studenten dem Kontrast ausgesetzt wären, ohne daß von dem Mythologem von dem ständig wiederkehrenden identischen Dasein je ein Wort gesprochen würde, so könnte es möglich sein, daß der eine oder der andere spontan von diesem Mythologem »angeweht« würde. Man sollte überhaupt experimentieren, ohne daß sich das Subjekt dessen bewußt ist. Das Leben selbst experimentiert mit uns ebenso. Es ist anzunehmen, daß wir mit »Antennen« ausgerüstet sind, von denen uns bisher nichts bekannt war. Der Begriff der Erlebnisbereitschaft (Stimmung) ist hier entscheidend bedeutungsvoll. Vielleicht könnte man eine Differenzierung vornehmen, und zwar in dem Sinne, daß man die biologisch-animalischen Stimmungen, die in den Instinktbereich fallen, von denen unterscheidet, die in unserem squilibrato-Haushalt bedeutungsvoll sind. Ich möchte vorschlagen, hier, wo es sich um die Mythologem-Erlebnisbereitschaften handelt, von den »Passungen« zu sprechen, wobei ich einen Terminus gebrauche, der in der Technik gängig ist: Man spricht z. B. von der Schwalbenschwanz-Passung, womit man auf eine schwalbenschwanzförmige Lücke hinweist, der ein schwalbenschwanzförmiges Paßstück entspricht, das sich außerhalb des Systems befindet und das hier eingebaut werden soll. Passung wäre demnach gleichzusetzen mit »Antenne«, und zwar »mythologembezogener Antenne«.

Wir sind mehr oder weniger morbid. Zu meinen, daß die große Masse der Bevölkerung gesund sei, und daß man die wenigen Kranken von diesen Gesunden scharf abgrenzen könne, ist absurd. Es hat Psychiater gegeben, die von sich sagten, daß sie die Grenze zwischen »gesund« und »krank« haarscharf ziehen könnten. Wir alle ermangeln der Hoffnung oder der Tröstungen, so daß von unserer Dysphorie die Rede sein könnte. Wie wäre sonst die Hausse der zahlreichen Sucht-Drogen verständlich. So können uns Landschaften beispielsweise »ansprechen«, oder auch eine bestimmte Musik oder ein Zitat, etwa ein philosophisches oder ein Dichter-Zitat, das für uns gemacht zu sein scheint; Subjektzentrismus. Früher waren es im besonderen Bibel-Zitate, die auf uns gemünzt zu sein schienen. Was man – um auf die landschaftlichen Einstimmungen zurückzukommen – als »Stimmung« bezeichnet, ist in Wahrheit die Stimmung des Subjekts, die nach außen projiziert wird. Es kursiert eine Redewendung, die vom »Wehen des Geistes« spricht, der angeblich »weht, wo er will.« Damit haben wir es hier zu tun.

Es scheint, daß es dieses Experiment, von dem ich sprach, seit langem gibt, auch wenn wir dieserhalb ein Zeltlager nicht beziehen müssen. Wir kennen in Deutschland einen Platz, von dem aus uns eine gewisse Stimmung der Traurigkeit oder Sentimentalität »anweht«. Man könnte von diesem Ort sagen, daß er als die überdimensionale Variante der Konträr-Situa-

tion von Surlei zu bezeichnen wäre, sozusagen die für jedermann zugängliche Volksausgabe. Auch hier handelt es sich um einen Felsen, allerdings um einen sehr großen Felsen, und um ein fließendes Gewässer, nämlich den Rhein. Heinrich Heine – der das Erlebnis der Traurigkeit an dem Felsen »besang« – sagt ausdrücklich, daß ihm die Umstimmung rätselhaft ist: Er »weiß nicht, was soll es bedeuten«. Ich denke an das Lied von der Loreley, das man – im Scherz gesagt – als das eigentliche Nationallied der Deutschen bezeichnen könnte. – Hier, an dem Loreley-Felsen, weht eine Traurigkeit, die nicht nur dem Dichter aus Düsseldorf widerfuhr. Es fand sich außerdem ein Komponist – der Schwabe Friedrich Silcher –, der dieser dort stationierten Stimmung der Sentimentalität musikalischen Ausdruck verlieh, und zwar in einer trefflichen Übereinstimmung mit dem Text.
Ich habe an Ort und Stelle, oben auf dem Loreley-Felsen, festgestellt, wie selbst Touristen aus Japan oder anderen Ländern dieser Stimmung erlagen. Natürlich kann man auch sagen, daß das »nichts als Schmalz« ist, diese Stimmung an oder auf dem Felsen, an dem der Rhein vorbeifließt, mehr noch, der sich dem Strom entgegenstemmt, denn hinter diesem Felsen biegt der Rhein ab. Hier gilt das Wort Shakespeares, das sich auf die Rose bezieht: Sie duftet, wie auch immer wir sie bezeichnen mögen. Es ist kein Zufall, daß so viele Menschen hier einer Umstimmung erlagen und auch in Zukunft erliegen werden. In der Hauptreisezeit wird kaum ein Touristenschiff an dem Felsen vorüberfahren, ohne daß das Loreley-Lied erklingt. Sicherlich ist auch die Tatsache zusätzlich bedeutungsvoll, daß sie beide, das fließende Wasser sowohl als der Felsen, gleichsam bemannt sind, aber der Liebestod des »Schiffers im kleinen Kahne« ist es vermutlich allein nicht, der uns sentimental werden läßt. Zum mindesten wird man sagen können, auch wenn der einzelne Tourist spontan von der konträren Situation und dem Sterben des Schiffers nicht ergriffen wird, daß die Mittouristen und die Ansichtspostkarten, im besonderen aber das Heine-Silchersche Lied ihn

umstimmen werden, denn das hat »eine wundersame, gewaltige Melodei«.
Es wurde bereits von Akzenten gesprochen: Bei der Wolfener Mühle liegt er mehr auf dem Abschiednehmen, was ebenso von der Loreley gilt, bei Nietzsches Umstimmungs-Erlebnis dagegen ist es die Wiederkunft, die das Sterben bereits überrundet hat. »Noch ist der Tod kein Fest«, aber für den, der aus dem Sarg, wenn er sein Ohr an das Holz hält, ein Kinderlachen vernimmt, ist das Sterben und ist die Beerdigung »schon« ein Fest. Auch in Heines Lied von der Loreley wird gestorben, aber es ist nicht einmal ganz sicher, denn der Dichter sagt, daß er es »glaubt«. Aber selbst für den Fall, daß der Schiffer ertränke, so verstärkt sein Liebestod nur die sentimentale Stimmung.[2] Liebe und Tod, das ist ein altes Thema, das zu der Abend- und Abschiedsstimmung dort am Rhein paßt. Eins wollen wir bedenken, gleichviel, ob es sich um die Situation hinter der Mühle, um den »pyramidal aufgetürmten Block bei Surlei« oder um den Loreleyfelsen handelt: Es klingt eine religiöse Thematik auf. –
Es war hier vom »Menschen in der Sicht einer Verhaltensforschung« die Rede. Das ist »Verhalten«, was wir da auf einer Rheinreise wahrnehmen können, eben menschliches Verhalten. Mit einer neuen Wissenschaft, die sich als Paläoanthropologie bezeichnet, hat dieses Verhalten einen Zusammenhang, denn die Mythologeme sind uralt und noch immer wirksam. Nietzsches Erlebnis bei dem Felsen war ein Beglückungs-Erlebnis, das ihn literarisch beschwingte, denn hier wurde das Zarathustra-Lehrgedicht konzipiert. Nietzsche widerfuhr ein Erlebnis, das ich als Passungs-Erlebnis bezeichne. Da hatte er »Mana« gewonnen, d. h. Kraftgefühle, wie es der Sinanthropus vor einigen Hunderttausenden von Jahren erstrebte. Man wird sein Verhalten – und ein »Verhalten« ist es auf jeden Fall

2 Als Hilfs-Determinante dürfte der Liebes-Tod des Schiffers im Falle der Loreley-Sentimentalität im Spiele sein. Es erhebt sich die Frage, ob das Mythologem auch zustandekommt, wenn sog. Hilfs- oder Neben-Determinanten nicht zusätzlich im Spiel sind.

– ohne weiteres mit den Praktiken und gewissen »Überzeugungen« des modernen Menschen vergleichen können, wenngleich man einschränkend sagen kann, daß dieses Verhalten des Pekingmenschen ein recht blutiges Anfänger-Verhalten war. Das Grundschema ist dasselbe, nämlich ein Selbstbetrug: *corriger la fortune.*

Literatur

1 F. Nietzsche: Ecce homo, Ges. Werke, Bd. VIII, Stuttgart 1921
2 derselbe: Morgenröte, Ges. Werke, Bd. IV, Stuttgart 1921
3 derselbe: Also sprach Zarathustra, Ges. Werke, Bd. VI, Stuttgart 1921

II/9 Zur Grundlegung einer Paläopsychologie. Eine Studie über archaische Funktionsbereitschaften und Phänomene der Bahnung: Schweiz. Zschr. Psychol. III, 3/4, 1944, 202-212 u. 272-280

II/10 Über allgemeine biologische Ordnungsgesichtspunkte und ihre Bedeutung für das Verstehen menschlichen Verhaltens: Zbl. ges. Neurol. u. Psychiatrie, 123, 4/5, 185-186

II/11 Biologische Radikale. Eine Untersuchung über analogisch-emotional begründete Erlebens- und Verhaltensweisen des Menschen: Die Heilkunst. Zschr. f. prakt. Medizin und die Synthese aller Heilverfahren, 1961, 5, 1-6

II/12 Mensch und Tier. Biologische Radikale in unserem Dasein: Enth. in Die Kunst zu Hause zu sein. Piper Verlag, München 1965

II/13 Rolle und Szene im menschlichen Dasein: Psychol. Rundschau, III/4, 1952, 281-290

II/14 Zur Biologie und Psychologie der Mutterrolle: Zbl. Psychother., XIV/5, 277-298

III/15 Langeweile. Versuch einer systematischen Darstellung: Der Nervenarzt, XXXI/10, 1960, 433-443

III–16 Der Umweltbezug der Darmfunktion. Homologes Defäkations-Verhalten bei Spitzhörnchen (Tupaia spec.) und Mensch: selecta, 1965, 898-903

III/17 Omnisektorielle Aufmerksamkeit. Empirische Tierpark-Beobachtungen und ihre Bedeutung für die Psychopathologie: Der Nervenarzt, XXXIII/7, 1962, 299-305

III/18 Ammenschlaf-Experiment und Halluzinose. Beitrag zu einer biologisch orientierten Psychopathologie: Der Nervenarzt XXXIII/2, 1962, 49-60

III/19 Die Umweltlehre des Paracelsus. Beitrag zu einer Medizinischen Anthropologie: Hippokrates, 1944, 7/8, 87-92

IV/20 Von der hypnagogen Umwelt. Betrachtungen zu unserem Einschlaf-Erleben: Zschr. Psychol. 155, 1943, 259-264

IV/21 Die vertikale Tendenz im hypnagogen Erleben und das Gleichnis vom Licht des Bewußtseins. Eine Analyse Bastian'scher

Elementargedanken: Schweiz. Archiv. Neurol. u. Psychiatrie, LXVI, 1950, 23-39

IV/22 Schlaflosigkeit und Traum. Wach-Schlaf-Zuordnungen des Menschen im Hinblick auf das Wachen und Schlafen der Tiere: Die Medizinische Welt, 1959, 45, 2141-2147

IV/23 Die Übermüdungs-Panik. Eine psychosomatische Erörterung über die neurasthenische Leistungsschwäche: Die Medizinische Welt, 1964, 38/39/41, 2027-2055, 2099-2102, 2211-2218

V/24 Subjektzentrismus im Erleben der Angst: Aspekte der Angst (Starnberger Gespräche 1964, herausgeg. von Hoimar v. Ditfurth), 109-118, Stuttgart 1965

V/25 Die Kuckucks-Terz. Eine anthropologische Studie: Arzt im Irrsal der Zeit. Eine Freundesgabe zum siebzigsten Geburtstag von Viktor von Weizsäcker, 96-119, Göttingen 1956

V/26 Die Tat und das Motiv-Objekt. Ein anthropologischer Versuch über das menschliche Schuld-Erleben: Jahrbuch für Psychologie und Psychotherapie, VI, 1/3, 1958, 208-224

V/27 Die Intention zur motorischen Verkürzung und zur Elevation der Extremitäten im Angst-Erleben: Der Nervenarzt, XXVII/3, 1956, 104-108

V/28 Von den Schmerzen der Tiere. Eine vergleichende Untersuchung über das Schmerz-Erleben bei Tieren und Menschen: Die Medizinische Welt, 1962, 4/5, 4-24

VI/29 Pole der Geborgenheit. Eine anthropologische Untersuchung über raumbezogene Erlebnis- und Verhaltensbereitschaften: Studium Generale, X/9, 1957, 552-563

Die hier genannten, früher schon publizierten Aufsätze wurden für diesen Band überarbeitet. Bei allen anderen Beiträgen des Bandes handelt es sich um Erstveröffentlichungen.

stw 24 Hans Blumenberg
Der Prozeß der theoretischen Neugierde
Erweiterte und überarbeitete Neuausgabe
von »Die Legitimität der Neuzeit«, dritter Teil
320 Seiten
Die bestimmenden Attribute der Neuzeit leiten sich aus der humanen Selbstbehauptung gegenüber dem theologischen Absolutismus des ausgehenden Mittelalters her. Zur Begründung dieser These wird der Prozeß der Diskriminierung und Rehabilitierung der »theoretischen Neugierde« von der Antike bis zum Ende des 18. Jahrhunderts verfolgt.

stw 25 Thomas S. Kuhn
Die Struktur wissenschaftlicher Revolutionen
Aus dem Amerikanischen von Kurt Simon
227 Seiten
Fortschritt in der Wissenschaft – das ist Kuhns These – vollzieht sich nicht durch kontinuierliche Veränderung, sondern durch revolutionäre Prozesse: Ein bisher geltendes Erklärungsmodell wird verworfen und durch ein anderes ersetzt. Diesen Vorgang bezeichnet sein berühmt gewordener Terminus »Paradigmenwechsel«.

stw 26 Heinrich Zimmer
Philosophie und Religion Indiens
Aus dem Amerikanischen von Lucy Heyer-Grote
597 Seiten
»Es ist das vollständigste und zugleich intelligenteste Buch über die außerordentlich reiche und komplexe Philosophie Indiens, das je geschrieben wurde.« *New York Times*

stw 27 Jean Piaget
Das moralische Urteil beim Kinde
Aus dem Französischen von Lucien Goldmann
463 Seiten
Piaget zeigt, welche Bedeutung in der Entwicklung des

moralischen Urteils den gegenseitigen Beziehungen zwischen gleichgestellten Kindern, also dem Solidaritäts- und Verantwortungsbewußtsein, zukommt.

stw 28 George Herbert Mead
Geist, Identität und Gesellschaft
Mit einer Einleitung von Charles W. Morris
Aus dem Amerikanischen von Ulf Pacher
456 Seiten
Mind, Self and Society ist *der* Klassiker der Sozialpsychologie. Das postum aus Vorlesungsnachschriften veröffentlichte Werk verschmilzt »einen von einem moralischen Ethos idealistischer Vernunft beseelten Pragmatismus mit Evolutionismus und einem sozial interpretierten Behaviorismus«.
Helmut Kuhn

stw 30 *Seminar: Die Entstehung von Klassengesellschaften*
Herausgegeben von Klaus Eder
384 Seiten
Mit der Entwicklung von der »menschlichen Naturgeschichte« zur »menschlichen Vorgeschichte« befassen sich so renommierte Autoren wie Sahlins, Moscovici u. a. Ihre Beiträge sind Ansätze zu einer Theorie der Genese und Struktur von Klassengesellschaften.

stw 31 Alfred Lorenzer
Sprachzerstörung und Rekonstruktion
Vorarbeiten zu einer Metatheorie der Psychoanalyse
248 Seiten
Lorenzers Versuch einer wissenschaftstheoretischen Bestimmung des psychoanalytischen Vorgehens nimmt seinen Ausgang von dem alten Gegensatz von »Erklären« und »Verstehen«. Aus der Untersuchung der psychoanalytischen Operationsschritte wird eine Metatheorie entwickelt, die die Züge einer Sprachanalyse annimmt: Neurose erweist sich als »Sprachzerstörung« und die psychoanalytische Therapie als Rekonstruktion von Sprache.

stw 33 Georg Lukács
Der junge Hegel
896 Seiten
Lukács' Studie untersucht Hegels Auffassung von der Dialektik der menschlichen Gesellschaft in ihrer Entwicklung

von den Jugendschriften bis zur Phänomenologie des Geistes. Mit scharfsinniger Polemik gegen die bürgerliche Hegelforschung deckt er ideologiekritisch die idealistischen Züge dieser Dialektik auf. Dabei geht es Lukács um den inneren Zusammenhang von Philosophie und Ökonomie.

stw 34 W. Ross Ashby
Einführung in die Kybernetik
Aus dem Englischen von Jörg Adrian Huber
ca. 400 Seiten
Die Einführung in die Kybernetik ist eines der Standardwerke der jungen Wissenschaft Kybernetik, nicht zuletzt durch des Autors didaktisches Geschick der Grundlagenvermittlung. Ashby vermeidet es, für den Laien unnötig verwirrende Bereiche der Elektronik und der höheren Mathematik in seine Einführung einzubeziehen und verwendet statt dessen allgemeinverständliche Beispiele aus dem Alltag.

stw 35 Ernst Bloch
Geist der Utopie
Unveränderter Nachdruck der bearbeiteten Neuauflage der 2. Fassung von 1923
351 Seiten
Geist der Utopie ist ein Manifest gegen die Leere, Ungläubigkeit und Hohlheit dieser Zeit; es ist die beschwörende Proklamation eines neuen, reichen, frommen Lebens. Von einer Verzweiflung über die Barbarei des Krieges getrieben, eifert Bloch für eine umfassende Revolution, deren politischer Aspekt zwar conditio sine qua non ist, die aber weit darüber hinaus in ein neues Zeitalter führen soll.

stw 36 Reinhart Koselleck
Kritik und Krise
Ein Beitrag zur Pathogenese der bürgerlichen Welt
248 Seiten
Die Frage nach dem Zusammenhang von Kritik und Krise ist geschichtlich und aktuell zugleich. Die Untersuchung umspannt den Zeitraum von den religiösen Bürgerkriegen bis zur Französischen Revolution. Die hypokritischen Züge der Aufklärung werden begriffsgeschichtlich und ideologiekritisch herausgearbeitet. Dabei stoßen wir auf die politischen Grenzen der Aufklärung, die ihr Ziel verfehlt, sobald sie zur reinen Utopie gerinnt.

stw 37 Siegfried Bernfeld
Sisyphos oder die Grenzen der Erziehung
156 Seiten
Bernfeld macht Marx und Freud zu »Schutzpatronen der neuen Erziehungswissenschaft«. Er will, wenn möglich, den Determinismus der Vererbungslehre, der Konstitutionsforschung, der Psychoanalyse, des Darwinismus und den der Klassenlage überwinden. *Klaus Horn*

stw 38 *Seminar: Ideen und Interessen*
Studien zu Max Webers »Protestantischer Ethik«
Herausgegeben von Constans Seyfarth und
Walter M. Sprondel
ca. 360 Seiten
Die Zusammenstellung neuerer Beiträge zu Max Webers »Protestantischer Ethik« zielt auf die Klärung verschiedener Aspekte der Beziehung Webers zum Marxismus, der Komplexität der Genese des kapitalistischen Systems, der Argumente, die in die Richtung einer allgemeinen Theorie soziokultureller Wandlungsprozesse weisen und schließlich der heute höchst aktuellen Frage von Schwellen der soziokulturellen Evolution.

stw 39 Michel Foucault
Wahnsinn und Gesellschaft
Eine Geschichte des Wahns im Zeitalter der Vernunft
Aus dem Französischen von Ulrich Köppen
562 Seiten
Michel Foucault erzählt die Geschichte des Wahnsinns vom 16. bis zum 18. Jahrhundert. Er erzählt zugleich die Geschichte seines Gegenspielers, der Vernunft, denn er sieht die beiden als Paar, das sich nicht trennen läßt. Der Wahn ist für ihn weniger eine Krankheit als eine andere Art von Erkenntnis, eine Gegenvernunft, die ihre eigene Sprache hat oder besser: ihr eigenes Schweigen.

Alphabetisches Verzeichnis der suhrkamp taschenbücher wissenschaft